中医常见疾病诊疗技术

主编 陈 倩 刘安龙 张 霞

吉林科学技术出版社

图书在版编目（CIP）数据

中医常见疾病诊疗技术 / 陈倩，刘安龙，张霞主编
. -- 长春：吉林科学技术出版社，2021.9
ISBN 978-7-5578-8721-6

Ⅰ．①中… Ⅱ．①陈… ②刘… ③张… Ⅲ．①常见病
—中医诊断学②常见病—中医治疗学 Ⅳ．①R24

中国版本图书馆 CIP 数据核字（2021）第 174669 号

中医常见疾病诊疗技术

主　　编　陈　倩　刘安龙　张　霞
出 版 人　宛　霞
责任编辑　张丽敏
制　　版　长春市阴阳鱼文化传媒有限责任公司
封面设计　长春市阴阳鱼文化传媒有限责任公司
幅面尺寸　185mm×260mm
字　　数　295 千字
印　　张　13
印　　数　1—1500 册
版　　次　2021 年 9 月第 1 版
印　　次　2022 年 5 月第 2 次印刷

出　　版　吉林科学技术出版社
发　　行　吉林科学技术出版社
地　　址　长春市净月区福祉大路 5788 号
邮　　编　130118
发行部电话/传真　0431-81629529 81629530 81629531
　　　　　　　　　81629532 81629533 81629534
储运部电话　0431-86059116
编辑部电话　0431-81629518
印　　刷　保定市铭泰达印刷有限公司

书　　号　ISBN 978-7-5578-8721-6
定　　价　60.00 元

编　委　会

主　编　陈　倩（山东省曹县中医院）

　　　　刘安龙（昌乐县人民医院）

　　　　张　霞（高唐县中医院）

前 言

　　已走过两千余年历程的中医，经过历代医家的验证、丰富和发展，已经积累了极为丰富的实践经验，尤其近年来中医长足的进步和发展，更引起世人的瞩目。现代中医已经是既包含了极丰富的传统中医精髓，又不可避免的汲取了许多现代自然科学包括西医学的养分。在内科领域里，中医已不仅要求对传统病症具有深入的了解和丰富的经验，也已经具备了较完整、系统的认识和丰富的时间积累。

　　中医病症临床表现错综复杂，变化多端，其诊治过程更为曲折，因此临床医师要脉络清晰、认识明确、处理得当，需要有循证医学观点和正确的诊疗思维方式。本书是一本以实用性为原则，以循证医学的方法和观点为基础，内容新颖、全面，理论与实践结合紧密，科学性和可操作性高，在继承和发扬传统中医学的基础上，又吸收了现代中医内科学研究成果的专业书籍。希望本书的出版可以为中医学的发展尽绵薄之力。尽管在本书编撰过程中，编者做出了巨大的努力，对稿件进行了多次认真的修改，但由于编写经验不足，加之编写时间有限，书中如存在遗漏之处，敬请广大读者提出宝贵的修改建议，以期再版时修正完善！

目　　录

第一章　呼吸系统疾病

第一节　急性上呼吸道感染

　　急性上呼吸道感染是鼻腔、咽或喉部急性炎症的总称,简称上感。常见病原体为病毒,仅少数为细菌。该病患者不分年龄、性别、职业和地区,某些病种具有传染性,甚至可以引起严重的并发症。该病全年皆可发病,冬春季节好发。主要通过含有病毒的飞沫传播,亦可由被污染的手及用具传染。多数为散发性,气候突变时则易引起局部或大范围的流行。病毒表面抗原发生变异,则可产生新的亚型,且不同亚型之间无交叉免疫,因此同一人可在1年内多次发病。有些病毒可以在间隔数年后引起较大范围的流行。

　　本病的临床表现与中医学感冒、外感发热颇为相似,中医学对本病的论述较为详细。

　　《素问·骨空论》云:"风者百病之始也……风从外入,令人振寒,汗出头痛,身重恶寒。"此即外感风邪引起感冒的相关论述。《素问·风论》亦云:"风之伤人也,或为寒热。"汉代张仲景论述太阳病时,以桂枝汤治表虚证,以麻黄汤治表实证,为感冒辨证治疗奠定基础。"感冒"一词始见于北宋《仁斋直指方·诸风》,该书在"伤风方论"中记载了参苏饮"治感冒风邪,发热头痛,咳嗽声重,涕唾稠黏。"朱丹溪《丹溪心法·中寒二》提出:"伤风属肺者多,宜辛温或辛凉之剂散之。"对后世治疗影响深远。

　　近年来,伴随数次较大规模流感的暴发,西医、中医以及中西医结合研究均加大力度,通过大量临床经验的积累,急性上呼吸道感染的理论及实验研究均有长足进步,中西医结合治疗以及内外并治、针药并施等中医治疗方法在治愈疾病的过程中发挥了重大作用。

一、病因病机

　　中医学认为,该病主要由外感六淫、时行疫毒所致,风、寒、暑、湿、燥、火之邪随季节而来,病者无问长少,皆相染疫,症状相似。多与气候突变、寒温失宜、正气虚弱等因素密切相关。

(一)外感风邪、时行疫毒

　　本病的发生多由风邪或时行疫毒从皮毛或口鼻侵袭人体,使肺卫失和所致。风为六淫之首,往往随时气而入,春季多与热邪合而致病,梅雨季节多与湿邪相合,夏季多与暑邪相合,秋季多与燥邪相合,冬季多与寒邪相合,亦可与时行疫毒合而致病。本病初起多以风寒或风热之邪为主,风热不解或寒邪郁而化热则可呈现热邪犯肺之症状;病邪传里化热,若表证未解,则可见表寒里热之症状;反复感邪或日久未愈,则可由实转虚,亦有体虚感邪者,均可呈现正虚标实之症状。

（二）正气亏虚、肺卫不固

气候突变、寒暖失宜、六淫时邪猖獗之时，易于诱发本病。《素问·评热病论》载"邪之所凑，其气必虚"。该病病位在肺卫，病邪由表入里，可涉及他脏，由此而知，正气亏虚、肺卫不固是发病之内因。生活起居不当，寒暖失宜，伤于劳倦，皆可使人腠理不密，营卫失和，体质虚弱，肺卫不固而致体虚感邪。通常阳虚之人易感风寒之邪；阴虚之人易感风热、风燥之邪；痰湿盛者易感湿邪；湿热盛者易感暑邪。

由上可知，正气亏虚，肺卫不固，加之外感诸邪疫毒，可致肺卫调节功能失常。风、寒、暑、湿等邪或独犯肺卫，或合而致病，使卫表不和，营卫失调，正邪相争而致病。该病病位在肺，病情以来犯之邪为其特征，可兼见他症。

二、临床表现

临床表现有以下类型。

（一）普通感冒

普通感冒俗称"伤风"，又称急性鼻炎，以鼻咽部卡他症状为主要表现。起病较急，主要表现为鼻部症状如喷嚏、鼻塞、流清水样鼻涕，也可表现为咳嗽、咽干、咽痛、听力减退、流泪、味觉迟钝、呼吸不畅、声嘶等症状。严重者可有发热、轻度畏寒和头痛。体检见鼻腔黏膜充血、水肿、有分泌物，咽部轻度充血等。

（二）急性病毒性咽炎、喉炎

该病由鼻病毒、腺病毒、流感病毒、副流感病毒以及肠病毒、呼吸道合胞病毒等引起。急性病毒性咽炎的临床表现为咽部发痒和灼热感，咳嗽少见。体检见咽部明显充血、水肿，颌下淋巴结肿痛。

急性病毒性喉炎的临床表现为声嘶、讲话困难、可有咳嗽伴有咽痛及发热。体检见喉部水肿、充血，局部淋巴结肿大伴触痛，有时可闻及喉部的喘鸣音。

（三）急性疱疹性咽峡炎

该病由柯萨奇病毒 A 引起，多发于夏季，儿童多见，成人较少见。临床表现为明显咽痛、发热，病程约一周。体检见咽充血，软腭、腭垂、咽部及扁桃体表面有灰白色疱疹及浅表溃疡，周围有红晕。

（四）咽结膜热

该病主要由腺病毒、柯萨奇病毒等引起。多发于夏季，多由游泳传播，儿童多见。临床表现有发热、咽痛、畏光、流泪等。体检可见咽及眼结膜明显充血。

（五）急性咽-扁桃体炎

该病多由溶血性链球菌，其次为流感嗜血杆菌、肺炎链球菌和葡萄球菌等引起。临床表现为起病急，咽痛明显、畏寒、发热（体温可达 39℃以上）等。体检可见咽部明显充血，扁桃体肿大和充血、表面有脓性分泌物，有时伴有颌下淋巴结肿大、压痛，而肺部查体无异常体征。

三、辅助检查

（一）外周血常规

病毒性感染时白细胞计数正常或偏低，淋巴细胞比例升高；细菌性感染时，白细胞总数和中性粒细胞比例增多，出现核左移现象。

（二）病原学检查

因病毒类型繁多，且明确类型对治疗无明显帮助，一般无须明确病原学检查。需要时可用免疫荧光法、酶联免疫吸附法、血清学诊断或病毒分离鉴定等方法确定病毒的类型。细菌培养可判断细菌类型并做药物敏感试验以指导临床用药。

四、诊断与鉴别诊断

（一）诊断标准

（1）可有受凉、过累、体弱、呼吸道慢性炎症等病史。

（2）依据各临床类型的症状和体征。

（3）胸部 X 线检查阴性。

（4）特殊情况下可进行细菌培养、病毒分离，以确定病原体。

（二）鉴别诊断

中医主要与鼻渊、喘证、哮病、肺痨、肺痈等疾病相鉴别。

五、治疗

（一）一般措施

（1）加强体育锻炼，进行有规律的适度运动，增强体质。

（2）注意保暖，天气突变时，尤须注意增减衣物。

（3）居所及工作环境要定时通风，并且注意室温，避免过凉或过热；可采用食醋熏蒸的方法进行室内消毒，每立方米空间以 5～10mL 的食醋，加水 1～2 倍进行稀释，加热熏蒸 2 小时左右，每日 1 次或隔日 1 次。

（4）尽量避免与感冒患者接触，在感冒流行季节少去公共场所，以减少传播机会；避免受凉、淋雨以及过度疲劳等发病诱因。

（5）反复发生上呼吸道感染者，可酌情接种疫苗，还可以健脾补肺，固表止汗。

（二）中医药治疗

中医学理论认为本病邪在肺卫，以实证居多，亦有虚实夹杂者，治当因势利导，解表祛邪，既要辨明外感六淫、时行疫毒，又要分清虚实、顾护正气，同时照顾兼证，据证施治。邪实者慎防补益过早，以免留邪；体虚者，则须扶正固本，兼以祛邪，不宜专行发散，重伤肺气。

1.辨证论治

（1）风寒束表

症状：鼻塞声重，清涕喷嚏，无汗头痛，身痛腰痛，骨节疼痛，无咽干痛，或咽痒少咳，或恶风发热，或略胸满。舌苔薄白而润，脉浮或浮紧。

治法：发汗解表，宣肺平喘。

方药：麻黄汤加减。麻黄、杏仁各10g，桂枝、甘草各6g。诸药合用，功可发汗解表，宣肺平喘。失眠或肝火头胀者去麻黄10g，加紫苏叶10g；兼里热烦躁者加生石膏10g；鼻塞流涕者加辛夷10g。

（2）风热犯表

症状：发热重，恶寒轻，咽痛口渴，头痛，鼻塞少涕，少咳，少痰，舌边尖红，苔薄白微黄，脉浮数。

治法：清热解表，利咽止咳。

方药：曲氏抗感退热方。柴胡、连翘、荆芥、黄芩、炒牛蒡子各10g。全方功可清热解表、利咽止咳。咽痛甚者加射干10g；咳多者加紫苏叶、杏仁各10g。

（3）暑湿伤表

症状：身热，微恶风，汗少或汗出热不解，头重胀痛，肢体酸重或疼痛，咳嗽痰黏，鼻流浊涕，心烦口渴，或口中黏腻，渴不多饮，胸闷呕恶，大便或溏，舌质红，苔薄黄而腻，脉濡数。

治法：清暑祛湿解表。

方药：新加香薷饮加减。金银花、扁豆花各10g，香薷、连翘、厚朴各6g。诸药合用，功可清暑祛湿解表。暑热偏盛者加柴胡、黄芩各10g；咳痰者加苏叶、杏仁、鱼腥草各10g；湿困卫表，身重少汗，恶风者加藿香、佩兰各10g；里湿偏盛者加苍术、陈皮各10g。

（4）表寒里热

症状：咽痒咳嗽，咳声轻浅，鼻塞声重，痰少色黄白，或发热，恶寒，或口渴，舌质淡红，苔薄白，脉滑。

治法：宣肺疏风，止咳化痰。

方药：前贝止嗽散。紫菀、桔梗、荆芥、百部、陈皮、白前、浙贝、甘草各10g，前胡20g。全方功可宣肺疏风，止咳化痰。发热者加柴胡、黄芩各10g，咽痛者加木蝴蝶、蝉蜕各10g，涕清者加紫苏叶10g，便稀者加葛根15g。

体虚之人祛邪力度酌减，扶正力度因人而异。以上方药，水煎服，每日1剂。重症每日可连服2剂。

2.特色专方

（1）防感汤1号：牛蒡子、柴胡、桔梗各10g，用水浸泡15分钟，煮沸后煎20分钟即可，复煎一次。每日1剂，分两次餐后温服，儿童酌减。本方为深圳市中医院以高雪、曲敬来为主要成员的专家组在"非典"、人感染禽流感时期创立的防感汤系列方之一，具有清热解毒的功效。适合于从事禽类宰杀、贩运、烹饪的人员及其他与禽类、禽产品有密切接触的人群。

（2）防感汤2号：牛蒡子、柴胡、桔梗、黄芪、扁豆花各10g，用水浸泡15分钟，煮沸后煎20分钟即可，复煎一次。每日1剂，分两次餐后温服，儿童酌减。本方为深圳市中医院以高雪、曲敬来为主要成员的专家组在"非典"、人感染禽流感时期创立的防感汤系列方之一,具有清热解毒、益气化湿的功效。适合于从事禽类宰杀、贩运、烹饪的人员及其他与禽类、禽产品有密切接触且脾虚夹湿者。

(3)病炎清 1 号:鱼腥草、黄芩、生石膏各 30g,贯众 9g。每日 2 次,早晚各服 1 次,每次 100mL。重症可日 3 次,每次 100mL 口服。本方为曲敬来教授多年临证实践之经验方,具有清热解毒、退热泻火之功效,治疗甲型流感病毒上呼吸道感染疗效确切。凡时行感冒,症见发热、咽痛、头身痛者,即可用之,在其流行期间,可作为通方用以治疗与预防,均有卓效。

(4)病炎清 10 号:柴胡、大青叶、野菊花、金银花、黄芩、防风、辛夷、射干各 10g,葛根 15g,甘草 5g,每日 2 次,分早晚各服 1 次,每次 100mL。本方为曲敬来教授经验方。治疗以清透戾气,宣肺疏邪为原则。该方组方严谨,体现外感热病清、宣、透之原则,治疗时行之邪从口鼻而入,入里犯肺,肺气郁闭,邪郁化热,邪热壅肺所致之时行疫毒每获良效,临床常用于治疗季节性甲型流感。

(5)茵陈苡仁汤:茵陈蒿 15g,黄芩 12g,薏苡仁 20g,杏仁 10g,茯苓 12g,泽泻 12g,金银花 12g,枳壳 10g,厚朴 6g。日 1 剂,水煎服。本方具有解表化湿,清热和胃之功。此方尤适用于岭南湿热偏盛之地。

(6)清热宣肺汤:金银花、黄芩、蒲公英、桑白皮、岗梅根各 15g,鱼腥草 30g,连翘、辛夷、苍耳子、桔梗各 12g,薄荷 6g(后下),甘草 6g。日 1 剂,水煎服。本方根据叶天士"温邪上受,首先犯肺"的意旨立方,具有清热解表、宣肺疏风之功。

(7)清热散结汤:蒲公英、金银花、浙贝母、牡蛎各 30g,紫花地丁、玄参各 20g,板蓝根、穿山甲各 15g,王不留行 12g,夏枯草 10g。日 1 剂,水煎服。扁桃体肿大者,多为痰热壅结于咽所致,本方具有清热解毒、化痰散结之效,可用治急性扁桃体炎。

(8)清瘟解毒汤:金银花、连翘、僵蚕、薄荷、牛蒡子、射干、千层纸、马勃、柴胡各 10g,黄芩、桔梗、浙贝母各 15g。以免煎颗粒开水冲服,每次 1 剂,8 小时 1 次。本方着眼清宣解毒,用药多清扬疏散不黏滞,既能辛散宣透,去皮毛之邪,又清化在里之壅滞,全方轻清凉散,开宣肺气,使上焦温邪疏散,肺气宣畅,病证霍然。经多年研究研制的清瘟解毒汤经临床观察发现,能明显缩短流感 B 病毒感染引起的发热时间,明显改善咽喉肿痛诸临床症状且有见效快,无激素及解热镇痛药的不良反应等特点,是治疗流感 B 病毒感染的有效方剂。

(9)荆防银翘汤:银花、连翘、柴胡、大青叶各 15g,羌活、桔梗、前胡、葛根各 10g,薄荷 5g,生甘草 5g。日 2 剂,水煎服,6 小时 1 服。本方清、轻、辛、散,温凉并用,有辛凉解表、清热解毒、祛风透邪、泄肺利咽之功,治疗冬季流感,效果良好。

3.中成药

(1)连花清瘟胶囊:连翘、金银花、炙麻黄、炒苦杏仁、石膏、板蓝根、绵马贯众、鱼腥草、广藿香、大黄、红景天、薄荷脑、甘草。口服,一次 4 粒,一日 3 次。本品具有清瘟解毒,宣肺泄热之功效,适用于治疗感冒之热毒袭肺证。

(2)热毒清口服液:白蚤休、黄芩、大青叶、连翘、板蓝根、射干、甘草。口服,1 次 10mL,1 日 3 次。本品具有清热解毒、泻火退热、利咽止咳之功,可用于外感高热、风热感冒、急性气管炎、急性咽炎、急性扁桃体炎。

（3）抗病毒口服液：板蓝根、石膏、芦根、生地黄、郁金、知母、石菖蒲、广藿香、连翘等。口服，每次 10～20mL，每日 3 次。本品具有清热祛湿、凉血解毒之功效，可用于风热感冒、温病发热。

（4）银黄口服液：金银花、黄芩。口服，每次 10～20mL，每日 3 次。本品具有清热疏风，利咽解毒之功效，可用于外感风热、肺胃热盛所致之感冒；急慢性扁桃体炎、急慢性咽炎、上呼吸道感染见咽干、咽痛、口渴、发热等证候者。

（5）正柴胡饮冲剂：柴胡、陈皮、赤芍、防风、甘草、生姜。口服，每次 10g，每日 3 次，开水冲服。本品具有表散风寒，解热止痛之功效，适用于外感风寒初起之恶寒发热、无汗、头痛、鼻塞、喷嚏、咽痛咳嗽、四肢酸痛等症。

（6）小柴胡冲剂：柴胡、姜半夏、黄芩、党参、甘草、生姜、大枣。口服，每次 10～20g，每日 3 次。本品具有解表散热、疏肝和胃之功效，适用于外感邪在少阳，寒热往来，胸胁苦满，心烦喜吐，口苦咽干者。

（7）银柴冲剂：忍冬藤、柴胡、薄荷、芦根、枇杷叶、薄荷油。口服，每次 15g，每日 3～4 次，开水冲服。本品有清热解毒之功效，可用于感冒发热、急性气管炎、急性咽炎、急性扁桃体炎。

（8）板蓝根冲剂：板蓝根。口服，每次 15g，每日 3 次，温开水冲服。本品具有清热解毒、凉血利咽之功效，可用于肺胃热盛所致之风热感冒；急性扁桃体炎见咽喉肿痛、口咽干燥等证候者。预防时行感冒，口服 5 日，每日 15g。

（9）感冒冲剂：忍冬藤、板蓝根、前胡、桔梗、葛根、甘草、牛蒡子、薄荷脑。口服，每次 1～2 袋，每日 3 次，开水冲服。小儿用量酌减。本品具有清热解表，宣肺止咳之功，适用于发热、头痛咳嗽、咽喉肿痛之风热感冒。临床可用于治疗上呼吸道感染、急性扁桃体炎、咽喉炎。

（10）风寒感冒冲剂：麻黄、葛根、紫苏叶、防风、桂枝、白芷、陈皮、苦杏仁、桔梗、甘草、干姜。冲剂，口服，每次 1 袋，每日 3 次。小儿酌减。本片具有解表发汗，疏风散寒之功效，为治疗外感风寒型感冒之常用药。

（11）通宣理肺丸：紫苏叶、前胡、桔梗、苦杏仁、麻黄、甘草、陈皮、半夏、茯苓、枳壳、黄芩。口服，每次 2 丸，每日 2～3 次，温开水送服。本品具有解表散寒，宣肺止咳之功效，适用于风寒表证咳嗽偏重者。

（12）防风通圣丸：甘草、石膏、黄芩、桔梗、防风、川芎、当归、白芍、大黄、薄荷、麻黄、芒硝、荆芥穗、白术、栀子、滑石。口服，每次 6g，每日 2 次，温开水送服。本品具有解表通里，清热解毒之功效，可用于外寒内热、表里俱实之证。

（13）九味羌活丸（颗粒、口服液）：羌活、防风、苍术、细辛、川芎、白芷、黄芩、地黄、甘草。丸剂：姜葱汤或温开水送服，每次 6～9g，每日 2～3 次；口服液：口服，每次 20mL，每日 2～3 次；颗粒剂：姜汤或开水冲服。每次 15g，每日 2～3 次。本品具有疏风解表，散寒除湿之功效，可用于外感风寒夹湿所致之感冒。

（14）桑菊感冒片（冲剂）：桑叶、菊花、连翘、苦杏仁、桔梗、芦根、薄荷、甘草。片剂，每次 4 片；冲剂，每次 1 袋。每日 2 次口服，热水冲服。本品具有疏风清热、宣肺止咳之功效，可用于风热感冒或温病初起，原方为桑菊饮。

（15）羚羊感冒片：金银花、连翘、羚羊角粉、淡竹叶、牛蒡子、淡豆豉、桔梗、荆芥、薄荷、甘草。片剂,口服,每次 4～6 片,每日 2 次。外感风寒者忌用。忌食辛辣刺激物。本方具有辛凉透表,清热解毒之功效,可用于外感风热表证。

(16)银翘解毒片:金银花、连翘、薄荷、淡豆豉、荆芥、牛蒡子、桔梗、淡竹叶、甘草。口服,每次 4～8 片,每日 3 次。本品具有疏风解表、清热解毒之功效,适用于症见发热头痛咳嗽口干、咽喉疼痛之风热感冒。

(17)痰热清注射液:成人痰热清注射液 20mL 加入 5％ 葡萄糖注射液 250mL 中,静脉滴注,每日 1 次,疗程 3 天,小儿按每千克体重 0.3～0.5mL 给药。痰热清注射液组方中金银花、连翘清宣疏散,黄芩、山羊角等清解里热。研究表明,本品在清热、化痰、解痉等方面效用满意,而且安全性高,尚未发现不良反应。

(18)穿琥宁注射液:肌注,成人每次 40～80mg,每日 3 次,小儿酌减或遵医嘱;静脉滴注,每次 400～600mg,加入 5％ 葡萄糖注射液 250～500mL 中,每日 1～2 次,小儿酌减或遵医嘱。本品具有清热解毒之功效,适用于风热感冒。

(19)双黄连粉针剂:静脉滴注。临用前,先以适量注射用水充分溶解,再用氯化钠注射液或 5％ 葡萄糖注射液 500mL 稀释。每次每千克体重 60mg,每日 1 次,或遵医嘱。本品具有清热解毒,轻宣透邪之功效,可用于风温邪在肺卫或风热闭肺证,证见发热,微恶风寒或不恶寒,咳嗽气促,咳痰色黄,咽红肿痛等及急性上呼吸道感染。

(20)清开灵注射液:胆酸、珍珠母、猪去氧胆酸、栀子、水牛角、板蓝根、黄芩苷、金银花。肌内注射,每日 2～4mL。重症患者静脉滴注,每日 4～8 支(20～40mL),以 10％ 葡萄糖注射液 200mL 或氯化钠注射液 100mL 稀释后使用。本品具有清热解毒,化痰通络,醒神开窍之功效,可用于上呼吸道感染见发热者。使用需注意有表证恶寒发热者慎用。

4.针灸疗法

(1)体针疗法:治以祛风解肌,取穴以手太阴、阳明经及督脉上的腧穴为主。主穴:列缺、合谷、大椎、风池、太阳穴。配穴:风寒感冒者,配风门、肺俞;风热感冒者,配曲池、尺泽;气虚感冒者,配肺俞、足三里;夹湿者,配阴陵泉、中脘;夹暑者,配曲池、委中;全身酸疼者,配身柱;鼻塞者,配迎香;咽喉肿痛者,配少商点刺出血。操作方法:主穴用毫针泻法;风寒感冒,大椎行灸法;风热感冒,大椎行刺络拔罐。配穴足三里用补法;少商、曲泽、委中用刺络出血。

(2)耳针疗法:取耳穴肺、气管、内鼻、脾、三焦、耳尖等。局部消毒后,耳尖穴点刺出血,余穴每次选 2～3 个,双侧同时针刺,捻转泻法,留针 10～20 分钟。

(3)电针疗法:取大椎、曲池、合谷、风池等穴。每次选取 2 穴,以毫针刺入,产生针感后,加电刺激,选取适当的波型和频率,以患者出现能耐受的麻胀感为度,每次通电时间 10～20 分钟。

(4)刺络疗法:取尺泽、委中、少商、大椎、耳尖、耳垂等。大椎挑刺出血,并拔罐 5～10 分钟;尺泽、委中用三棱针点刺出血,令其血流自止;少商、耳尖、耳垂诸穴,点刺出血数滴即可。

(5)皮肤针疗法:风寒感冒取脊柱两侧、肘窝、大小鱼际、鼻部;风热感冒取胸背部、风池、大椎、合谷、曲池。以中度或重度刺激,每日治疗 2～3 次。

(6)头针疗法:取感觉区、胸腔区,平刺,每次捻转 1～3 分钟,留针 15 分钟。

(7)光针疗法:取大椎、风池、风门、膈俞、合谷、曲池、鱼际、外关。每次选穴2～4 个,用氦-

氦激光器照射,功率一般为 10～30mA,照射距离为 20～30mm,每日照射 1 次,重症每日照射 2 次,每次每穴照射 2～5 分钟。

(8)灸法:取大椎、肺俞、风门、足三里。隔姜灸常规操作,每穴 5～7 壮,每日1次,5 次为 1 个疗程。或用艾条灸,每日 1 次,每次灸 15 分钟,5 次为 1 个疗程。

5.其他特色疗法

(1)穴位敷贴疗法:该疗法通过刺激体表穴位,激发经络的功能,调和气血,调动体内正气以抗邪,是一种常用的内病外治法。在急性上呼吸道感染的治疗中,可作为辅助疗法,有安全性高、痛苦程度低的特点。

①涌泉敷贴法:对于急性上呼吸道感染咳嗽较甚者,可将白芥子、栀子、桃仁、杏仁各 20g,吴茱萸、樟脑各 10g,研末混匀,用鸡蛋清、面粉将上末调成饼状,贴于双侧足底涌泉穴,同时对其加温片刻。贴敷 24 小时后取下,根据疾病恢复情况进行续贴。

②肚脐敷贴法:先将脐部擦拭干净,用吴茱萸、红参、海马、鹿茸、炙甘草五药按 1：5：5：5：3 的比例与香油、凡士林等调制成膏,局部敷贴神阙穴,并用胶布敷盖。可用于体虚易感者。

(2)穴位注射疗法:此疗法采用常规方法,利用注射器进行穴位注射。其注射和留药的过程与毫针进针、得气以及留针的过程及作用相似,是中医学针刺疗法与现代注射疗法的有机结合,在急性上呼吸道感染的治疗中,亦为安全、方便、可靠的辅助疗法。在常规治疗的基础上,于第 3 胸椎棘突旁开 1.5cm 的肺俞穴注射维生素 K_1 或维丁胶性钙,每天 1 次。通过有效的刺激肺俞穴可起到宣肺、止咳、平喘、化痰等作用。此外,上感若伴热势较高者,可取柴胡注射液或银黄注射液中任意一种,进行双侧曲池穴注射,每天 2 次,3 天为 1 个疗程,亦有较好疗效。

(3)推拿疗法:选取百会、风池、印堂、太阳、大杼、肺俞等为主穴,运用推、拿、揉、压、按等推拿手法,并结合辨证加减取穴,此法具有宽胸理气、宣肺止咳化痰、解表退热以缓其标之效,同时亦有调整脏腑、平衡阴阳以治其本之功。此法为临床治疗急性上呼吸道感染的常用辅助疗法。

①膀胱经擦法:嘱患者取俯卧位,用小鱼际或手掌根部顺患者背部两侧膀胱经,特别在大杼、肺俞、肾俞各擦 50 次以上。若辨证属风寒型,则加推眉弓、攒竹各 20 次,揉按风池、迎香各 20 次,以大鱼际或拇指偏峰推拿前臂手太阴经 20 次,后点掐外关、合谷;若证属风热型,则加风池、太阳、迎香,各揉按 20 次,后点掐少商、商阳、合谷、曲池。体弱气虚者,加点揉足三里、百会;恶心呕吐者,加揉按内关、中脘、足三里。手法完毕后令患者做吹气、呼气口形,不作声响,徐徐出气,直至口中唾液增多,口味甘甜为止。每隔 2 小时 1 次,每次 10 分钟。

②头面部推拿法:选取风池、风府、天柱穴,行推、拿手法,操作约 5 分钟。后从印堂向上沿前额发际,运用推法推至头维、太阳穴,往返 3～4 遍。继之按印堂、鱼腰、太阳、百会穴,用抹法从印堂起向上循发际至太阳穴,往返 3～4 遍,施术约 8 分钟。然后再次推、拿风池、风府、天柱穴,同时配合按肺俞、风门穴,拿肩井穴。此法适用于感冒轻证。

③小儿推拿法:由于小儿脏腑娇嫩,御邪能力差,易受外邪侵袭,因此易患本病。由于推拿法操作简便、无损伤、痛苦小,因此此法为儿科治疗急性上呼吸道感染常用疗法之一。操作方法:分推八道 100～300 次,分手阴阳 300 次,清肺经100～200 次,推揉膻中 100～200 次,揉乳

根、乳旁各 50～100 次,揉肺俞 100～300 次,补脾经 100～300 次,分推肩胛骨 100～300 次,飞经走气 50～100 次。若辨证属风寒,则可加四大手法,即开天门、推坎宫、揉太阳、揉耳后高骨四法各 30～50 次,掐揉二扇门,推三关各 100～300 次;若辨属风热者,可加清天河水、清肺经各 100～300 次,推脊 50～100 次。操作手法宜轻快柔和。每日 1 次,每次约 15 分钟,3 次为 1个疗程。

(4)拔罐

①走罐法:嘱患者俯卧,裸露背部,将液状石蜡油涂于背部督脉和足太阳膀胱经循行部位。采用闪火拔罐法,首先吸拔大椎穴,然后手扶罐体,沿督脉循行路线慢慢向下推移至阳穴,来回反复走罐至皮下满布血点。急性上呼吸道感染除兼见体虚者不宜用此法外,其他属实证者均可施用本法治疗。若伴咳嗽严重者,可加拔两侧肺俞穴并留罐 5～8 分钟。每日或隔日 1 次,病愈即止。

②留罐法:取大椎、中府、肺俞穴,先用 75% 酒精棉球对所选穴位进行皮肤常规消毒。后行投火法拔罐,对上述各穴分别吸拔并留罐 5～15 分钟。如伴有烦躁、嗜睡或谵语,加拔灵台、神道,一罐拔双穴。每日 1 次。此法尤其适用于急性上呼吸道感染伴见高热者。

③刺络拔罐法:取大椎、风门、肺俞穴,常规消毒后用三棱针浅刺出血,以闪火法将中号罐吸附于出血部位,行拔罐放血治疗,出血量为 1～2mL,留罐 15 分钟,每日 1 次。该疗法有解表达邪,引热外行之效,尤其适用于证属风热者。若伴发热者,可加拔曲泽、委中穴放血治疗,操作同前法。

肺俞等穴,至皮肤潮红为宜,也可配合推刮肘窝及腋窝。此法适用于风寒感冒。

(5)食醋滴鼻疗法:用 0.5% 的醋酸溶液,如用市售米醋配制,因其所含醋酸浓度较低,故不宜加水过多。每次滴鼻 3 滴,两次之间间隔 2～3 小时。24 小时为 1 个疗程,以治愈为度,通常需 1～3 个疗程。

(6)熏洗疗法:取麻黄 9g,桂枝 6g,生姜 9g,紫苏 15g,甘草 3g,将上药煎汤以熏洗头面,主要用于急性上呼吸道感染辨证属风寒型,此法可助风寒邪气得汗而解。

(7)药枕预防法:将山楂、丁香、石菖蒲、肉桂等芳香性中药,粉碎后做成香袋,另外填充淡竹叶、艾叶、茵陈、苍术、菊花等作为填充剂做成药枕。每晚睡觉枕用保健枕。此法适用于体虚易感者进行预防以及辅助治疗。

第二节 慢性支气管炎

慢性支气管炎(简称慢支)是指气管、支气管黏膜及其周围组织的慢性、非特异性炎症。临床以慢性咳嗽、咳痰为其特征。患者每年咳嗽、咳痰达 3 个月以上,连续 2 年或更长,并除外其他已知原因引起的慢性咳嗽,可诊断为慢性支气管炎。本病是危害人民健康的常见病、多发病,早期症状表现为轻咳,有或无痰,不易引起注意。长期反复发作,可进展为慢性阻塞性肺疾病、慢性肺源性心脏病,因此必须积极防治。2002 年美国一项有关慢性咳嗽、咳痰的调查中显示,17% 吸烟者、12.4% 戒烟者和 6% 不吸烟者均可达到慢性支气管炎的诊断标准。世界卫生组织调查显示 13.9% 成年人患有慢性阻塞性肺疾病,其中最主要的原因就是慢性支气管炎。

根据本病的临床表现,慢性支气管炎多属中医学的"咳嗽""喘证""痰饮"范畴,属于易复发性慢性咳喘疾病之一。近年来,中医、中西医结合在治疗慢性支气管炎方面进行了许多卓有成效的探索,急性发作期的中西医结合治疗,慢性迁延期、临床缓解期采用的中医特色疗法治疗皆取得了较为满意的疗效。

一、病因病机

中医学认为,慢性支气管炎的发生和发展,主要与外邪侵袭和内脏亏损有关,特别是与肺、脾、肾等脏腑的功能失调密切相关。

(一)外邪侵袭

六淫之邪侵袭肌表,或从口鼻而入,内合于肺,久居不去,痰饮滋生,阻塞于肺,肺失宣发与肃降,引起咳喘、咳痰。由于外邪性质的不同,临床有寒、热的差异。外邪侵袭肺系日久从寒化成痰饮,致病特点缠绵难愈。从热化成痰热,痰热互结,气机不畅,而致咳喘。

(二)肺脏虚弱

肺主气,司呼吸,开窍于鼻,外合皮毛,为五脏六腑之华盖,其气灌百脉而通他脏。由于肺体清虚,不耐寒热,故称娇脏,内外之邪侵袭后易于为病,病则宣肃失司,以致肺气上逆而至咳嗽、肺气不固则汗出畏寒易感。

(三)脾气不足

肺虚日久,"子盗母气",或恣食厚味生冷,损伤脾气,甚或损伤脾阳,脾失健运,水谷无以化生精微,聚湿而生痰饮,痰饮上渍于肺,壅塞气机,肺失宣肃,而致咳嗽痰多气喘,脾脏虚弱则纳呆便溏,气短乏力。

(四)肾气虚衰

肺主呼气,肾主纳气,一呼一吸维持气机的升降出入。肺病日久,累及于肾,肾不纳气,气失归藏,则肺气上逆而表现为咳嗽喘促,动则益甚。

总之,本病主要病位在肺,涉及脾肾。早期多由新感失治或迁延,邪恋伤肺,使肺脏虚弱,肺气不得宣肃,故长期咳嗽、咳痰。反复迁延不愈日久易累及脾肾。病情多表现为虚实夹杂、本虚标实之证。正虚早期多以肺气虚为主。日久才可伴有脾脏虚弱,肾气虚衰。逐渐演变为肺胀、喘脱等病症。

二、临床表现

(一)症状

慢性支气管炎的主要临床表现为咳嗽、咳痰、喘鸣及反复呼吸道感染。

1.咳嗽

长期、反复、逐渐加重的咳嗽是本病的突出表现。开始时仅在冬春季节变化剧烈或接触有害气体后发病,夏季或停止接触后咳嗽减轻或消失。病情缓慢发展后,可表现为一年四季均咳,冬春加剧。一般晨间咳嗽较重,白天较轻,临睡前有阵咳或排痰,黏痰咳出后即感胸部舒畅,咳嗽减轻。分泌物积聚、吸入刺激性气体均可诱发咳嗽。

2.咳痰

一般痰呈白色黏液或浆液泡沫状,合并感染时,痰液转为黏液脓性或黄色脓痰,且咳嗽加重,痰量随之明显增多,偶带血。常以晨起排痰较多,晚期患者支气管黏膜腺体萎缩,咳痰量可以减少,且黏稠不易咳出,给患者带来很大痛苦。

3.喘鸣或气短

部分患者支气管痉挛,可引起喘鸣,常伴哮鸣音,可因吸入刺激性气体而诱发。早期常无气短。反复发作,并发慢性阻塞性肺疾病时,可伴有轻重不等的气短。

4.反复感染

寒冷季节或气温骤变时,容易发生反复的呼吸道感染。此时患者气喘加重,痰量明显增多且呈脓性,伴有全身乏力,畏寒发热等。肺部出现湿啰音,查血白细胞计数增加等。反复的呼吸道感染尤其易使老年患者固有疾病的病情恶化,必须予以充分重视。

(二)体征

本病早期多无特殊体征,急性发作期多数患者在背部和肺底部可以听到少许湿性或干性啰音。有时在咳嗽或咳痰后可暂时消失。慢性喘息性支气管炎发作时,可听到广泛的哮鸣音,喘息缓解后则消失。长期反复发作的病例可发现有肺气肿的征象。

三、辅助检查

(一)X线检查

早期可无异常。病变反复发作,引起支气管管壁增厚,细支气管或肺泡间质炎症细胞浸润或纤维化,可见两肺纹理增粗、紊乱,呈网状或条索状、斑点状阴影,或出现双轨影和袖套征,以下肺野较明显。

(二)肺功能检查

早期常无异常。如有小气道阻塞时,最大呼气流速-容积曲线在75%和50%肺容量时,流量明显降低,它比第一秒用力呼气容积更为敏感;闭合容积可增加。发展到气道狭窄或有阻塞时,就有阻塞性通气功能障碍的肺功能表现,如第一秒用力呼气量占用力肺活量的比值减少(<70%),最大通气量减少(<预计值的80%);流速-容量曲线降低更为明显。

(三)血液检查

慢性支气管炎急性发作期或并发肺部感染时,可见白细胞计数及中性粒细胞增多。喘息型者嗜酸性粒细胞可增多。缓解期多无变化。血清降钙素原(PCT)在慢性支气管炎急性发作期呈阳性,可以作为慢支急性发作期的特异性监测指标。

(四)痰液检查

痰涂片可见革兰阳性菌和革兰阴性菌,痰培养可见肺炎球菌、流感嗜血杆菌、甲型链球菌及奈瑟球菌等。近年来革兰阴性菌感染有明显增多趋势,特别是多见于院内感染的老年患者。

涂片中可见大量中性粒细胞,已破坏的杯状细胞,喘息型者常见较多的嗜酸性粒细胞。

四、诊断与鉴别诊断

(一)诊断标准

(1)以咳嗽、咳痰为主要症状或伴有喘息。每年发病持续3个月,并连续2年以上。

(2)排除肺结核、尘肺、肺脓肿、支气管哮喘、支气管扩张、心脏病、心功能不全、慢性鼻咽疾病等具有咳嗽、咳痰、喘息症状的其他疾病。

如每年发病持续不足三个月,但有明确的客观检查依据(如X线、肺功能等)支持,亦可诊断。

(二)慢性支气管炎的分期与分型

1.分型

慢性支气管炎据其临床表现可以分为单纯型和喘息型。

(1)单纯型:符合慢性支气管炎的诊断标准,具有咳嗽、咳痰两项症状。

(2)喘息型:符合慢性支气管炎诊断标准,具有喘息症状,并经常或多次出现哮鸣音。

2.分期

按病情进展分为三期。

(1)急性发作期:指在一周内出现气短、脓性或黏液脓性痰,痰量明显增加,或伴有发热、白细胞计数增高等炎症表现,或一周内咳嗽、咳痰、喘息中任何一项症状明显加剧。急性发作期患者按其病情严重程度又分为:①轻度急性发作:指患者有气短、痰量增多和脓性痰等3项表现中的任意1项;②中度急性发作:指患者有气短、痰量增多和脓性痰等3项表现中的任意2项;③重度急性发作:指患者有气短、痰量增多和脓性痰等全部3项表现。

(2)慢性迁延期:指不同程度的咳嗽、咳痰或喘息症状迁延不愈一个月以上者。

(3)临床缓解期:指经治疗后或自然缓解,症状基本消失,或偶有轻微咳嗽和少量咳痰,保持两个月以上者。

(三)鉴别诊断

中医主要是与哮病、肺胀、肺痨、肺痿等疾病相鉴别。

五、治疗

(一)一般措施

(1)做好环境保护,避免烟雾、粉尘和刺激性气体对呼吸道的影响,以免诱发慢性支气管炎。

(2)在气候变冷的季节,患者要注意保暖,避免受凉,因为寒冷一方面可降低支气管的防御功能,另一方面可反射的引起支气管平滑肌收缩、黏膜血液循环障碍和分泌物排出受阻,可发生继发性感染。

（3）加强锻炼,慢性支气管炎患者在缓解期要做适当的体育锻炼,以提高体能和心、肺的贮备能力。尤其呼吸操、太极拳、八段锦、床上八段锦的锻炼很重要。

（4）预防感冒,加强个人卫生,注意个人保护,预防感冒发生,有条件者可做耐寒锻炼以预防感冒。

（5）增加营养,摄取丰富的蛋白质和维生素,对慢性支气管炎的患者非常重要。尤其含有大量免疫球蛋白的牛初乳、大豆制品、新鲜果蔬,都是增加营养、增强免疫力的主要食材。

（二）中医药治疗

1.急性发作期的治疗

中医学理论认为,本病的发生,主要是六淫之邪侵袭卫表,侵犯于肺,久居肺系,肺失宣降,日久累及脾肾所致。根据"急则治其标,缓则治其本"原则,急性发作期主要以"祛邪化痰,止咳平喘"为主,辅以温化之法。

（1）辨证论治

①痰湿蕴肺

症状:咳嗽日久,咳声重浊,鼻涕倒流,自汗出略畏寒,痰白灰色或淡黄,喘息痰鸣,痰多居胸,或痰黄脓,或咽略干,或畏寒甚,舌体偏胖,质淡略黯,舌苔白滑,脉滑或沉。

治法:宣肺祛湿、化痰止咳。

方药:曲氏湿邪鼻肺咳方。辛夷、白芷、紫苏子、杏仁、桂枝、白芍、法夏、甘草各10g,细辛5g,五味子5g,黄芩20g,鱼腥草30g。诸药合用,共奏宣肺祛湿、化痰止咳之功。痰黄脓者加金荞麦、金银花各10g;咽略干者加射干、木蝴蝶各10g;畏寒甚者加干姜5g。

②湿热郁肺

症状:咳嗽气逆,喘促气短,时有胸闷痛,咳声重浊,痰黏难咳,痰居胸中,或痰稠黄绿,或发热,或咽痛,或口干苦、便干,舌质略红,舌苔薄黄或略黄腻,脉滑略数。

治法:清热祛湿、宣肺化痰。

方药:曲氏湿邪肺咳方。辛夷、紫苏叶、法夏、杏仁、苏子、枳壳、五味子、柴胡、白芍、三七（冲服）、甘草各10g,瓜蒌皮20g,鱼腥草、金荞麦各30g,黄芩15g。全方功可清热祛湿、宣肺化痰。痰稠黄绿者加败酱草、浙贝各10g;发热者柴胡加至20g;咽痛者加射干10g;口干苦、便干者加桑白皮10g。

③风热犯肺

症状:发热畏寒,头痛咽干,咳声重浊,咳痰黄黏,痰居胸中,胸闷不适,或咽痛或便干,舌边尖红,苔黄,脉浮数。

治法:清热利咽、化痰止咳。

方药:曲氏肺咳方加减。炙麻黄、杏仁、法半夏、橘红、茯苓、瓜蒌皮、浙贝、木蝴蝶、金荞麦、生石膏、甘草各10g。全方功可清热利咽、宣肺化痰。咽痛者加射干10g,便干者去瓜蒌皮,加瓜蒌仁30g,大便稀薄者加葛根30g,痰中带血者加仙鹤草30g,高热不退者加柴胡、黄芩各10g。

以上方药,每日1剂,分两次温服。重者每日可服3次。

（2）特色专方

①治咳嗽方：百部 15g，远志 12g，前胡 9g，桔梗、川贝母、杏仁、五味子、海浮石（后下）、甘草各 10g。水煎服，日 1 剂，每日早晚各服 1 次。本方功用宣肺化痰止咳。本方适合慢性支气管炎急性发作期，即感染期使用。

②麻杏射胆汤：净麻黄、红枳实各 5g，大杏仁 10g，制胆星、嫩射干、杜苏子、炒僵蚕、制半夏各 9g，净蝉衣、广陈皮、玉桔梗、生甘草各 4.5g，鹅管石 12g 水煎，分 2 次顿服。如小儿可分 3、4 次服，当天服完。本方源自国医大师董漱六先生治慢支名方，本方功用宣肺化痰，降气定喘。本方以射干麻黄汤、导痰汤加减而成，为急性支气管炎、慢性喘息性气管炎伴有肺气肿的有效方剂。若有口渴烦躁、痰黏、舌红苔黄者，可去半夏、陈皮、加石膏 30g，知母、贝母各 12g；如形寒肢冷无汗，淡白呈泡沫状者，舌苔白滑，可去蝉衣、僵蚕、桔梗。加桂枝 4.5g，细辛 3g，干姜 2.4g；如咽红乳蛾肿痛、痰稠、舌红脉数者，去半夏、陈皮，加金银花、连翘各 9g，炒牛蒡子 12g，生麻黄改用炙麻黄 5g；如溲黄便秘舌红者，可去桔梗、甘草，加黄芩 9g，桑白皮 12g，生麻黄改用蜜炙麻黄 5g，制半夏改用竹沥半夏 9g，广陈皮改用广橘络 5g；如咳喘气逆，腹胀胁痛者，去桔梗、甘草，加莱菔子、白芥子各 9g；如脘腹痞胀，口黏纳差，苔白腻者，去蝉衣、僵蚕，加厚朴 4.5g，焦六曲 12g；如头痛头胀，鼻塞多涕者，可去半夏、陈皮用 9g，苍耳子 9g。

③牛蒡汤：炙牛蒡、白前、紫菀、杭白芍、桑白皮、知母、贝母各 9g，杏仁 12g，射干、远志肉各 4.5g，甘草 3g，枇杷叶 3 片（去毛，包）。水煎服，日 1 剂。本方源自国医大师章次公先生治嗽名方，本方功用化痰宣肺止咳。本方适用于风热犯肺，肺气失宣之急性支气管炎。祛风用牛蒡子；清热用射干、知母；祛痰镇咳用白前、紫菀、桔梗、贝母、杏仁、桑皮、枇杷叶。对风寒袭肺、肺失宣肃之急性支气管炎（痰白而黏），拟麻芥汤：生麻黄 12g，山慈姑片（研末分 2 次调入）、炙款冬花、炙紫菀、苏子、白芥子各 9g，桔梗、白前、橘皮各 6g，苍术、射干各 3g，粉草 2.4g，以燥湿豁痰，散寒止咳。若证属痰热蕴肺，肺气失宣，发于冬季干咳者，拟五麻汤：生麻黄 6g，车前子、杏仁泥、白前、天竺子、旋覆花（包）、百部、桑白皮各 9g，五味子、粉草各 4.5g 以宣肺止咳。

④地龙汤：炙麻黄、五味子、旋覆花、百部、冬花、广地龙、北沙参各 9g，佛耳草 15g，川贝 6g，竹沥 30g（冲）。水煎服，日服 1 剂。本方源自名医姜春华，功用宣肺降气，止咳平喘。本方适用于肺阴不足，痰热内恋之支气管炎。故以炙麻黄、旋覆花、款冬花宣肺降气；地龙，川贝、百部止咳平喘；沙参益肺生津；竹沥清热化痰。

⑤三冬汤：冬瓜仁、竹茹各 15g，苏子、前胡、桑白皮、紫菀、天冬、麦冬、花粉、玄参、杏仁、知母各 9g，甘草 3g。水煎服，日 1 剂。本方功用滋阴润肺，降气平喘。本方适用于阴虚燥热、痰气上逆之支气管炎。方以二冬、花粉、玄参滋肺养阴；杏仁、前胡、桑皮、苏子宣肺降气，冬瓜仁、竹茹清热化痰；紫菀止咳平喘；知母清热。

⑥麻杏汤：炙麻黄 2.5g，清炙枇杷（包）、苏子、百部、杏仁各 9g，生甘草 4.5g，海蛤壳、炙紫菀各 12g，炙白前、炙款冬各 6g。水煎服，日 1 剂。本方源自近代名医黄文东，功用散寒宣肺，顺气化痰。本方适用于肺燥感寒、气失清肃之支气管炎。常用麻黄、杏仁、甘草、前胡、白前、百部、紫菀为基础方，然后加减运用：痰热者加黄芩、厚朴；宣肺通窍加苍耳子；理气化痰加半夏、陈皮；或配以地龙、鹅管石、海浮石、海蛤壳等化痰平喘之品。

⑦辛夷散合杏苏散加减方：前胡、法半夏、杏仁、苏子、射干、炙枇杷叶、黄芩、炙紫菀、苍耳

子、枳壳各 10g,薄荷 3g,辛夷 5g,桔梗、橘红各 6g。水煎服,日 1 剂。本方源自有"当代御医"之称的李辅仁,功用疏风宣肺,止咳化痰。素有慢性支气管炎,复感外邪,又诱发慢性副鼻窦炎同时发病,辨证为外邪袭肺,肺失清肃,肺气失宣,则现清窍不利之症。此方用辛夷散、杏苏散加减,紫菀、半夏、陈皮、前胡、杏仁、苏子以宣肺降逆止咳,杏仁、桔梗、枳壳一升一降,宣降肺气,下气止咳排痰。射干、黄芩、橘红、枇杷叶用以肃肺利咽喉,咳嗽顿除,鼻塞亦获愈。

⑧加减止咳汤:苏叶、麦冬、天竺子各 5～10g,生姜 2 片,半夏 10～15g,杏仁 10～20g,乌梅 10～30g,甘草 3～5g。本方不必久煎,可 1 日 3、4 服。本方源自功用化痰止咳。本方适用于各类咳嗽,包括风寒、风热之咳嗽以及阴虚劳伤的干咳。本方系加减沈金鳌"一服煎"而制成,方以苏叶祛外感之寒邪,如无寒证,则可去苏叶而代以苏梗,取其与半夏之类相合、宽中化痰、兼能止呕。以咳甚多吐也;生姜配苏叶,发散寒邪,兼能化痰止呕。如寒邪颇甚,或可去生姜,加以干姜,亦可生姜、干姜同用。以干姜温化寒饮也;半夏化痰,兼去湿邪;麦冬稍减半夏、生姜之燥性,兼能养胃益阴,以土生金也;天竺、杏仁止咳化痰,天竺且具较强之镇咳作用;乌梅酸敛而止咳。运用本方时,如系外感寒邪,可望用苏叶、生姜;如为寒饮,可去生姜,而代以干姜,亦可再加入细辛;如外感温邪,则去苏叶,或代以苏梗,去生姜,加入银花。如为内伤而咳,以苏梗代苏叶,重用乌梅、天竺子。

(3)中成药

①消咳喘糖浆:止咳,祛痰,平喘。用于寒痰阻肺所致的咳嗽气喘、咳痰色白;慢性支气管炎等上述症候者。口服,一次 10mL,一日 3 次,小儿酌减。

②炎立消胶囊:主要成分丁香叶。清热解毒,消炎。用于属于热证的细菌性痢疾、急性扁桃体炎、急慢性支气管炎、急性肠胃炎、急性乳腺炎等感染性疾病。口服,一次 2～3 粒,一日 3～4 次。

③杏仁止咳糖浆:由杏仁水、百部流浸膏、远志流浸膏、陈皮流浸膏、桔梗流浸膏、甘草流浸膏、蔗糖组成。口服,一次 15mL,一日 3～4 次。化痰止咳。用于痰浊阻肺,咳嗽痰多;急、慢性支气管炎见上述证候者。

④牛黄蛇胆川贝液:由人工牛黄、蛇胆汁、川贝母等药组成。口服,一次 10mL,一日 3 次,小儿酌减。清热、化痰、止咳。用于热痰、燥痰咳嗽,症见咳嗽、痰黄或干咳、咳痰不爽。恶寒发热者忌服。

⑤止咳祛痰颗粒:由桔梗、百部、苦杏仁、盐酸麻黄碱组成。润肺祛痰,止咳定喘。用于伤风咳嗽,气喘。温开水冲服,一次 10g,一日 3 次。

⑥止咳橘红丸:由化橘红,陈皮,法半夏,茯苓,甘草,紫苏子(炒),苦杏仁(去皮炒),紫菀,款冬花,麦冬,瓜蒌皮,知母,桔梗,地黄,石膏组成。清肺润燥,止嗽化痰。用于肺热燥咳,痰多气促,口苦咽干。口服,一次 2 丸,一日 2 次。

(4)针灸疗法:以手太阴肺经腧穴和肺的俞、募穴为主。实证宜取肺俞、中府、列缺、太渊。虚证宜取脾俞、肾俞、复溜、命门等。随证取穴:痰湿加足三里、丰隆化痰止咳;痰热加内关、少商、商阳。咳嗽病变在肺,按俞募配穴法取肺俞、中府调理肺脏气机,宣肺化痰;列缺为手太阴络穴,配肺俞可宣通肺气;太渊为肺经原穴,配肺俞可宣肺化痰。丰隆是足阳明经之络穴具有健脾化痰、和胃降逆、开窍醒神的作用。内关穴属手厥阴心包经,是该经之络穴与三焦经相通,少商和商阳是临床常用"对穴"有清降肺胃、解郁开窍之功。

（5）其他特色疗法

①鼻腔冲洗疗法:用双黄连冻干粉针 1.8g 加入 0.9%氯化钠注射液 500mL,鼻腔冲洗,每日 1 次,30～90 天为 1 疗程。治疗急、慢性鼻窦炎效佳。主症:鼻涕倒流,痰色白黏,日十口以上,或打呼噜,或张口睡,或口干鼻臭,舌淡红,苔白腻,脉滑。

②穴位敷贴法(天灸):天灸疗法是根据《黄帝内经》"春夏养阳"的养生原则及充分体现中医特色的子午流注时间治疗学理论,特取每年夏季初、中、末三伏天,选取特定中药,在特定穴位敷贴,专门治疗某些疑难疾病的有效治疗方法。

主穴:肺俞、大椎、膈俞、肾俞、膻中、天突、定喘、足三里。

方法:基本沿用清·张璐在《张氏医通》书中所记载的处方,以白芥子、延胡索、甘遂、细辛、生姜、麝香作为基本方。生药粉和生姜汁的比例为 10g∶10mL,可以根据各地气候因素和经验予以适当调整。贴敷时取生药粉用姜汁调成较干稠膏状,药物应在使用的当日制备,或者置冰箱冷藏室备用。先将贴敷部位用 75%乙醇或碘伏常规消毒,然后取直径 1cm,高度 0.5cm 左右的药膏,将药物贴于穴位上,用 5cm×5cm(小儿患者可适当减小)的脱敏胶布固定。一般在每年夏季,农历三伏天的初、中、末伏的第一天进行贴敷治疗(如果中伏为 20 天,间隔 10 天可加贴 1 次)。在三伏天期间也可进行贴敷,每两次贴敷之间间隔 7～10 天。目前,有些单位尚在探索"三九"天或平时时间进行贴敷,以提高临床疗效。成人每次贴药时间为 2～6 小时,儿科患者贴药时间为 0.5～2 小时。连续贴敷 3 年为一疗程。疗程结束后,患者可以继续进行贴敷,以巩固或提高疗效。

③耳穴压贴法

主穴:选取肺气管、过敏点、脾、肾、平喘等穴。

方法:在患者单侧耳上取穴,用 75%的酒精消毒后,选用剪成 5mm×5mm 大小的麝香壮骨膏,将王不留行籽逐一黏附压贴在上述穴位处,嘱患者每日按压 4～6 次,每次 10 分钟左右,5 天后取下,间隔 2 天后重复上述治疗,每次交替两耳治疗。以 1 个月为 1 疗程。

④拔罐加穴位注射

主穴:大椎、肺俞、肾俞。

方法:每次取两个穴位,肺俞和肾俞交替使用。患者采用俯卧位,先拔火罐,用闪火法,留罐 10～15 分钟。取罐后抽取 4mL 核酪注射液,每穴 2mL,隔日 1 次,10 次为一疗程,两疗程间休息一周。主要用于慢性支气管炎急性发作。

⑤穴位注射

主穴:风门、肺俞、大杼、膻中、中府。配穴:大椎、内关、足三里。

药液:当归注射液、鱼腥草注射液、核酪注射液、丙酸睾酮、混合注射液(系维生素 B_1 100mg/2mL、维生素 B_{12} 100mg/1mL 与 10%葡萄糖注射液 5mL 三药混合而成。注射时,临时混合)。鱼腥草注射液用于慢性支气管炎急性发作时,混合注射液用于慢性喘息型支气管炎。余药任选一种,用于各种类型慢性支气管炎。

方法:每次选主穴 1～2 个,酌选配穴。选用胸背部穴时,可先寻找阳性结节,以肺俞及中府附近多见,为结节状或条索状物。注射时,宜将针头刺中阳性物或压之有酸麻的阳性反应点。得气后注入药液。如为急性发作,推药速度可稍快,一般宜缓缓注药。用药量:当归注射液,每穴 2mL,核酪注射液每穴 1mL,鱼腥草注射液每穴 0.5~1mL,混合注射液每穴 2mL。应用上药,均为隔日穴注 1 次,5~10 次为一疗程。疗程间隔 3~5 天。丙酸睾酮每次每穴 12.5mg,仅用于膻中穴,每周注射 1 次,10 次为一疗程,冬季和夏季各注射一疗程。应用穴位注射法总计治疗 393 例,其中近期控制 113 例(28.5%),显效 111 例(28.3%),有效 132 例(33.6%),无效 37 例(9.4%),总有效率为 90.6%。

⑥穴位冷冻

主穴:中府、膻中、气舍、肺俞、定喘。

方法:每次取 2 穴(仅用 1 侧),轮流或据症选用。以电子冷冻增热针灸治疗仪治疗,针柄温度为-10℃,留针 20 分钟,每日 1 次,1 周为一疗程。本法治疗喘息型支气管炎 60 例,其止咳显效率为 92.0%,祛痰显效率为 77%,定喘显效率为 73.0%。多在治疗 2 次后见效。但冷冻针灸属近年来新出现的一种穴位刺激法,其确切疗效及适应证型还有待进一步观察。

⑦自体血穴位注射疗法

主穴:大椎、风门(双)、肺俞(双);配穴:肾俞(双)、脾俞(双)。

方法:用 5mL 注射器抽取肘部静脉血 4mL,分别注入上述穴位中,其中大椎 0.5mL,风门 0.5~0.8mL,肺俞 0.5~0.8mL,肾俞 0.3mL,脾俞 0.3mL。每次主穴必取,配穴可根据脾虚、肾虚的不同选用,病程重者每周 2 次,病情轻者每周 1 次,1 个月为 1 疗程,共治 2 个疗程。西医学认为慢支与机体免疫功能有关,而且自血穴位注射临床中已证明有调整人体免疫功能的作用。

⑧刮痧疗法

主穴:大椎、风门、肺俞、身柱、膻中、中府;放痧穴:肺俞、太冲。

方法:泻法,太冲、肺俞可放痧。先刮颈部大椎,再刮背部风门、肺俞、身柱,然后刮胸部中府、膻中,最后刮足背部太冲。

大椎为诸阳经交会穴,可疏泄阳邪而退热;肺俞、中府相配可调补肺气,止咳化痰;风门主上气咳喘;膻中理气化痰,止咳平喘;太冲可泄肝火止咳;身柱配肺俞清热宣肺,治疗咳嗽喘疾。

2.慢性迁延期和临床缓解期的治疗

患者有不同程度的咳、痰、喘症状,迁延不愈达 1 个月以上者。此期患者外邪大多已去,但内饮、痰浊留恋,阻遏肺气。仲景云:"病痰饮者当以温药和之。"慢性迁延期多采用"祛痰化湿、温肺止咳"之法。临床缓解期的慢性支气管炎患者,外邪已去,痰浊大多消失,正气未复,无论其有无临床症状,都仍处于体质虚弱的状态,一般可进行补益肺气、健运脾土为主。

(1)辨证论治

①肺脾气虚,余邪未尽

症状:晨起偶咳,偶有鼻涕倒流,痰少易咳,自汗出略畏寒,气短乏力,既往喘鸣,食少咽略干,或偶有鼻血,或皮肤瘙痒,舌体偏胖,舌质淡略黯,舌苔白滑,脉滑或沉。

治法:宣鼻利咽,补益脾肾。

方药:曲氏补鼻肺方。辛夷、白芷、木蝴蝶、炙黄芪、山萸肉、补骨脂、焦山楂、炙甘草各

10g,鱼腥草 5g,炒麦芽 15g。全方功可宣鼻利咽,补益脾肾。偶有鼻血者加仙鹤草 15g,皮肤瘙痒者加白蒺藜、蝉蜕各 10g,全蝎 5g。

②肺虚型

症状:偶咳无痰,畏风形寒,声音低怯,面色发白,易患感冒,或有自汗,或食少倦怠,舌淡,苔薄白,脉弱。

治法:调和营卫。

方药:桂枝汤加减。桂枝、白芍、甘草、大枣各 10g,生姜两片。诸药合用,共奏调和营卫之功。自汗者加黄芪、白术、防风各 10g;食少倦怠者加党参、炒麦芽各 15g,鸡内金 10g。

③脾虚型

症状:气短声低,痰少质稀,色白,自汗,畏风,常易感冒,倦怠无力,食少便溏,或头晕无痰,舌质淡,苔白,脉细弱。

治法:健脾益气,补土生金。

代表方:六君子汤加减。党参、白术各 15g,茯苓、法半夏、陈皮、甘草各 10g。诸药合用,功可健脾益气,补土生金。头晕无痰者加补中益气汤。

以上方药,每日 1 剂,分两次温服。慢性迁延期可以服药至痰湿症状消失。为缓解期益气固表,健脾益肺打下基础。

(2)特色专方

①宁肺止嗽汤:炙麻黄 4～6g,苦杏仁、姜半夏各 10g,生石膏 15～20g,炙甘草 7g,鱼腥草 18～30g,白芥子、炙苏子各 12g,炒葶苈子(包)7～9g。水煎服,不需久煎,以 25 分钟为度,1 日服 2 次。本方源自名医薛萌,功用肃肺降气,镇咳祛痰。适用于急慢性支气管炎、肺气肿、肺炎、咳嗽咯吐稀白痰、哮喘、口渴等症。阴虚热咳者,加炙兜铃、南北沙参;阳虚寒咳者,加生黄芪、五味子、淡干姜;咯吐白色稀痰者,去石膏,加茯苓、生白术;黄稠痰,加鲜竹沥、瓜蒌皮;喘逆较甚者,加胡颓子叶、牡荆;津伤口渴,加天麦冬、天花粉;卫虚形寒,加淡附片、北细辛;老年性慢支哮喘,肾不纳气者,加紫石英、蛤蚧;素有心脑血管疾患及高血压患者,麻黄减量慎用,或易以桂枝亦可。

②补气化痰汤:黄芪 45～60g,沙参 24g,桔梗、杏仁、紫菀、甘草各 9g,云苓 10g,百合、半夏各 12g。水煎服,1 日 1 剂。本方源自名医李绍南,功用补气平喘,止咳化痰。本方取义于丹溪谓"善治痰者,不治痰而治气。气顺则一身津液随气而顺矣"。适用于慢性支气管炎、肺气肿、肺肾亏损、缠绵不愈者。若咳嗽痰稀,舌苔白滑,加白术 12g,桂枝 6g,橘红 9g。咳嗽痰稠而黄,如加苏子、前胡各 9g,蛤粉 15g,川贝母 6g;干咳无痰加枇杷叶 12g,百部 9g;憋轻喘重加枸杞子 25g,补骨脂 10g,五味子 9g,胡桃肉 30g;有时合苓桂术甘汤以化饮,或合都气丸以纳气壮肾使子母均健,从而达到治肺之目的。

③加味韦茎汤:炙枇杷叶(包)、桃仁、杏仁各 10g,海浮石、炒苡仁、冬瓜仁各 12g,干芦根 20g,石韦 15g。水煎服,日 1 剂。本方源自名医陈亦人,功用清化痰热,肃肺定喘。适用于慢性支气管炎、喘息性支气管炎等属痰热蕴肺,肺失清肃者。本方为千金韦茎汤加杏仁、枇杷叶、海浮石、石韦而成。更增其清化痰热,肃降肺气之功。杏仁苦平泄降,专主泄降肺气,与枇杷叶相伍刚相得益彰,海浮石乃江海间细沙水沫凝日久结成。中医以为诸石皆沉唯此石独浮,其色

白入肺,性味咸寒,故能清金降火,化老痰。石韦乃治淋浊要药。陈氏经验,以其配杏仁则清肺化痰,肃肺气之功卓著,临床每每配成药对使用,治疗痰热阻肺的病症。若因痰热久羁,肺阴损伤者,可伍入沙参、麦冬等以养其阴,亦可伍用大剂生芦根,以发挥其清热生津之效。痰热久伏、肺气耗伤,则又宜伍入生黄芪,一则补其不足之气,一则可冀其托邪外出。

④三子贞元饮:苏子、地骷髅各 10g,白芥子 9g,熟地黄、当归各 15g,莱菔子、炙甘草各 12g。水煎服,日 1 剂,每日早晚各服 2 次。本方源自名老中医魏长春,功用降气化痰,培本扶元,宽胸消胀。方以三子治肺,贞元饮(熟地、当归、甘草)补肾,加地骷髅(即汲完萝卜子的地下萝卜壳)宣肺利水,宽胸消胀。诸药合用,疏纳并用,肺肾同治,上下两图。偏于热者,咳嗽咽干,去白芥子,加牛蒡子 9g;偏于体质虚弱,又无食滞胀满者,去莱菔子加刀豆子 9g;兼有烦躁失眠者,去白芥子、莱菔子,加枸杞子 9g,五味子 3g。

⑤锄云止咳汤:荆芥、白前、桔梗、化橘红各 6g,杏仁、贝母、前胡、连翘、百部、紫菀各 9g,甘草 3g,芦根 24g。水煎服,日 1 剂。本方源自国医大师岳美中,功用止咳化痰。本方适用于伤风感冒,治不得法,肺气上逆,久咳不愈而成的慢性气管炎。故以荆芥疏散风寒余邪;杏仁、桔梗、前胡、贝母宣肺化痰;百部、白前、紫菀降气镇咳;连翘、芦根、甘草清泄肺热,本方实为止嗽散加味而成。

⑥麻参汤:净麻黄 4.5g,生石膏 24g(先煎),炙甘草 3g,党参、光杏仁、熟附子、炙苏子各 9g,开金锁、鱼腥草各 30g,防己 12g,泽漆 18g。水煎服,日 1 剂。本方源自中医学家蒲辅周,功用补益心气,清化痰热。本方适用于肺气不足、痰饮内停、正虚邪实、寒热夹杂之慢性支气管炎继发感染。张伯臾认为凡治痰饮久痰,必寻其本而标本兼治之。故以麻、杏、石、甘清化痰热之时,又用参、附补益心肺之阳气以顾标本。

(3)中成药

①梨膏:由秋梨,萝卜,鲜藕,鲜姜,浙贝母,麦冬组成。每服 50g,开水冲服。清咽润喉止咳。适用于咳嗽痰喘,痰中带血,咽干口渴,声重音哑。

②强力枇杷露:由枇杷叶、桑白皮、桔梗、百部、白前、罂粟壳等药制成。本露镇咳作用较强,主要是其中罂粟壳收敛止咳作用强劲,对于久咳不止,干咳无痰及使用一般止咳药无效者,会考虑使用该药。

③安嗽片:由浙贝母、百部、前胡、桔梗、半夏(制)、陈皮、甘草组成。止咳,祛痰。用于咳嗽多痰。口服,一次 3～6 片,一日 3 次。

④二陈合剂、浓缩丸:陈皮、半夏(制)、茯苓、甘草。燥湿化痰,理气和胃。用于痰湿停滞导致的咳嗽痰多,胸脘胀闷,恶心呕吐。浓缩丸,1 次 12～16 丸;合剂,1 次 10～15mL,用时摇匀。口服,1 日 3 次。

⑤京都念慈菴蜜炼川贝枇杷膏:由川贝、枇杷叶、南沙参、茯苓、化橘红、桔梗、法半夏、五味子、瓜蒌子、款冬花、远志、苦杏仁、生姜、甘草、杏仁水、薄荷脑、蜂蜜、麦芽糖、糖浆组成。润肺化痰、止咳平喘、护喉利咽、生津补气、调心降火。适用于伤风咳嗽、痰稠痰多气喘、咽喉干痒及声音嘶哑。口服,每次一汤匙,成人每日 3 次,小儿减半。

⑥复方川贝止咳糖浆:由川贝母 7g,枇杷叶 38g,桔梗、化橘红、苦杏仁各 13g,麻黄、陈皮、桑白皮、薄荷各 3g,五指毛桃 49g,重楼、百合、百部、麦冬、甘草各 19g,薄荷脑 0.1g,紫苏子、天

花粉各 6g 组成。镇咳祛痰,润肺定喘。用于伤风咳嗽,痰多,气喘。口服,一次 15mL,一日 4 次。

(4)针灸疗法:取肺俞、脾俞补益肺脾之气,以增强肺之宣降,脾之运化功能;中脘、足三里健脾胃以化痰浊;尺泽泻肺以止咳,丰隆化痰以降气,诸穴共收健脾化痰止咳之效。

(5)其他特色疗法

①鼻腔冲洗疗法:用双黄连冻干粉针 1.8g 加入 0.9% 氯化钠注射液 500mL,鼻腔冲洗,每天 1 次,30～90 天为 1 疗程。治疗急、慢性鼻窦炎效佳。主症:鼻涕倒流,痰色白黏,日十口以上,或打呼噜,或张口睡,或口干鼻臭,舌淡红,苔白腻,脉滑。

②穴位敷贴法(天灸)

a.冷哮方(白芥子、细辛、延胡索、生甘遂、姜汁)制成药膏穴位贴敷治疗慢性支气管炎缓解期 110 例,总有效率为 65.45%。冷哮方减甘遂加芫花、正红花油等制成药膏,贴敷穴位治疗慢性支气管炎缓解期 48 例,结果总有效率达 85.42%。

平喘膏(蛤蚧 10g,麦冬 12g,紫菀、百合、瓜蒌各 9g,杏仁、麻黄、五味子、甘草各 6g)贴敷穴位肺俞、脾俞、胃俞、肾俞、中府、志室穴,治疗慢性喘息型支气管炎迁延期患者 42 例,设对照组 39 例(贴敷安慰剂),结果:治疗组有效率明显高于对照组(P<0.01)。

b.三伏分期取穴:取穴肺俞、肾俞、脾俞、定喘、大椎,中药贴敷治疗慢性支气管炎,结果:有效率 81.8%,高于对照组(斯奇康肌注)的 66.3%,差异有统计学意义(P<0.05)。

穴位贴敷治疗慢性支气管炎 48 例,取穴肺俞、天突、膻中、肾俞、定喘、膏肓、足三里、太溪、气海,配合肺俞、足三里穴位注射核酪注射液治疗,结果:显效 30 例,好转 12 例,无效 6 例,总有效率 87.5%。

穴位贴敷治疗慢性支气管炎 500 例,分期取穴。初伏:大椎、肺俞、天突、心俞;中伏:大杼、身柱、膻中、肾俞;末伏:定喘、风门、璇玑、脾俞。结果:治愈 80 例,显效 245 例,好转 145 例,无效 30 例,总有效率 94%。

冷哮方加斑蝥,三伏灸治疗小儿慢性支气管炎 90 例,分期取穴。初伏:肺俞、中府、足三里;中伏:肾俞、定喘、神阙;末伏:脾俞、风门、关元。结果:治愈 70 例,占 78%,好转 15 例,占 17%,无效 5 例,总有效率为 95%。

③敷脐疗法:苍耳、苍术、细辛、白芥子各 5 份,公丁香、肉桂、半夏各 3 份,麻黄 10 份,麝香 1 份,细粉填满脐窝,胶布固定,每 2 天换药 1 次,10 次为 1 疗程。

④穴位针刺贴药法

主穴:风门、肺俞、定喘、心俞、肾俞(以上均双取)、天突、膻中、足三里。

方法:以白芥子、细辛、甘遂、洋金花各等份,焙干研细来过筛。生姜加工成姜泥,滤出姜汁备用。用时将药粉用生姜汁调成泥状,再加入少许麝香,研匀备用。操作方法:患者取前屈坐位,充分暴露背部,根据不同情况取上述穴位 2～4 对,常规消毒后,再用生姜片擦拭穴位,之后用华佗牌不锈钢针,针刺得气,背俞穴向内斜刺(局部产生酸麻、胀感。3 岁以下刺 3 分,成人刺 5～8 分)后不留针,用自制竹板将 2～3g 的药糊,置约 3cm×3cm 的橡皮膏中央贴敷在穴位上,2 小时后自行取掉,个别病例可适当延长至 24 小时取下。以局部微红或微微起水疱(水疱不需做任何处理,局部可自行吸收)为最佳。治疗时间:集中在每年的第一、二、三伏的当天,每年共治疗 3 次,也可每年连续贴治。

⑤穴位冷冻

主穴:中府、膻中、气舍、肺俞、定喘。每次取 2 穴(仅用 1 侧),轮流或据症选用。

方法:以电子冷冻增热针灸治疗仪治疗,针柄温度为 −10℃,留针 20 分钟,每日 1 次,1 周为一疗程。本法治疗喘息型支气管炎 60 例,其止咳显效率为 92.0%,祛痰显效率为 77%,定喘显效率为 73.0%。多在治疗 2 次后见效。但冷冻针灸属近年来新出现的一种穴位刺激法,其确切疗效及适应证型还有待进一步观察。

⑥穴位埋植

主穴:膻中、肺俞、天突。配穴:定喘、丰隆、足三里、身柱。主穴每次取 1～2 穴,配穴据症情酌配 2～3 穴。可采取主穴埋藏家兔脑垂体,主穴注入肠线。

方法:取体重 2kg 以上家兔的脑垂体(或小块脑组织),置于无菌液中。再将 0～1 号肠线剪成 1cm 左右长之小段,浸于 75% 酒精之中。嘱患者平卧,用 1% 普鲁卡因浸润麻醉,于主穴旁 1cm 处沿脊柱方向纵行切开皮肤约 1cm,深达肌层,分离组织。然后,用刀柄或止血钳按摩深部,使患者有较明显的麻胀之感。再将备好之垂体或脑组织送入穴位深部,全层缝合,消毒切口后,外敷无菌敷料。一般埋植 3 次,第一、二次,间隔 50 天;第二、三次,间隔 5 个月。辅穴可用带针芯之 12 号腰穿针,将肠线注入。亦可全部采用埋线针埋植。每次 2～4 穴,在穴位下方 0.6 寸处作为进针点,消毒局麻后,用埋线针将 1～2 号肠线埋入。注意勿使线头露出,针眼用消毒敷料包扎。埋线针埋植,可 20 天左右 1 次,3 次为一个疗程。以上法共治慢性支气管炎 1803 例,其中埋植兔脑垂体配合注线为 1203 例,近期控制 475 例(39.5%),显效 512 例(43.4%),有效 206 例(17.1%),有效率达到 100%;单纯用埋线针埋植 500 例,近期控制 174 例(34.8%),显效 182 例(36.4%),有效 124 例(24.8%),无效 20 例(4.0%),总有效率为 94%;单纯埋植兔脑组织 100 例,均为喘息型支气管炎,结果单纯性喘息型气管炎有效率为 95%,并发肺气肿者为 92%。表明疗效大致类似。

第三节　支气管扩张

一、概述

支气管扩张是指支气管壁损坏而造成的支气管扩张和变形。本病大多继发于呼吸道感染和支气管阻塞、感染可引起阻塞,阻塞又可导致感染,两者互为因果。其主要临床表现是长期咳嗽、咯痰、反复咯血。本病多见于儿童及青年,男性多于女性。

本病发生的原因,主要是由于感受六淫之邪,未经发越,蕴结为热,郁积于肺,长期不解而引起。其主要病机是痰火相结,阻塞气机,热瘀伤络,属中医学"咳嗽""咯血""肺络张"的范畴。

二、诊断要点

（一）主要症状

长期咳嗽、咯痰、咯血,其典型特征如下。

(1)病程多呈慢性过程,长期咳嗽、咯痰、反复咯血。长者可达数年之久。

(2)咳痰多为脓性痰,色黄而黏稠,随着反复感染,痰量日渐增多。

(3)除上述症状外,还伴有盗汗、纳差,消瘦、贫血等兼证。

（二）体征

病侧胸廓呼吸运动减弱;慢性化脓性以气管扩张患者常有杵状指、趾;晚期低氧血症患者,常见发绀征。

（三）支气管碘油造影

支气管碘油造影是诊断支气管扩张的重要依据,造影剂充盈,支气管树是显示扩张的囊状,柱状或囊柱状阴影,对于明确支气管扩张的严重程度部位及范围是必不可少的方法。10岁以下的儿童,不宜进行这项检查。

（四）并发症

常见的有支气管肺炎,胸膜炎,肺气肿。

三、辨证论治

（一）辨证要点

本病的辨证当分清虚实。实证多属火亦有兼挟痰瘀者;虚证要辨明是气虚、阴虚还是气阴两虚。

（二）治疗原则

治火、治气,活血为本病治则。实火要清热泻火,虚火要滋阴清热;实证要降气,虚证要补气;活血主要是凉血止血、活血止血。

（三）分型治疗

1.风热袭肺型

症状:咳嗽气急,口干,咽痒,痰中带血,胸中作痛,舌红苔薄白或微黄,脉浮数。

治法:疏风清热,宣肺止咳。

方药:桑菊饮加味。

处方:桑叶 10g、菊花 10g、杏仁 10g、连翘 10g、薄荷 6g、桔梗 10g、甘草 6g、茅根 10g、藕节 15g、前胡 10g。水煎服。

加减:发热咳嗽较频者,加黄芩清肺止咳;吐黄痰者,加瓜蒌皮,浙贝母清化热痰。

2.痰热阻肺型

症状:发热咳嗽,咯吐脓痰,痰中带血,或满口咯血,胸中作痛,烦躁不安,舌红苔黄,脉滑数。

治法:清热化痰,理气止咳,凉血止血。

方药:清气化痰丸加味。

处方:瓜蒌仁10g、黄芩10g、胆南星10g、枳实12g、陈皮10g、茯苓10g、法半夏10g、杏仁10g、生荷叶10g、侧柏叶10g,白茅根20g,丹皮10g。水煎服。

加减:便秘者加生大黄10g(后下)清热泻火,活血祛瘀;咳吐脓性痰者加鱼腥草15g清热排络。

3.肝火犯肺型

症状:咳嗽痰中带血,或咳吐纯血,血色鲜红,胸肋疼痛。头晕头痛,烦躁易怒,口苦而干,舌苔薄黄,脉弦数。

治法:泻肝清肺,凉血、止血。

方药:泻白散合黛蛤散加减。

处方:桑白皮15g,地骨皮15g,黛蛤散15g(布包煎),黄芩10g,藕节20g,茜草炭15g,白茅根15g,旱莲草15g,仙鹤草30g。水煎服。

加减:肝火犯肺,火盛迫血,而现大口咯血,白色鲜红者,用犀角地黄汤,清热凉血。

4.阴虚火旺型

症状:痰中带血或反复咳血,口干咽燥,干咳少痰颧红、盗汗,午后潮热,或腰酸软,头晕耳鸣,舌红少苔,脉细数。

治法:养阴、润肺止血。

方药:沙参、麦冬汤加减。

处方:沙参10g,玉竹10g,生甘草6g,麦冬10g,扁豆10g,花粉10g,生地15g,茜草炭10g,白茅根15g,白薇10g,地骨皮15g。水煎服。

加减:阴虚火旺症情严重,用大补元煎合十灰散治疗,益气补肾,宁络止血。

5.气不摄血型

症状:面色少华,神疲乏力,头晕目眩,或心悸,咳痰带血或咳吐纯血,舌淡,脉虚细而芤。

治法:益气摄血,健脾养血。

方药:补中益气汤加减。

处方:生黄芪15g,人参(太子参可)15g,白术10g,甘草6g,当归10g,陈皮10g,阿胶珠10g,白及15g。水煎服。

6.气随血脱型

症状:咯血不止,面色苍白,汗出肢冷,舌淡无华,脉象微细。

治法:益气固脱。

方药:独参汤。

处方:人参50g,水煎,细呷之。人参固护元气,气复血摄脱止。

加减:若见躁扰不安,气短息促,手足厥冷,冷汗自出,脉微欲绝者用参附龙牡蛎,治之。在上方基础上加附子陈皮温壮真阳,加龙骨、牡蛎枣皮各30g,以敛汗固脱。

（四）其他疗法

1.单方验方

（1）大蓟根研末,每次 6g,温水吞服,治疗肺热咯血。

（2）木香、土鳖虫、桑寄生各 50g 为细末,每次 5g,每日 3 次,黄酒冲服。治疗劳伤后的支气管扩张胸痛、咯血。

（3）百合汤长期服用。百合 2 份、白芍 4 份,南沙参 1 份为末,每次 5g,每日 2 次。用于支气管扩张咯血的防治。

2.针灸方法

（1）体针:取穴、肺俞、尺泽、行间、太冲、鱼际、阳陵泉、用泻法。适用支气管扩张肝火犯肺型。

（2）穴位注射:孔最穴、注入鱼腥草注射液,每日 1 次,双侧注射,每次 2mL。用于支气管扩张的治疗,咯血止后,改为单侧交替注射,疗效较好。

3.贴敷疗法

方药:大蒜、硫黄、肉桂、冰片共细末。用醋调成枯片状贴敷,涌泉穴。治咯血量较大,病情较重者。

4.超声雾化吸入

超声雾化吸入"云南白药"。治疗支气管扩张咯血。

第四节　肺炎

肺炎是指终末气道肺泡和肺间质的炎症,可由微生物理化因素免疫损伤过敏及药物所致。细菌性肺炎是最常见的肺炎,也是最常见的感染性疾病之一。日常所讲的肺炎主要是指细菌性感染引起的肺炎。在抗生素应用以前细菌性肺炎对儿童及老年人的健康威胁极大,抗生素的出现及发展曾一度使肺炎病死率明显下降,但近年来尽管应用强有力的抗生素和有效的疫苗,而肺炎总的病死率不再降低甚至有所上升。发病率与病死率增高的原因与社会入口老龄化、吸烟、伴有基础疾病和免疫功能低下有关,亦与病原体变迁、医院获得性肺炎发病率增加、病原学诊断困难、不合理使用抗菌药物导致细菌耐药性增加有关。

中医学认为肺炎是肺系的外感热病,起病急骤,传变迅速,以发热、恶寒、咳嗽、胸痛、口渴、汗出为主症,属于中医学"风温肺热病""风温""肺热病""咳嗽"等范畴。中医对咳嗽的认识由来已久。从发病学来分析,鼻为肺窍,肺主卫外,肺气亏虚,易遭外邪侵袭,出现鼻窍不利,中医学认为"肺主咳",如《素问·阴阳应象大论》曰:"肺……在变动为咳";《素问·宣明五气》说:"五气所病……肺为咳;《景岳全书咳嗽》认为:"咳证虽多,无非肺病";又《医学三字经·咳嗽》"肺为气之主,诸气上逆于肺则呛而咳,是咳嗽不止于肺,而亦不离于肺也。"说明咳嗽发生的主要脏腑是肺。《素问·咳论》指出"五脏六腑皆令人咳,非独肺也;并指出咳嗽的病变在肺而涉及五脏六腑,强调脏腑功能失调,影响及肺均致久咳。"《河间六书·咳嗽论》所云"寒、暑、燥、湿、风、火六气,皆令人咳嗽",《景岳全书》把咳嗽明确地分为外感内伤两大类:"咳嗽之要,只惟二证,何为二证? 一曰外感,一曰内伤,而尽之矣。"而其发病多由肺失正常的宣发肃降功能而引起。《医约·咳嗽》言:"咳嗽毋论内外寒热,凡形气俱实者,宜散宜清,宜降痰,宜顺气。凡形气病气俱虚者,宜补宜调,或补中稍佐发散清火。"说明咳嗽不离乎肺,不止于肺,治宜辨别虚实,切忌大补而不发散,不清火。

中医药辨证论治本病具有不可替代的优势和特点,在辨证审因的基础上随机活变,综合运用各法,才是取得可靠疗效的关键。

一、病因病机

本病的发生,常为体质虚弱,冒雨受寒,感受六淫之邪或患病者相互染疫而发病,也有外邪伏肺择机发病者。致使肺失宣降,肺气不宣,气逆不降而发病,而六淫之邪则是本病的主要发病基础。病理表现为正虚邪盛或邪气亢盛。

(一)风热犯肺

《素问·太阴阳明论》"伤于风者,上先受之。"风热之邪从口鼻而入,内迫于肺,肺失宣降,故咳嗽、咳声重浊或喘鸣。热灼肺津可见咳痰黄黏,或痰稠黄绿,口干苦、便干。风热之邪炎上,则见咽痛。风热客表,营卫失和,故发热、汗出、恶风。舌边尖红,苔黄,脉浮数为风热客表之象。肺主气,司呼吸,上连气道喉咙,开窍于鼻,外合皮毛,为五脏六腑之华盖,其气灌百脉而通他脏。

(二)风燥伤肺

外感风燥之邪或风寒风热之邪化燥,致肺失清润,故见干咳作呛。燥热灼津则咽喉口鼻干燥,痰黏不易咯吐。苔薄白或薄黄,质红、干而少津,脉浮数,属风燥伤肺之象。

(三)湿邪寒化

湿为阴邪、损伤阳气、湿性黏滞、重着下行、湿邪遇虚寒体质易寒化,表现为痰稠易咳。湿邪入里化热致痰白黄脓。痰湿郁肺,肺失清肃,则咳声重浊。热灼津液则口干。痰湿堵塞气机则时有胸闷痛。阻塞鼻窍则涕多。舌体偏胖,质淡略黯,舌苔白腻,脉滑为痰湿蕴肺之象。

(四)湿邪化热

湿邪遇热盛体质易热化,表现为高热不退。湿性黏滞则汗出而热不解。湿邪阻肺,肺失宣降则咳嗽气急,鼻煽气粗,咳痰黄稠或咯铁锈色痰。痰湿阻塞气机则胸痛。热重于湿则口渴烦躁、小便黄赤、大便干燥。舌红,苔黄,脉滑数或洪数属湿邪化热之象。湿邪化热之危象可见热毒内陷,患者烦躁不安,神昏谵语,昏迷。更有甚者出现阳气欲脱,患者可见体温骤降,冷汗如油,面色苍白,肢冷唇青,气急鼻煽,脉微细欲绝。

总之,本病病位在肺,多为新病,以实证为主,以邪犯于肺,肺失宣降,肺气上逆为其基本病机。

二、临床表现

(一)症状

本病起病急骤,常有劳累、受凉、饮食不节等诱因。

1.寒战、高热

多数患者有发热,表现为突然寒战、高热,体温高达 39～40℃,呈稽留热型,使用药物(抗生素、中草药等)后热型不典型,年老体弱者仅有低热或不发热。

2.咳嗽、咳痰

早期为刺激性干咳,伴少许白色黏液痰,1～2 天后,可咯出铁锈色痰、脓性痰或黄绿痰等,少数患者有血丝痰,消散期痰量增多,痰黄而稀薄,后逐渐减少。

3.胸痛、呼吸困难

部分患者伴有剧烈胸痛,呈针刺样,随咳嗽或深呼吸而加重,可向肩或腹部放射。若病变范围大,致通气不足、气体交换障碍则会出现发绀、胸痛、呼吸困难。

4.其他症状

发热时可伴有头痛、全身肌肉酸痛、食欲减退、乏力等。少数有恶心、呕吐、腹胀或腹泻等胃肠道症状,重症时可出现呼吸频率增快、鼻翼煽动,更甚者出现神志模糊、烦躁、嗜睡、昏迷等。严重菌毒血症者可出现周围循环衰竭。

(二)体征

早期肺部体征无明显异常,肺实变时可有叩诊呈浊音,语颤增强和支气管呼吸音,也可闻及湿性啰音。并发胸腔积液者,患侧胸部叩诊呈浊音,语颤减弱,呼吸音减弱。

(三)辅助检查

1.血常规检查

中、重度细菌性肺炎血白细胞增多,中性粒细胞比例增高和核左移现象,伴菌血症者,白细胞总数大多超过 $10×10^9/L$,部分患者白细胞减少。非典型病原体支原体和衣原体所致肺炎白细胞很少升高,军团菌肺炎白细胞计数多正常范围。

2.C-反应蛋白(CRP)

CRP 是一种机体对感染或非感染性炎症刺激的急性期蛋白,是细菌性感染很敏感的生物反应标志物,感染后数小时即见升高,在肺炎患者大多超过 100mg/L。病毒性肺炎 CRP 通常较低。抗菌药物治疗后 CRP 迅速下降,持续高水平或继续升高高度提示抗菌治疗失败或出现感染性并发症(静脉炎、二重感染、肺炎旁渗液等)。

3.降钙素原(PCT)

PCT 是降钙素的前肽物,可用于诊断细菌性感染。肺炎患者监测 PCT 水平可以知道临床抗菌治疗,减少不必要的抗菌药物使用和早期停药。

4.血生化

血清电解质,肝肾功能是住院或 ICU 患者的基本检测项目。低钠血症和低磷血症是军团菌肺炎诊断的重要参考。尿素氮是 CAP 严重程度的评价参数之一,肝肾功能是选择抗菌药物的基本考虑因素。

5.影像学检查

(1)肺炎链球菌肺炎:早期胸部 X 线仅见肺纹理增粗,或受累的肺段、肺叶稍模糊。随着病情进展,肺泡内充满炎性渗出物,表现为大片炎症浸润阴影或实变影,在实变阴影中可见支气管充气征,肋膈角可有少量胸腔积液。在消散期,X 线显示炎性浸润逐渐吸收,可有片状区域吸收较快,呈现"假空洞"征,多数病例在起病 3～4 周后才完全消散。老年患者肺炎病灶消散较慢,容易出现吸收不完全而成为机化性肺炎。

(2)葡萄球菌肺炎:胸部 X 线显示肺段或肺叶实变,可形成空洞,或呈小叶状浸润,其中有单个或多发的液气囊腔。另一特征是 X 线阴影的易变性,表现为一处炎性浸润消失而在另一处出现新的病灶,或很小的单一病灶发展为大片阴影。治疗有效时,病变消散,阴影密度逐渐减低,2～4 周后病变完全消失,偶可遗留少许条索状阴影或肺纹理增多等。

(3)肺炎支原体肺炎:X 线显示肺部多种形态的浸润影,呈节段性分布,以肺下野为多见,有的从肺门附近向外伸展。病变常经 3～4 周后自行消散。部分患者出现少量胸腔积液。肺炎衣原体肺炎 X 线胸片表现以单侧、下叶肺泡渗出为主。可有少到中量的胸腔积液,多在疾病的早期出现。

(4)肺炎衣原体肺炎:常可发展成双侧,表现为肺间质和肺泡渗出混合存在,病变可持续几周。原发感染的患者胸片表现多为肺泡渗出,再感染者则为肺泡渗出和间质病变混合型。

(5)病毒性肺炎:胸部 X 线检查可见肺纹理增多,小片状浸润或广泛浸润,病情严重者显示双肺弥漫性结节性浸润,但大叶实变及胸腔积液者均不多见。病毒性肺炎的致病原不同,其 X 线征象亦有不同的特征。念珠菌肺炎胸部 X 线显示双下肺纹理增多,纤维条索影伴散在的大小不等、形状不一的结节状阴影,呈支气管肺炎表现;或融合的均匀大片浸润,自肺门向周边扩展,可形成空洞。双肺或多肺叶病变,病灶可有变化,但肺尖较少受累。偶可并发渗出性胸膜炎。

(6)侵袭性肺曲霉病:影像学特征性表现为 X 线胸片以胸膜为基底的多发的楔形阴影或空洞;胸部 CT 早期为晕轮征,即肺结节影(水肿或出血)周围环绕低密度影(缺血),后期为新月体征。部分患者可有中枢神经系统感染,出现中枢神经系统的症状和体征。曲菌球 X 线胸片显示在原有的慢性空洞内有一团球影,随体位改变而在空腔内移动。

(7)变应性支气管肺曲霉病:典型 X 线胸片为上叶短暂性实变或不张,可发生于双侧。中央支气管扩张征象如"戒指征"和"轨道征"。

6.确定病原体

由于人类上呼吸道黏膜表面及其分泌物含有许多微生物,即所谓的正常菌群,因此,途经口咽部的下呼吸道分泌物或痰极易受到污染,影响致病菌的分离和判断。同时应用抗生素后可影响细菌培养结果。因此,在采集呼吸道培养标本时尽可能在抗生素应用前采集,避免污染,及时送检,其结果才能起到指导治疗的作用。

三、诊断与鉴别诊断

(一)诊断

1.社区获得性肺炎

诊断依据:①新出现或进展性肺部浸润性病变;②发热≥38℃;③新出现的咳嗽、咳痰,或原有呼吸道疾病症状加重,并出现脓性痰,伴或不伴胸痛;④肺实变体征和(或)湿性啰音;⑤白细胞>10×10⁹/L 或<4×10⁹/L 伴或不伴核左移。以上①＋②～⑤项中任何一项,并排除肺

结核、肺部肿瘤、非感染性肺间质病、肺水肿、肺不张、肺栓塞、肺嗜酸性粒细胞浸润症、肺血管炎等，CAP的临床诊断确立。

美国感染疾病学会/美国胸科学会（IDSA/ATS）于2007年发表了成人社区获得性肺炎处理的共识，其重症肺炎标准如下：主要标准：①需要有创机械通气；②感染性休克需要血管收缩剂治疗。次要标准：①呼吸频率≥30次/分；②氧合指数（PaO_2/FiO_2）≤250；③多肺段浸润；④意识模糊/定向障碍；⑤氮质血症（BUN≥20mg/dL）；⑥感染引起的白细胞减少（WBC＜4000个/mm^3）；⑦血小板减少＜100000个/mm^3；⑧低体温（深部体温＜36℃）；低血压，需进行积极的液体复苏。符合1项主要标准或3项次要标准以上者可诊断为重症肺炎。

2.医院获得性肺炎

该病亦称医院内肺炎，是指患者入院时不存在，也不处于潜伏期，而于入院48小时后在医院（包括老年护理院、康复院等）内发生的肺炎。HAP还包括呼吸机相关性肺炎（VAP）和卫生保健相关性相炎（HCAP）。其临床诊断依据是X线检查出现新的或进展的肺部浸润影加上下列三个临床征候中的两个或以上可以诊断为肺炎：①发热超过38℃；②血白细胞增多或减少；③脓性气道分泌物。但HAP的临床表现、实验室和影像学检查特异性低，应注意与肺不张、心力衰竭和肺水肿、基础疾病肺侵犯、药物性肺损伤、肺栓塞和急性呼吸窘迫综合征等相鉴别。无感染高危因素患者的常见病原体依次为肺炎链球菌、流感嗜血杆菌、金黄色葡萄球菌、大肠杆菌、肺炎克雷白杆菌、不动杆菌属等；有感染高危因素患者为铜绿假单胞菌、肠杆菌属、肺炎克雷白杆菌等，金黄色葡萄球菌的感染有明显增加的趋势。

肺炎的诊断应包括首先确定肺炎诊断，评估严重程度，并快速积极明确病原体。

（二）鉴别诊断

中医主要是与哮病、肺胀、肺痈、肺痨等疾病相鉴别。

四、治疗

（一）一般措施

（1）加强体育锻炼，增强抗病能力，可坚持打太极拳、做八段锦、床上八段锦等；适时增添衣被，防止六淫之邪侵入。

（2）要及时治疗可能诱发本病的隐性疾病，如鼻后滴流综合征、慢性咽喉炎、慢性扁桃体炎等。

（3）积极预防感冒等病的发生；预防本病的复发，要防早、防小（指幼年阶段已有此病，应及时综合防治）。

（4）戒除烟、酒等不良嗜好。饮食宜清淡，忌食辛辣、煎炒、酸咸、甜腻及海腥发物。

（二）中医药治疗

肺炎的中医病因病机，近年来国内中医界进行了深入而有意义的研究。传统中医学理论认为：本病的发生，常属体质虚弱，感受六淫之邪或患病者相互染疫所致。也有外邪伏肺择机发病者。属于正虚邪盛或邪气亢盛的病理状态。中医学有"急则治其标，缓则治其本"之说。

肺炎急发先去邪,后期若素体虚弱者可治本。因此,本阶段应当采用"祛邪化痰,止咳平喘"的治疗原则。

1.辨证论治

(1)风热犯肺

症状:发热畏寒,头痛咽干,咳声重浊,咳痰黄黏,痰居胸中,胸闷不适,或咽痛或便干,或大便稀薄,或痰中带血,舌边尖红,苔黄,脉浮数。

治法:清热利咽、化痰止咳。

方药:曲氏肺咳方。炙麻黄、杏仁、法半夏、橘红、茯苓、瓜蒌皮、浙贝、木蝴蝶、蝉蜕、金荞麦、生石膏、甘草各 10g。全方功可清热利咽、宣肺化痰。咽痛者加射干 10g;便干者去瓜蒌皮,加瓜蒌仁 30g;大便稀薄者加葛根 30g;痰中带血者加仙鹤草 30g;高热不退者加柴胡、黄芩各 10g。

(2)痰湿蕴肺

症状:发热咳嗽,咳声重浊,痰白黄脓,痰稠易咳,痰居胸中,时胸闷痛,涕多略口干,或痰稠黄绿,或发热,或咽痛,或口干苦,便干。舌体偏胖,质淡略黯,舌苔白腻,脉滑。

治法:清热祛湿、宣肺化痰。

方药:曲氏湿邪肺咳方。辛夷、紫苏叶、法夏、杏仁、苏子、枳壳、五味子、柴胡、白芍、三七(冲服)、甘草各 10g,瓜蒌皮 20g,鱼腥草、金荞麦各 30g,黄芩 15g。全方功可清热祛湿、宣肺化痰。痰稠黄绿者加败酱草、浙贝各 10g;发热者柴胡加至 20g;咽痛者加射干 10g;口干苦、便干者加桑白皮 10g。

(3)痰热壅肺

症状:高热不退,汗出而不解,咳嗽气急,鼻扇气粗,咳痰黄稠或咯铁锈色痰,胸痛,口渴烦躁,小便黄赤,大便干燥。舌红,苔黄,脉滑数或洪数。

治法:清宣肺热、化痰降逆。

方药:高氏清气化毒饮和三拗汤加减。前胡、桔梗、玄参、黄连、黄芩、桑白皮、杏仁、瓜蒌皮、连翘、法半夏、炙麻黄、甘草各 10g。诸药合用,功可清宣肺热、化痰降逆。痰热甚者加金荞麦 30g;高热不退者加生石膏 15g,知母 10g。

(4)热毒内陷

症状:高热不退,咳嗽气促,痰中带血,烦躁不安,神昏谵语,口渴。舌质红绛,苔焦黄而干,脉细数。

治法:清营开窍、解毒化痰。

方药:清营汤加减。水牛角 40g,生地 20g,玄参、麦冬、丹参、金银花、连翘、竹叶各 10g,黄连 5g。全方功可清营开窍、解毒化痰。烦躁谵语者加服紫雪丹;昏迷者加服安宫牛黄丸鼻饲。

(5)阳气欲脱

症状:体温骤降,冷汗如油,面色苍白,肢冷唇青,气急鼻扇。舌质黯,脉微细欲绝。

治法:回阳救逆、益气敛阴。

方药:参附汤合生脉散加减。附子(先煎)、人参、麦冬、五味子各 10g,龙骨、牡蛎各 15g。诸药合用,功可回阳救逆、益气敛阴。惊厥抽搐者加羚羊角粉 0.6g,钩藤 10g。

2.特色专方

(1)加减柴胡枳桔汤:柴胡 12g,黄芩 15g,炒枳壳 10g,桔梗 10g,连翘 10g,荆芥 10g,浙贝母 15g,川芎 20g,焦神曲 15g。每日 1 剂,加水 400mL,浸泡 40 分钟,头煎煮沸 8 分钟,二煎煮沸 10 分钟,两煎相混,分 3 次温服。疗程为 7 天。柴胡枳桔汤出自《重订通俗伤寒论》,是小柴胡汤的变方。原书谓"邪郁腠理,逆于上焦,少阳经病偏于半表证也,法当和解兼表,柴胡枳桔汤主之"。临床上,学者对柴胡枳桔汤进行了加减,仍以柴胡、黄芩为主药,两药一清一散,疏解少阳之邪,燮理枢机之变。桔梗宣利肺气、开发上焦,炒枳壳下气除痞、宽胸行气,二者一升一降,配合柴胡、黄芩疏利枢机,使气机得以升降自如。佐以连翘散郁火、消壅结,荆芥"善治皮里膜外之风邪",两味一温一凉共行清热透邪之功;浙贝母凉润,消痰散结,对肺经燥痰疗效尤佳;川芎活血祛风,配柴胡助清阳之气,配浙贝母行活血化痰之力。使以焦神曲健脾和中,一助浙贝母化痰,二助荆芥发散,三助炒枳壳下气消积。诸药合用,共行和解疏表、化痰利咽、宽胸畅膈之功,可使枢机运转正常,肺气肃降得当,上逆之气得平,咳嗽自止。

(2)川麦冬花雪梨膏:取川贝母、细百合、款冬花各 15g,麦门冬 25g,雪梨 1000g,冰糖适量。将雪梨去核,用榨汁机榨成汁备用。将川贝母、细百合、款冬花、麦门冬一起入锅加适量的清水煎煮两个小时,滤出药汁。然后,在锅中再加入适量的清水,继续煎煮两个小时,去渣取汁。将两次所得的药汁和梨汁、冰糖合在一起,用小火加热煎至呈膏状即成,可每次服 15g,每日服 2 次,用温开水冲服或调入稀粥中服用。此方具有清肺润喉、生津利咽的功效,适合有口干、唇干、鼻干、咽干、大便干、皮肤干、乏力、头晕、失眠、长痤疮等肺燥症状的干咳患者使用。

(3)加味杏苏饮:半夏 15g,橘红 15g,茯苓 15g,甘草 12g,葛根 12g,紫苏 12g,前胡 15g,杏仁 15g,枳壳 15g,桔梗 15g,百合 20g,北五味 12g,紫菀 20g,款冬花 20g,冰糖 30g(后溶入)。用法:水煎 2 次,取汁 400mL,溶入冰糖,分 2 次早晚服,一日一剂。处方为成人量,儿童要酌减为成人量的 1/2~1/6 即可。加减法:干咳无痰半夏减为 10g,加桑叶 15g,贝母 15g,喉痒加牛蒡子 20g,蝉蜕 15g,痰清稀流涕加麻黄 9g,痰黄或白而黏稠不易咳出加黄芩 20g,桑皮 20g。服药 7 天结束判定疗效。

(4)仿宣白承气汤:生石膏(先煎)30g,生大黄(后下)10g,杏仁 10g,全瓜蒌 12g,黄芩 12g,桃仁泥 10g,枳壳 8g,枳实 9g,生甘草 6g,水煎服,分 2 次早晚服,一日一剂。本方功效清热通腑,宣肺化痰,主治痰热壅肺,腑中热结的风温型肺炎。

(5)甘露消毒丹加减方:生石膏(先煎)30g,杏仁 10g,茵陈 15g,虎杖 15g,白豆蔻 6g,滑石 20g,法半夏 10g,僵蚕 10g,蝉蜕 6g,苍术 6g,姜黄 10g,石菖蒲 10g,柴胡 12g,黄芩 10g,水煎服,分 2 次早晚服,一日一剂。本方功效清化湿热、宣畅气机,主治湿热蕴毒、邪伏膜原、邪阻少阳的传染性非典型肺炎,为邓铁涛诊治经验。

(6)麻杏石甘加味方:麻黄 9g,杏仁 12g,生石膏(先煎)30g,生甘草 6g,黄芩 12g,生地黄 24g,板蓝根 15g,忍冬藤 12g,水煎服,分 2 次,一日一剂。功效宣肺清热、止嗽养阴,主治病毒性肺炎。痰多去生地,加川贝、黛蛤散;便燥结,加大黄、瓜蒌仁;咽痛加玄参、桔梗;胸痛加枳壳、橘络。

(7)清气汤:淡豆豉 9g,连翘 9g,生石膏(先煎)30g,杏仁 9g,金荞麦 9g,甘草 3g,水煎服,分 2 次,日 1 剂。本方解表清气,主治邪热在卫分的大叶性肺炎。邪热偏于卫分加用桑叶、荆芥,偏重气分加用金银花、竹叶,咳甚加用桔梗、牛蒡子,痰中带血加白茅根、藕节,气分热炽者重用石膏。

3.中成药

(1)通宣理肺丸:解表散寒,宣肺止嗽,用于风寒袭肺证。主要成分半夏、陈皮、茯苓、甘草、黄芩、桔梗、麻黄、前胡、枳壳、紫苏叶、麻黄碱。大蜜丸,每丸重6g,10丸/盒。口服,一次6g,一日2~3次。

(2)羚羊清肺丸:此药是由羚羊角粉、浙贝母、大青叶、桑白皮、金银花、杏仁、枇杷叶、黄芩、前胡共9味中药组成,具有疏风清热、宣肺止咳的功效,可用于治疗风热咳嗽。风热咳嗽是由于风热之邪侵犯人的肺脏,使肺失肃降所致。此类咳嗽患者可出现咳嗽痰多、咳声粗亢、痰稠色黄、咳痰不爽、流黄涕、发热怕风、头痛出汗、咽干口渴、面红唇赤、烦躁纳呆、大便秘结、小便色黄、舌红苔薄黄、脉浮数等症状。羚羊清肺丸的用法是:每日服3次,每次服1丸,用温开水送服。

(3)蜜炼川贝枇杷膏:此药是由北沙参、薄荷脑、陈皮、川贝母、桔梗、款冬花、枇杷叶、水半夏、五味子、杏仁共10味中药组成,具有清热润肺、止咳平喘、理气化痰的功效,可用于治疗肺燥咳嗽。肺燥咳嗽是由于风燥伤及人的肺脏,使肺失清润所致。此类咳嗽患者可出现连声呛咳、痰少而黏或痰中带血、咽痒、咽痛、鼻唇干燥、鼻塞、恶寒或发热、舌红少津、苔黄、脉数等症状。蜜炼川贝枇杷膏的用法是:每日服2次,每次服5~10mL。

(4)急支糖浆:此药是由鱼腥草、金荞麦、四季青、麻黄、前胡、枳壳、甘草共7味中药组成,具有清热化痰,宣肺止咳的功效,可用于治疗肺热咳嗽。肺热咳嗽是由于热毒侵犯人的肺脏,使肺脏受到热毒灼烧所致。此类咳嗽患者可出现反复咳嗽、咳黄痰或伴有喘息、口干、咽痛、便秘、尿赤、身热、舌质红、苔薄黄或黄腻、脉滑数或细数等症状。急支糖浆的用法是:每日服3次,每次服10~20mL。

(5)二陈丸:此药是由陈皮、半夏、茯苓、甘草共4味中药组成,具有燥湿化痰、理气和胃的功效,可用于治疗痰湿咳嗽。痰湿咳嗽是由于痰浊内生、痰湿渍肺,使肺失宣肃所致。此类咳嗽患者可出现咳声重浊、痰多、色白、黏稠、头晕身重、困倦乏力、胸闷纳呆、便溏、舌淡、苔白腻、脉滑等症状。二陈丸的用法是:每日服2次,每次服1丸。

(6)橘红丸:此药是由化橘红、陈皮、半夏、茯苓、甘草、桔梗、苦杏仁、紫苏、紫菀、款冬花、瓜蒌皮、浙贝母、地黄、麦冬、石膏共15味中药组成,具有清肺、化痰、止咳的功效,可用于治疗痰热咳嗽。痰热咳嗽是由于痰热蕴肺,使肺失宣降所致。此类咳嗽患者可出现咳嗽痰多或喉有痰声、痰黏厚或稠黄且伴有腥臭味、难咯出、面红身热、胸闷口苦、咽痛、口渴频饮、舌红苔黄、脉滑数等症状。橘红丸的用法是:每日服3次,每次服3~4丸。

(7)川贝雪梨糖浆:此药是由川贝母、南沙参、雪梨清膏共三味中药组成,具有养阴润肺的功效,可用于治疗阴虚咳嗽。阴虚咳嗽是由于阴虚内热伤肺,使肺失宣肃所致。此类咳嗽患者可出现干咳、咳声短促、痰少黏稠、口干舌燥、痰中带血、面色潮红、手足心热、盗汗、舌红少苔、脉细数等症状。川贝雪梨糖浆的用法是:每日服3次,每次服10mL。

(8)玉屏风散:此药是由防风、黄芪、白术3味中药组成,具有补脾实卫、益气固表的功效,可用于治疗气虚咳嗽。气虚咳嗽是由于患者平素体弱或劳累过度,使肺气不足或肺气受损所致。此类咳嗽患者可出现咳喘气短、痰多清稀、面色苍白、乏力、自汗、畏寒肢冷、舌苔淡白、脉细弱等症状。玉屏风散的用法是：每日服3次，每次服9g，用开水冲服。

4.针灸治疗

(1)体针：取肺俞、膈俞、尺泽、鱼际、太渊、内关。配穴为大椎、曲池、合谷、孔最、委中、太溪、三阴交、十二井、膏肓俞。病情进展期，每日针2次，泻法，留针30分钟。恢复期，每日针1次，平补平泻。

(2)灸法：主穴：大椎、肺俞、定喘、膻中、合谷、曲池；配穴：早期：风寒加列缺、外关；风热加尺泽、孔最；湿热加丰隆、阴陵泉。中期：阳明腑实加上巨虚、陷谷；高热惊厥加人中、十宣。后期：气虚加足三里、百会；胃阴虚加章门、三阴交。雀啄灸，每次选3～5穴，每穴灸10～15分钟，每日1～2次。

5.其他特色疗法

(1)鼻腔冲洗疗法：用双黄连冻干粉针1.8g加入0.9％氯化钠注射液500mL鼻腔冲洗，每日1次，30～90天为1疗程。治疗急、慢性鼻窦炎效佳。主症：鼻涕倒流，痰色白黏，日十口以上，或打呼噜，或张口睡，或口干鼻臭，舌淡红，苔白腻，脉滑。

(2)穴位注射：主穴取肺俞、风门，配穴取大椎、肺热、曲池、肺热穴（第三胸椎棘突旁开0.5寸）。青霉素注射液和注射用水任选其中一种。如用青霉素应先做过敏试验，证明皮试是阴性者，先取主穴，每次选一穴。以5号注射针头刺入穴位，得气后（肺俞、风门等背部穴位切忌过深）两侧各注入0.5mL青霉素水剂（内含青霉素2万～4万单位）或1mL注射用水。过1小时后，再选一备用穴，两侧各注入与上述同等量的青霉素水剂或2mL注射用水（如为大椎穴，则注入1mL注射用水）。每日2次，连续治疗。待体温正常，症状改善后，改为每日1次，直至痊愈。

(3)穴位激光照射：主穴取肺俞、天突、膻中；配穴取咳喘加定喘，虚弱加身柱，痰多加丰隆。以主穴为主，每次据病情选2～5穴。以氦-氖激光器治疗，波长623.8nm，功率1.5mW，以光导纤维直接作用于穴位，纤维光束治疗处功率≥1mW。每穴照射3分钟，每日1～2次，8～10日为一疗程。

(4)针罐：主穴取中府、巨骨、肺俞、风门；配穴取高热加大椎、曲池；胸痛加内关；腹胀加足三里。主穴先以1寸毫针，平补平泻施捻转手法约1分钟，再用大号火罐在双侧肺俞、风门两穴拔罐，将针罩在罐内，停留10～15分钟，以皮肤高肿、红紫或针眼渗出少量水液为佳。配穴仅针刺，用泻法。一般每日针1次，重者每日2次。

(5)拔罐法：取风门、肺俞、膏肓、肺部湿啰音处，按拔火罐常规操作法，每日治疗1次，用于肺炎恢复期病灶吸收不良者。

(6)雾化吸入疗法：通过超声雾化器将中药药液雾化吸入呼吸道而达到治疗目的，分别有鱼腥草注射液8mL＋生理盐水10mL或双黄连冻干粉针600mg＋生理盐水10mL雾化吸入，每日2～3次，适用于各期肺炎。

(7)灌肠疗法

①麻杏石甘汤灌肠液：麻黄10g，石膏50g，杏仁5g，甘草5g。水煎取汁灌肠，药温30℃左右，每日1～3次。

②肺炎 1 号灌肠液:石膏、白芍、金银花各 20g,黄芩、连翘、牡丹皮、赤芍各 15g,桔梗 10g,荆芥 12g,鱼腥草 40g,大黄 5g,水煎取汁灌肠,每日 1～3 次。

临床上还可结合辨证分别选用麻杏苡甘汤、射干麻黄汤、沙参麦冬汤等保留灌肠。尤其适用于中药口服困难者。

第五节 肺癌

一、定义

肺癌是正气内虚,痰浊瘀毒胶结于肺所致的肺部原发性恶性肿瘤,以呛咳,痰血或咯血,胸痛,发热,声音嘶哑,消瘦等为主要临床表现。

二、范围

西医学中原发性支气管肺癌等可参照本节辨证论治。

三、病因病机

(一)病因

1.正气虚损

脏腑阴阳失调,正气虚损是患病的主要内在原因。平素体虚,肺脾肾等脏虚弱均可导致肺气不足;邪毒入内,嗜烟日久,热伤阴液,房事不节而肾亏,均可导致肺阴不足。肺之气阴两虚,外邪得以乘虚而入,客邪留滞不去,气机不畅,血行瘀滞,久而成为肺部积块。

2.饮食、劳倦所伤

饮食不节,劳倦过度而致脾失健运,不能生化输布水谷精微,从而聚湿生痰,痰贮于肺,肺气宣降失司,痰凝毒聚,积块逐渐形成。

3.邪毒外袭

六淫邪毒,侵淫肺脏,肺失宣肃,气机膹郁,血行受阻,气滞血瘀,形成积块。

4.情志所伤

长期精神抑郁或遭受剧烈的精神刺激,气机郁滞,血行不畅,瘀结于肺,日久结块而为本病。

(二)病机

1.发病

肺癌的发病主要是由于脏腑阴阳气血的失调,肺脏虚弱,在此基础上,痰浊、水湿、气滞、瘀血等搏结日久,积滞而成。故肺癌一般发病较缓慢,但可逐渐发展加重。

2.病位

本病主脏属肺,但与脾肾密切相关。肺主气,司宣发和肃降,为气机升降出入之主要脏器;

肺朝百脉,宗气聚于胸中,贯心脉以行呼吸,如是则气以升降出入,血以环周不休,从而营运全身。在脏腑功能失调情况下,肺脏虚弱,或感受外邪,或痰浊毒邪侵淫犯肺,气机膹郁,血行瘀滞,日久形成积块,发为本病。

虽然本病的病位主要在肺,但由于肺与脾肾关系密切,脾为生气之源,肺为主气之枢,肾为元气之根,故肺癌日久,必然可累及脾肾。

3.病性

本病病性是本虚标实,肺、脾、肾虚为本,气滞、血瘀、痰凝、毒聚为标。

本病多发于中年以后,年迈体衰,因慢性肺系疾病,肺气耗损而不足;或长年吸烟,灼伤津液,阴液亏耗而肺阴不足;或房劳伤肾,饮食劳倦伤脾,以致肺、脾、肾俱伤,肺气、肺阴俱损,是本病的发病基础,所谓"邪之所凑,其气必虚"。"脾为生痰之源,肺为贮痰之器",肺虚日久,子病及母而见肺脾俱病;金水相生,肺阴耗竭日久,母病及子,乃见肺肾同病。由于正气虚弱,邪毒、痰湿乘虚侵淫犯肺,或肺脾肾功能失调,痰浊、瘀血、毒邪内生,终致气滞血瘀,痰凝毒聚,形成积块,积块既成,又进一步损伤肺气,灼耗肺阴,病情逐渐加重。

4.病势

本病总的趋势是由表及里,由气及血,窜发不定。由于本病乃痰毒瘀滞于肺,而痰毒易于流窜,或流窜于皮下肌肤,或注于筋骨关节,或侵肝肾,或流窜于脑,故体表经络,筋骨脏腑均可受累。若肺脾肾亏耗,正气日衰,邪毒渐聚,病情进行性加重,终将正不胜邪,预后不良。

5.病机转化

初起以痰浊之邪为主,痰浊壅肺,肺失宣发肃降;病程中可因痰浊郁而化热,痰热壅肺,邪热下及大肠,阳明腑实,转为腑结肺阻证;痰热内蕴,郁而成毒,邪毒迫肺,转为热毒犯肺证。部分患者亦可初起即以热毒炽盛为主,表现为热毒犯肺证。病久则正气日衰,邪毒渐聚,积块增大,进一步侵蚀肺脏,耗损气阴,表现为虚实夹杂之证,或以正虚为主,或以邪实偏盛。正虚因脏腑、阴阳、气血之虚而有区别,邪实亦因气滞、血瘀、痰凝、毒聚而有偏重。

四、诊断和鉴别诊断

(一)诊断依据

(1)以刺激性咳嗽,痰中带血或咯血,胸痛,胸闷,气急,发热等为主要症状。

(2)痰液脱落细胞检查可发现癌细胞。

(3)胸部平片、CT、支气管造影等,如发现占位性病变,可协助诊断,支气管镜、同位素扫描及活体组织检查有助确诊。

(4)30岁以上,有长期吸烟史的男性更应引起注意。

(二)鉴别诊断

1.肺痈

二者均有咳嗽、胸痛、发热等症,但肺痈急起畏寒发热,咳吐大量脓臭痰,血细胞总数及中性粒细胞数显著增高,血痰培养可分离出致病菌,结合X线等检查,不难鉴别。

2.咳嗽

咳嗽可伴胸痛、血痰、发热等症,需与本病鉴别。结合 X 线、痰液脱落细胞检查,鉴别不难。

3.肺痨

肺痨有低热、乏力、咯血等症状,咳痰的程度与病灶轻重有关。痰培养和涂片检查可找到结核杆菌,结合 X 线等检查,可做出鉴别。

五、辨证论治

(一)辨证要点

1.辨主症

(1)咳嗽:是肺癌比较常见的症状之一。癌肿蚀肺,痰凝毒聚,刺激气道,宣肃失司,则发生顽固性阵发性呛咳。

(2)血痰:约有半数以上患者有血痰。肺朝百脉,气滞血瘀,痰凝毒聚,肺络受损,故痰中带血,可持续数周或数月,也可间断出现,大量咯血比较少见。

(3)胸痛:轻度胸痛是肺癌较常见的症状之一,早期多表现为间歇性的、部位不固定的深部压迫感或钝痛,病情进一步发展,则疼痛持续固定而剧烈,一般止痛药无效,为邪踞正虚,气机不畅所致。

(4)发热:邪郁化热,邪毒胶结难解,此类发热虽经清热解毒,化痰止咳治疗后可暂时缓解,但常反复发作,若毒邪深伏,热势很难消退,一般呈中度热。

(5)其他症状:癌肿既成,肺失宣肃,经气不利,可出现声音嘶哑;癌肿侵蚀,还可见吞咽困难、上肢疼痛、感觉异常、肌肉萎缩等症。

2.辨标本虚实

肺癌是在正虚的基础上发病的,因此应以正虚为本,而气滞、血瘀、痰凝、毒聚等皆属于标。本虚标实是本病的病机关键,未有仅标实而正不虚者,即使是早期患者,也均有正虚的症状出现。其实者,气滞、血瘀、痰凝、湿聚、毒火聚于肺,局部为实;其虚者,全身气血阴阳虚衰,整体为虚。

(二)治疗原则

本病为正气虚损,痰气瘀毒胶结肺部的疾病,总属本虚标实,故以扶正祛邪为治疗原则。扶正培本,化痰软坚,清热解毒为其治疗大法。

值得一提的是,早期肺癌应以手术切除为主,但本病早期不易发现,大部分患者确诊已属中、晚期,而不能手术,采用放疗、化疗,其毒副作用相当明显,中西医结合治疗,常可取长补短。

(三)辨证论治

1.阴虚内热证

症状:咳嗽少痰或无痰,或痰少而黏,或痰黄难咯,或痰中带血,气促胸痛,心烦少寐,低热盗汗,咽干口燥,或咽干声哑,大便秘结,小便黄赤,舌质红或黯红,少苔或光剥无苔,脉细数。

病机分析:邪毒蕴肺化热或火热刑金耗伤阴液,灼伤肺肾之阴而见低热,盗汗,干咳无痰或痰少而黏,或痰黄难咯;肺络受损,则痰中带血;肺气壅阻,则气促胸痛;阴虚肺燥,津液不能上承,则咽干口燥,或咳声嘶哑;阴虚火旺,故心烦不寐,午后低热,便结尿赤;舌红,少苔或光剥无苔,均为阴虚内热之象。

治法:养阴清肺,化痰散结。

方药运用:

(1)常用方:沙参麦冬汤加减。药用北沙参、麦门冬、天门冬、百合、玄参、炙鳖甲、杏仁、百部、瓜蒌皮、桑白皮、地骨皮、山慈姑、半枝莲。

肺喜润而恶燥,以甘寒清润之沙参、麦冬为君药,养阴润肺,清热生津;配天冬、百合滋阴养肺,玄参、鳖甲滋补肾阴,肺肾同补,金水相生,共为臣药;佐以杏仁、百部、瓜蒌皮、桑白皮止咳化痰,以复肺之宣肃功能,阴虚生内热,又佐地骨皮滋阴退热,邪毒蕴肺,结而不散,又佐半枝莲、山慈姑解毒散结。

(2)加减:胸痛加郁金、三七、丝瓜络(乳香拌炒)行气活络止痛;发热不退加七叶一枝花、夏枯草、蒲公英清热解毒;咯血量多加生大黄、白及凉血收敛止血;盗汗不止加牡蛎、玉米茎心、浮小麦、功劳叶养阴敛汗。

(3)临证参考:若肺肾阴虚,热毒内聚,可用清燥救肺汤合韦茎汤加减。

2.气阴两虚证

症状:咳嗽少痰,痰中带血,气短,神疲乏力,面色㿠白,恶风自汗或盗汗,口干不多饮,舌质淡红有齿痕,苔薄,脉细弱。

病机分析:热毒郁滞,耗伤气阴,肺失宣降则咳嗽少痰,气短乏力,口干不多饮;若肺络受损,则痰中带血;舌质淡红有齿痕,苔薄,脉细弱,均为气阴两虚之象。

治法:益气养阴,清热化痰。

方药运用:

(1)常用方:生脉散加减。药用黄芪、太子参、沙参、天门冬、麦门冬、五味子、杏仁、百部、川贝母、瓜蒌皮、半枝莲、龙葵。

方中黄芪、太子参益气化津,实卫气而止汗保津,为君药;沙参、天门冬、麦门冬、五味子养阴生津,共为臣药;佐以杏仁、川贝母、百部、瓜蒌皮润肺止咳化痰,半枝莲、龙葵泻火解毒抗癌。综观全方,以益气、生津保肺为主,兼顾清热化痰,解毒抗癌,扶正不忘祛邪之意。

(2)加减:气虚甚者,加西洋参、山药;咯血者,加白及、白茅根。

(3)临证参考:本证偏脾肺气虚者,宜健脾益气,可酌加化痰之品;偏肺肾阴虚者,宜养阴润肺为主,不可妄用温燥。

3.阴阳两虚证

症状:咳嗽痰少,胸闷气急,动则喘促,面色㿠白,腰膝酸软,畏寒肢冷,舌质淡红,苔薄白,脉象沉细。

病机分析:肺肾阴虚,日久常可阴损及阳,致肾阳虚衰而见面色㿠白,腰膝酸软,畏寒肢冷;肺虚宣肃失常则咳嗽痰少,胸闷气急,动则喘促;舌质淡红,苔薄白,脉象沉细为阴阳两虚之象。

治法:补肾益肺,阴阳两调。

方药运用:

(1)常用方:沙参麦冬汤合赞育丹加减。药用北沙参、天门冬、生地黄、玄参、熟地黄、淫羊藿、肉苁蓉、补骨脂、锁阳、巴戟肉、菟丝子、蟾皮、半枝莲、蚤休。

方中北沙参、天门冬补养肺阴;生地、玄参、熟地滋肾养阴;淫羊藿、肉苁蓉、补骨脂、锁阳、巴戟肉、菟丝子温肾补阳;蟾皮、半枝莲、蚤休清热解毒,化痰散结以消癌肿。

(2)加减:阴虚明显者,可加山茱萸、龟甲、女贞子;伴气虚者,可加黄芪、人参、黄精。

(3)临证参考:本证亦可选用生脉散合二仙汤化裁。

4.气滞血瘀证

症状:咳嗽不畅,胸胁胀痛,痛有定处,大便秘结,唇甲紫黯,舌质黯红或青紫或有瘀点、瘀斑,苔薄黄,脉细弦或涩。

病机分析:气滞血瘀,痰瘀互结,气机不利,则咳嗽不畅,胸胁胀痛或剧痛,痛有定处,唇甲紫黯;舌质黯红或青紫有瘀点瘀斑,苔薄黄,脉细弦或涩均为气滞血瘀之象。

治法:理气活血。

方药运用:

(1)常用方:复元活血汤加减。药用酒大黄、柴胡、八月札、郁金、莪术、丹参、王不留行、桃仁、炮穿山甲、天花粉。

方中大黄活血祛瘀,荡涤留瘀败血,使之下行,柴胡疏肝调气,以解郁结,一升一降,相辅相成,共为君药;臣以八月札、郁金疏肝理气,再配莪术、丹参、王不留行、炮穿山甲、桃仁活血祛瘀;佐以天花粉入血分消瘀散结,兼养血润燥,使瘀祛而不伤正。

(2)加减:痰夹血块者,加生侧柏叶、仙鹤草凉血止血;邪毒结肺,痰黏难咯,可加蚤休、干蟾皮、铁树叶解毒散结。

(3)临证参考:本证亦可用血府逐瘀汤加减。

5.脾虚痰湿证

症状:咳嗽痰多,胸闷气短,纳少腹胀,神疲乏力,舌质淡胖有齿痕,苔白腻,脉濡缓或濡滑。

病机分析:脾气虚弱,脾失健运,水谷精微不能生化输布,则蕴湿生痰,或肺气虚弱,津液失于输布,津聚为痰,痰贮于肺,则痰凝气滞而见咳嗽痰多,气短胸闷,纳呆,大便溏薄;脉滑或濡滑,苔白腻,舌质淡胖有齿痕为脾虚痰湿之象。

治法:益气健脾,理气化痰。

方药运用:

(1)常用方:六君子汤加减。药用党参、生白术、茯苓、陈皮、清半夏、薏苡仁、白扁豆、山药、神曲、紫菀、款冬花、半枝莲、鱼腥草、山慈菇。

方中党参、白术、茯苓、薏苡仁、白扁豆、山药、神曲益气健脾化湿,使痰无所成;紫菀、款冬花、半夏肃肺化痰;陈皮理气燥湿,使气顺则痰消;半枝莲、鱼腥草、山慈菇解毒抗癌。

(2)加减:若痰湿较重,不得温化者,可予温肺化痰之品,如麻黄、白芥子、干姜之属,但量不宜过大。

（3）临证参考：本证痰浊偏盛者,可用导痰汤加味。虚甚者,加紫河车;脾肺气虚日久累及于肾,而见腰痛者,加杜仲、枸杞子、淫羊藿、补骨脂、山萸肉;胸痛者,加吞西黄丸。

（四）其他疗法

1.中成药

（1）养阴清肺糖浆:每次 20mL,每日 2 次,温开水送服。适用于肺热阴虚,肺癌患者出现干咳无痰,咽干口燥,五心烦热,盗汗,舌红少苔或无苔,脉细数。

（2）生脉饮:每次 10mL,每日 3 次。适用于肺癌日久,气阴两伤。

2.单验方

（1）肺癌基本方:北沙参、浙贝母、天门冬、五味子、麦冬、蒲公英、炒山栀、紫花地丁、紫草、鱼腥草、生地、地骨皮、生地榆、百部。

（2）肺癌Ⅱ号方:苦参、鱼腥草、山海螺、金银花、白石英、白花蛇舌草、生牡蛎、夏枯草、葶苈子、沙参、百部、八月札、天门冬、干蟾皮、守宫粉。

（3）肺癌Ⅲ号方:玉竹、沙参、黄精、麦冬、鳖甲、太子参、玄参、薏苡仁、天门冬。

（4）肺癌Ⅳ号方:桑白皮、地骨皮、沙参、杏仁、麦冬、天门冬、阿胶、太子参、罂粟壳、僵蚕、鳖甲、十大功劳。

（5）清肺抗癌汤:北沙参、黄芩、鱼腥草、仙鹤草、浙贝母、当归、杏仁、前胡、天门冬、麦冬、橘皮。

（6）鸦胆子适量,制成 10% 鸦胆子油静脉滴乳剂,10～40mL 加入 5% 葡萄糖注射液 500mL 静脉滴注,每日 1 次,30 日为 1 个疗程。主治肺癌脑转移。

（7）蟾蜍胆,每次 5 只,每日 2 次,连服 2 个月。

3.对症用药

在辨证用药基础上,根据症状酌情选用下列药物。

（1）咳嗽:前胡、杏仁、紫菀、川贝母、炙马兜铃。

（2）痰多:生胆南星、生半夏、礞石。

（3）黄痰:鱼腥草、淡竹沥、天竺黄、桑白皮、开金锁。

（4）痰血或咯血:仙鹤草、白及、三七、茜草根、生地榆、云南白药、黛蛤散。

（5）喘咳:炙苏子、佛耳草、蚕蛹、黑锡丹、胡颓叶。

（6）胸痛:徐长卿、延胡索、乳香、没药、全蝎、蜈蚣。

（7）胸水:葶苈子、桑白皮、龙葵、商陆。

（8）低热:银柴胡、青蒿、地骨皮、竹叶、马鞭草。

（9）高热:生石膏、寒水石、知母、鸭跖草、牛黄、神犀丹、紫雪丹。

（10）肿块:猫爪草、山慈姑、海藻、生牡蛎、夏枯草、昆布、西黄丸、小金丹。

（11）肺癌常用抗癌中草药:石上卷柏、石见穿、草河车、白英、山豆根、白花蛇舌草、夏枯草、半枝莲、生南星、守宫、岩白菜、冬凌草、黄药子、败酱草。

第二章 循环系统疾病

第一节 心力衰竭

一、概念

心力衰竭(简称心衰)是由于任何心脏结构或功能异常导致心室充盈或射血能力受损的一组复杂临床综合征,其主要临床表现为呼吸困难和乏力(活动耐量受限),以及液体潴留(肺瘀血和外周水肿)。心衰为各种心脏疾病的严重和终末阶段,发病率高,是当今最重要的心血管病之一。

据国外数据统计,人群中慢性心力衰竭的患病率为 1.5%～2.0%,年龄 65 岁以上可达 6%～10%,而且在过去的 40 年中,心力衰竭导致的死亡增加了 6 倍。心力衰竭的死亡原因依次为:泵衰竭(59%)、心律失常(13%)、猝死(13%)。

中医学无心力衰竭的病名出现,根据其主要症候目前归属于惊悸、怔忡、水肿、喘证、痰饮、积聚及胸痹等范畴。

二、病因病机

心力衰竭多发生于老年人,根据临床症候,目前大多学者认为,外因多为风、寒、湿、热等;内因多为饮食失宜、七情内伤、脏腑内伤。该病总属本虚标实、虚实错杂之证,病位在心,其发病与肺、脾、肝、肾四脏功能失调相关,以心之气阳虚衰为本。血脉瘀滞、水饮内停、痰浊不化为标。心气虚为心力衰竭的病理基础,心气亏虚,温运推动血液无力,久之则血液瘀滞,心血不足致血不养心,神失所养发为心悸。心气虚久,累及心阳,心阳受损,五脏六腑为之受累,气虚日久心阳亦虚。心阳不足,不能下助肾火。使肾阳虚亏,肾阳虚不能蒸腾,气化不足致水液代谢失常,停聚体内,生痰生饮,则发为水肿;心肾阳(气)虚日久,使肺失通调水道,心病及肺,肺主气,朝百脉,通调水道。助心气以运行血脉,调节水液运行;肺气不足,则致气血运行不畅,水液运行失常,进一步加重心血瘀阻。肺失通调水道之功,水饮凌心射肺致咳嗽、喘促不能平卧;脾为气血生化之源,脾虚则气血生化乏源,脾气阳虚而水湿内停,运化失常;心气虚从功能而言属心阳之范畴,心病日久致气虚,阳虚,阳损又可及阴,气阴两虚也可出现,严重者可以导致阳气虚脱,甚则阴竭阳脱。

三、辨病

临床上左心衰竭最为常见,右心衰竭较少见,仅多见于肺源性心脏病所导致。左心衰竭后可以继发右心衰竭而致全心衰竭者多见,而右心衰竭后可以继发左心衰竭而致全心力衰竭者少见,但可以由于疾病同时波及左、右心而发生全心衰竭者临床上更为多见。

(一)左心衰竭

左心衰竭主要出现肺瘀血及心排血量降低的表现。

1.症状

肺瘀血可表现为两方面。

(1)各种形式的呼吸困难

①劳力性呼吸困难:根据病情的严重程度,一开始表现为体力活动诸如登山爬坡等活动后出现呼吸困难,后期病情加重,轻体力活动或日常活动甚至是休息时候也可出现呼吸困难。通常这是左心衰竭最早出现的症状,呼吸困难是由于肺瘀血所导致,而运动后机体需血需氧量增加,机体代偿使回心血量增加,加重了肺瘀血。

②端坐呼吸:随着肺瘀血程度的加重,患者体位受到限制,为减轻回心血量以减轻肺瘀血,患者只能采取半卧位,或端坐呼吸,甚至端坐呼吸只能坐在床边,还需双腿下垂,才能减轻憋气不适感。

③夜间阵发性呼吸困难:这一描述被认为是左心衰竭的特征性表现,即患者已入睡后突然因憋气而惊醒,被迫采取坐位,伴呼吸困难加重。阵咳,咳白色泡沫痰,重者可有哮鸣音,称之为"心源性哮喘"。其发生机制除因平卧时回心血量增多肺瘀血加重,且横膈上抬肺活量下降外,还由于夜间迷走神经兴奋,一方面导致冠状动脉收缩心肌供氧减少,另一方面还使支气管收缩肺通气量下降,上述原因均加重机体缺氧,然而夜间中枢神经敏感性下降,直到肺瘀血很严重,患者才被惊醒。

④急性肺水肿:是左心衰竭呼吸困难最严重的形式。

咳嗽、咳痰、咯血:咳嗽、咳痰是由于肺泡和支气管黏膜瘀血所致,开始常于夜间发生或明显,坐位或立位时咳嗽可减轻,白色浆液性泡沫状痰为其特点。偶可见痰中带血丝。长期慢性瘀血肺静脉压力升高,导致肺循环和支气管血液循环之间形成侧支,在支气管黏膜下形成扩张的血管,此种血管一旦破裂可引起大咯血。

(2)心排血量下降的表现:主要表现在机体重要器官。

①心:心悸,胸闷,严重时出现心绞痛的表现或充血性心力衰竭的表现。

②脑:头晕头痛,严重时晕厥。

③肾:严重的左心衰竭血液进行再分配时,首先是肾的血流量明显减少,患者可出现少尿。长期慢性的肾血流量减少可出现血尿素氮、肌酐升高并可有肾功能不全的相应症状。

④全身代偿的反应:乏力疲倦,运动耐量的下降。

2.体征

(1)肺部体征:由于肺毛细血管压增高,液体渗出到肺泡而出现湿啰音。

（2）心脏体征：除基础心脏病的固有体征外，慢性左心衰竭的患者一般均有左心室扩大，左心室扩大至叩诊心界向左下移位，由此引起的相对性二尖瓣关闭不全可闻及心尖区收缩期杂音。心率加快，肺动脉瓣区第二心音亢进及舒张期奔马律。尤其舒张期奔马律极具诊断价值。也有可能触到交替脉。

（二）右心衰竭

右心衰竭主要出现体循环瘀血的表现。

1.症状

（1）消化道症状：腹胀、食欲不振、恶心、呕吐、肝区胀痛，甚至黄疸等是右心衰竭最常见也通常是最早出现的症状。

（2）肾脏：长期肾脏瘀血可导致尿量减少，蛋白尿，甚至进一步出现肾衰竭的相关表现。

（3）劳力性呼吸困难：继发于左心衰竭的右心衰竭呼吸困难也已存在。单纯性右心衰竭为分流性先天性心脏病或肺部疾患所致，也均有明显的呼吸困难。

2.体征

（1）水肿：体静脉压力升高使皮肤等软组织出现水肿，其特征为首先出现于身体最低垂的部位，常为对称性可压陷性。因此对于长期卧床的患者，水肿可从腰骶部开始明显。

（2）心脏体征：除基础心脏病的相应体征之外，慢性右心衰竭的患者一般均有右心室扩大，右心室扩大至叩诊心界向左移位，由此引起的相对性三尖瓣关闭不全可闻及三尖瓣区收缩期杂音。

（3）颈静脉怒张或肝颈静脉反流征阳性：颈静脉搏动增强、充盈、怒张是右心衰时的主要体征，肝颈静脉反流征阳性则更具特征性。

（4）肝脏肿大：肝脏因瘀血肿大常伴压痛，持续慢性右心衰竭可致心源性肝硬化，故病情后期肿大的肝脏可出现缩小，晚期可出现黄疸。

（5）胸腔积液或腹水：胸腔积液也是因体静脉压力增高所致，因胸膜静脉还有一部分回流到肺静脉，所以胸腔积液更多见于同时有左、右心衰竭时，以双侧多见，如为单侧则以右侧更为多见，可能与右膈下肝瘀血有关。病情后期肝功能受损可出现腹水。

（6）发绀：为血中还原型血红蛋白增高所致，故对于右心衰竭合并消化道出血时发绀可减轻。

（三）全心衰竭

右心衰竭继发于左心衰竭而形成的全心衰竭，当右心衰竭出现之后，右心排血量减少，因此阵发性呼吸困难等肺瘀血症状反而有所减轻。

（四）实验室检查

1.X线检查

（1）心影大小及外形可为心脏病的诊断提供重要的参考资料，根据心脏扩大的程度和动态改变也间接反映心脏功能状态。

（2）肺瘀血的有无及其严重程度直接反映心功能状态。

2.超声心动图

（1）比X线能更准确地提供各心腔大小变化及心瓣膜结构及功能情况。

（2）估计心脏功能

①收缩功能：以收缩末及舒张末的容量差计算左心室射血分数（LVEF 值），虽不够精确，但方便实用。正常 LVEF 值＞50％，LVEF≤40％为收缩期心力衰竭的诊断标准。

②舒张功能：超声多普勒是临床上最实用的判断舒张功能的方法。

3.核素心室造影及核素心肌灌注显像

前者可准确测定左心室容量、LVEF 及心室壁运动。后者可诊断心肌缺血和 MI，并对鉴别扩张型心肌病或缺血性心肌病有一定帮助。

4.心电图

心电图可出现左右心房及心室改变的相应表现。

5.血流动力学检查

对急性重症心力衰竭患者必要时可采用漂浮导管在床边进行，经静脉插管直至肺小动脉，测定各部位的压力及血液含氧量，即可计算心脏指数（CI）及肺小动脉楔压（PCWP），直接反映左心功能，正常值 CI＞2.5L/（min·m^2）；PCWP＜12mmHg。

6.血浆脑钠肽（BNP）测定

脑钠肽（BNP）测定有助于心衰诊断和预后判断。CHF 包括症状性和无症状性左心室功能障碍患者血浆 BNP 水平均升高。伦敦一项心衰研究证实，BNP 诊断心衰的敏感性、特异性、阴性预测值和阳性预测值分别为 97％、84％、97％ 和 70％。血浆 BNP 可用于鉴别心源性和肺源性呼吸困难，BNP 正常的呼吸困难，基本可除外心源性。血浆高水平 BNP 预示严重心血管事件，包括死亡的发生。心衰经治疗，血浆 BNP 水平下降提示预后改善。大多数心衰呼吸困难的患者 BNP 在 400pg/mL 以上。BNP＜100pg/mL 时不支持心衰的诊断；BNP 在 100～400pg/mL 还应考虑其他原因，如肺栓塞、慢性阻塞性肺部疾病、心衰代偿期等。

四、类病辨别

心力衰竭主要应与以下疾病相鉴别。

（1）支气管哮喘：左心衰竭夜间阵发性呼吸困难，常称之为"心源性哮喘"，应与支气管哮喘相鉴别。前者多见于老年人有高血压、冠心病或慢性心瓣膜病史，后者多见于青少年有过敏史或家族史；前者发作时必须坐起，出现混合性呼吸困难，重症者肺部有干湿啰音，甚至咳粉红色泡沫痰，后者发作时为呼气性呼吸困难，双肺可闻及典型哮鸣音，咳出白色黏痰后呼吸困难常可缓解。辅以实验室检查对鉴别心源性和支气管性哮喘有较重要的参考价值。

（2）心包积液、缩窄性心包炎时，可以引起颈静脉怒张、静脉压增高，肝大、下肢水肿等表现，应根据病史、心脏及周围血管体征进行鉴别，超声心动图检查可以明确诊断。

（3）肝硬化腹水伴下肢水肿应与慢性右心衰竭相鉴别，我们国家最常见导致肝硬化的原因是慢性肝炎，右心衰竭有致心脏改变原发疾病，最常见是肺源性心脏病，而且非心源性肝硬化不会出现颈静脉怒张等上腔静脉回流受阻的体征。

五、中医论治

（一）论治原则

心力衰竭以心之气阳虚衰为本。血脉瘀滞、水饮内停、痰浊不化为标。据其病因病机,该病治以标本兼治,治疗以益气温阳、活血化瘀、化痰利水为主。首先,益气温阳是治本的重要法则。益气指补益心肺之气,它从根本上加强心肺的帅血、运血功能;温阳指温通脾肾之阳,改善脾之运化、肾之温煦的功能,从根本上消除水饮内生的根源。利水是治标的有利措施,它能有效地减轻体内水湿潴留,从而减轻心脏负担。活血是标本同治的重要环节,因瘀血既是心衰的病理产物,又是进一步郁遏心阳、加重心衰程度的病理基础,故活血应贯穿于治疗的始终。

（二）辨证论治

1.心肺气虚

症状:心悸怔忡,咳喘气短,动则加剧,头晕神疲乏力,面色㿠白,自汗,声音低怯,胸闷,痰液清稀,舌淡苔白,脉沉弱或结代。

治法:补益心肺。

处方:养心汤合补肺汤加减。养心汤用黄芪(炙)、白茯苓、茯神、半夏曲、当归、川芎、远志、辣桂、柏子仁、酸枣仁、五味子、人参、甘草(炙)。方中参、芪以补心气,芎、归以养心血,二茯、远志、柏仁、枣仁、五味以宁心安神,更用半夏曲和胃化痰以助运,辣桂辛散以制酸收,甘草调和诸药,共成益气补血、养心安神之功。

加减:若寒痰内盛,可加款冬花、苏子温化寒痰;肺阴虚较重,可加沙参、玉竹、百合养阴润肺;如水饮内停,怔忡心悸者,加槟榔、赤茯苓。

2.气阴亏虚

症状:心悸怔忡,胸闷气短,疲乏,活动后加重,或有自汗,面色淡白,或有失眠多梦,五心烦热,潮热盗汗,舌淡红少津,脉细数。

治法:益气养阴,补虚安神。

处方:生脉散合归脾汤、天王补心丹等加减。生脉散用人参、麦冬、五味子。方中人参甘温,益气生津以补肺,肺气旺则四脏之气皆旺,为君;麦冬甘寒,养阴清热,润肺生津,为臣;参麦合用,则益气养阴之功相得益彰。五味子酸温,敛肺止汗,生津止渴,为佐。三药合用,一补一清一敛,共奏益气养阴、生津止渴、敛肺止汗之效。

加减:若阴虚较重,加当归、白芍养血合营;气虚明显者,加白术、茯苓、甘草健脾益气。

3.心肾阳虚

症状:心悸怔忡,畏寒肢凉,或心痛,或神疲欲睡,或小便不利,肢面浮肿,下肢为甚,或唇甲淡暗青紫,舌淡暗或青紫,苔白滑,脉沉细。

治法:温补心肾。

处方:桂枝甘草龙骨牡蛎汤合金匮肾气丸加减。桂枝甘草龙骨牡蛎汤用桂枝、甘草、龙骨、牡蛎。桂枝、甘草、龙骨、牡蛎,其义取重于龙、牡之固涩。仍标之曰桂、甘者,盖阴钝之药,不佐阳药不灵。故龙骨、牡蛎之纯阴,必须借桂枝、甘草之清阳,然后能飞引入经,收敛浮越之火、镇固亡阳之机。桂枝、甘草,以复心阳之气;牡蛎、龙骨,以安烦乱之神。

加减:若水肿重者,加北五加皮等利水消肿;气虚明显者,加红参、黄芪益气养心。

4.气虚血瘀

症状:心悸、胸闷、胸痛,痛处不移、拒按、疼痛如刺,周身乏力,气短,面色淡白或晦滞,舌淡暗或有紫斑,脉沉涩。

治法:益气活血。

处方:人参养荣汤合桃红四物汤加减。人参养荣汤用人参、白术、茯苓、甘草、陈皮、黄芪、当归、白芍、熟地黄、五味子、桂心、远志。熟地、归、芍,养血之品。参、芪、苓、术、甘草、陈皮,补气之品,血不足而补其气,此阳生则阴长之义。且参、芪、五味,所以补肺。甘、陈、苓、术,所以健脾。归、芍所以养肝。熟地所以滋肾。远志能通肾气上达于心。桂心能导诸药入营生血。五脏交养互益,故能统治诸病,而其要则归于养荣也。

加减:若胸痛重者,加枳壳、降香、郁金理气活血止痛。

5.阳虚水泛

症状:胸闷憋喘,心悸,咳嗽,咯痰,痰液清稀夹有泡沫,畏寒肢冷,尤以下肢为甚,浮肿,腰以下为甚,按之陷不起,甚之全身肿胀,面色㿠白,脘痞,纳差,苔白滑,舌质暗,脉细促或结代。

治法:温阳利水。

处方:真武汤加减。真武汤用茯苓、芍药、白术、生姜、附子。附子可温肾助阳,化气行水,暖脾土;茯苓、白术健脾利湿,淡渗利水;生姜温散,助附子以温阳散寒,又助茯苓、白术散水湿;白芍一药三用:利小便行水气;柔肝止腹痛;敛阴疏筋止筋惕肉瞤,其护阴的作用能够防止利水之品伤阴。以利水不伤阴,祛邪不伤正。

加减:若气虚甚者,加生晒参、黄芪以益气;若水肿重者,加北五加皮、茯苓皮利水消肿。

6.痰饮阻肺

症状:心悸气急,咳嗽喘促不能平卧,咯白痰或痰黄黏稠,脘痞纳呆,恶心呕吐痰涎;头晕目眩,尿少下肢浮肿;舌苔白腻或黄腻,脉弦滑或弦数。

治法:泻肺化痰。

处方:葶苈大枣泻肺汤加减。葶苈大枣泻肺汤用葶苈子、大枣。方中葶苈子入肺泻气,开结利水,使肺气通利,痰水俱下,则喘可平、肿可退;但又恐其性猛力峻,故佐以大枣之甘温安中而缓和药力,使驱邪而不伤正。

加减:若寒痰较重,加干姜、细辛温化痰饮;若咳嗽喘促重者,加莱菔子、苏子下气祛痰等;若痰饮内蕴化热者,可改用清金化痰汤合千金苇茎汤加减。

(三)特色治疗

1.专方专药

(1)院内强心胶囊:该品为胶囊剂,内容物为土红色至棕红色颗粒和粉末,气微香,味苦,微甜。主要成分:黄芪、附片、人参、桂枝、三七等。功能主治:益气温阳,活血利水。用于心阳不正、气血瘀阻所致的心悸、气短、胸闷、小便短少、肢体浮肿等症。用法用量:口服。一次四粒,一日 3 次。

（2）复脉通阳汤：人参 6g，桂枝 9g，黄芪 15g，茯苓 15g，泽泻 10g，附片 10g，丹参 20g，川芎 15g，炙甘草 6g，生姜 9g，生地 20g，阿胶 6g，车前子 9g，麦门冬 10g，麻仁 10g，大枣 8 枚。方中人参、黄芪、桂枝、附片、生姜集益气温阳于一体；丹参、川芎化瘀通络，使血脉流通；茯苓、泽泻、车前子健脾利水，共奏利水之功；麦冬、阿胶、麻仁可滋阴养血，以防止温阳益气药物辛温伤阴耗气；炙甘草助全方益气复脉，调和诸药为方佐使；使扶正不助邪，祛邪不伤正，使扶正与祛邪相得益彰，合而用之使心阳振、心气复、瘀血除、水湿消，共同发挥功效，使心衰得以逆转。

（3）温阳活血利水汤：黄芪 30g，党参 20g，制附子 6g，桂枝 10g，丹参 30g，川芎 15g，五加皮 10g，葶苈子 10g，生姜皮 10g，茯苓皮 30g，玉米须 30g，生地 10g，麦冬 10g，五味子 10g。温阳活血利水汤是上海杨浦区中医医院心血管科名老中医杨连利主任积累多年临床经验总结而成。方中黄芪、党参益气温阳；制附子、桂枝温通心阳；丹参、川芎、五加皮活血通络，改善心肌营养状态，改善心功能；葶苈子、生姜皮、茯苓皮、玉米须泻肺利水消肿；生地、麦冬、五味子养心安神。所谓神安则气正，神惊则气乱，心乃神之居所，心神安宁则心气得正，阳气来复，有利于心衰的纠正。诸药合用共奏温阳益气、活血利水之功，获标本兼治之效。

（4）益气强心饮：红参 10g，制附子 10g，黄芪 30g，葶苈子 30g，玉竹 20g，益母草 30g，茯苓 30g，北五加皮 5g，丹参 30g，泽兰 20g，红花 15g，大枣 7 枚。方中红参大补元气，附子温肾化气，强心壮阳，两药切中病机，为方中君药。黄芪、葶苈子、五加皮 3 味益气升阳，泻肺利水，平喘肿消；红花、丹参、益母草、泽兰 4 味共奏活血化瘀、利水消肿之功；玉竹滋养阴液，更有反佐君药的辛热之用，茯苓健脾利湿，大枣调和诸药。诸药合用，标本兼治，共奏益气温阳、活血利水之功效。

2.针灸治疗

（1）分别取双侧内关、郄门、血海。气阴虚者加中脘、足三里、太溪；痰浊壅盛者加丰隆；心悸不安较甚者加神门、百会、四神聪；喘咳欲脱者加灸神阙；瘀水互结致水肿者加复溜、水泉。毫针刺法，留针 30 分钟，内关为手厥阴心包经穴，是治疗心胸疾患之要穴，具有治疗心痛、心悸、胸闷等功用；郄门为手厥阴心包经之郄穴，具有养心活血、通经止痛的作用；血海是足太阴脾经穴，具有健脾活血、利湿消肿的作用，全方取穴虽少，但是却能达到通经止痛、养心活血的作用。

（2）以心俞、膻中、厥阴俞、内关、足三里、郄门、素髎、神门穴为主穴，呼吸困难加太渊、气海，乏力加阳陵泉、水分、阴谷、肾俞、复溜，采用平补平泻手法进行针刺治疗，1 次/天，每次留针 15～20 分钟，15 次为 1 个疗程，疗程间隔 5～7 天。此法适用于慢性心力衰竭患者，可改善胸闷心悸、气短乏力等自觉症状。

（3）以心俞、百会、神阙、足三里、关元、人中、内关为主穴，呼吸困难加膻中、肾俞、肺俞，呕吐加中脘、肝俞、建里、脾俞，水肿加水道、三焦俞、水分、阴陵泉，用艾条和艾炷灸法进行治疗，1～2 次/天，每穴艾条悬灸 15～20 分钟或艾炷灸 3～5 壮，15 次为 1 个疗程。此法适用于慢性心力衰竭患者，可改善心悸、气短、胸闷、乏力等自觉症状。

3.食疗

药膳可用于心力衰竭轻症患者的防治，也可用于重症患者的辅助治疗及病后调养，下面分就别介绍几种药膳的制作方法。

(1)桂圆百合粥

功效:适用于心力衰竭有气虚、血虚、阴虚表现,也可用于心悸有气虚、阴虚表现,经常气短者。

配料:百合、龙眼肉各15~30g,大枣6枚,糯米100g,适量加入白糖。

制作:将上述5味共煮为粥。

用法:早、晚服食。

(2)人参茯神粥

功效:适用于心气不足症见心悸气短、疲乏无力患者。

配料:人参3g,茯神9g,炒酸枣仁15g,陈皮3g。

制作:将上述4味其煮煎汤。

用法:代茶饮。

(3)洋参益心膏

功效:适用于心阴不足症见心悸、心烦失眠多梦者,或见口干咽燥者。

配料:西洋参30g,炒酸枣仁120g,麦冬150g,龙眼肉250g。

制作:将上述4味用水煎3遍,汁液合并浓缩,兑适量炼蜜收膏。

用法:每日早、晚各服15~30g。

(4)万年青饮

功效:强心利尿、清热解毒。用于所有慢性心力衰竭的患者。

配料:万年青3~5g(或鲜品9~15g),大枣8枚。

制作:将上述2味共煮煎汤。

用法:代茶饮。

忌宜:因万年青有一定小毒,故忌过量服用。

(5)龙眼枣仁芡实汤

功效:适用于心力衰竭有气虚、阴虚、血虚表现,或心悸有气虚、阴虚表现,经常气短者。

配料:龙眼肉12g,炒酸枣仁12g,芡实12g。

制作:将上述3味共煮煎汤。

用法:睡前服。

第二节　心律失常

一、概述

心律失常是指心脏冲动的频率、节律、起源部位、传导速度或激动次序的异常。按其发生原理,区分为冲动形成异常和冲动传导异常两大类。按照心律失常发生时心率的快慢,可将其分为快速性心律失常与缓慢性心律失常两大类。

心律失常是临床最常见的疾病之一。在正常成人所进行的 24 小时动态心电图检查显示，有 60％的被检测者发现有房性期前收缩发生。据统计，我国 30 岁以上人群，心房颤动患病率为 0.77％，并随年龄而增加，男性高于女性。

该病属中医"心悸""心动悸""心下悸""怔忡"等病证范畴。

二、病因病机

心悸的发生多因体质虚弱、饮食劳倦、七情所伤、感受外邪及药食不当等，以致气血阴阳亏损，心神失养，心主不安，或痰、饮、火、瘀阻滞心脉，扰乱心神。

三、辨病

（一）症状

室性期前收缩常无与之直接相关的症状；每一患者是否有症状或症状的轻重程度与期前收缩的频发程度不直接相关。患者可感到心悸，类似电梯快速升降的失重感或代偿间歇后有力的心脏搏动。

室性心动过速的临床症状轻重因发作时心室率、持续时间、基础心脏病变和心功能状况不同而异。非持续性室速的患者通常无症状。持续性室速常伴有明显血流动力学障碍与心肌缺血。临床症状包括低血压、少尿、晕厥、气促、心绞痛等。

一度房室阻滞患者通常无症状。二度房室阻滞可引起心搏脱落，可有心悸症状，也可无症状。三度房室阻滞的症状取决于心室率的快慢与伴随病变，症状包括疲倦、乏力、头晕、晕厥、心绞痛、心力衰竭，如合并室性心律失常，患者可感到心悸不适。当一、二度房室阻滞突然进展为完全性房室传导阻滞，因心室率过慢导致脑缺血，患者可出现暂时性意识丧失，甚至抽搐，严重者可致猝死。

（二）体征

室性期前收缩听诊时，期前收缩后出现较长的停歇，室性期前收缩之第二心音强度减弱，仅能听到第一心音。桡动脉搏动减弱或消失。颈静脉可见正常或巨大的 α 波。

室性心动过速听诊心律轻度不规则，第一、二心音分裂，收缩期血压可随心搏变化。若发生完全性房室分离，第一心音轻度经常变化，颈静脉间歇出现巨大 α 波。当心室搏动逆传并持续夺获心房，心房与心室几乎同时发生收缩，颈静脉呈现规律而巨大的 α 波。

一度房室阻滞听诊时，因 PR 间期延长，第一心音强度减弱。二度 I 型房室阻滞的第一心音强度逐渐减弱并有心搏脱落。二度 II 型房室阻滞亦有间歇性心搏脱落，但第一心音强度恒定。三度房室阻滞的第一心音强度经常变化。第二心音可呈正常或反常分裂。间或听到响亮亢进的第一心音。凡遇心房与心室收缩同时发生，颈静脉出现巨大的 α 波。

（三）辅助检查

1.心电图检查

心电图检查是诊断心律失常最重要的一项无创伤性检查技术。应记录 12 导联心电图，并记录清楚显示 P 波导联的心电图长条以备分析,通常选择 V_1 或 Ⅱ 导联。系统分析包括心房与心室节律是否规则,频率是多少,PR 间期是否恒定,P 波与 QRS 波群形态是否正常,P 波与 ORS 的相互关系等。

2.长时间心电图记录

动态心电图检查使用一种小型便携式记录器,连续记录患者 24 小时的心电图,患者日常工作与活动均不受限制。这项检查主要用于了解心悸与晕厥等症状的发生是否与心律失常有关,明确心律失常或心肌缺血发作与日常活动的关系以及昼夜分布特征,协助评价抗心律失常药物疗效、起搏器或埋藏式心脏复律除颤器的疗效以及是否出现功能障碍。

若患者心律失常间歇发作,且不频繁,有时难以用动态心电图检查发现。此时,可应用事件记录器,记录发生心律失常及其前后的心电图,可通过直接回放或经电话或互联网将实时记录的心电图传输至医院。另外,还有一种记录装置,此装置可埋植于患者皮下一段时间,装置可自行启动、检测和记录心律失常,可用于发作不频繁、原因不明确而可能系心律失常所致的晕厥患者。

3.运动试验

患者在运动时出现心悸症状,可做运动试验协助诊断。但应注意,正常人进行运动试验,亦可发生室性期前收缩。运动试验诊断心律失常的敏感性不如动态心电图。

4.食管心电图

插入食管电极导管并置于心房水平时,能记录到清晰的心房电位,并能进行心房快速起搏或程序电刺激。食管心电图结合电刺激技术对常见室上性心动过速发生机制的判断可提供帮助,如确定是否存在房室结双径路。房室折返性心动过速能被心房电刺激诱发和终止。食管心电图能清晰地识别心房与心室电活动,便于确定房室分离,有助于鉴别室上性心动过速伴有室内差异性传导与室性心动过速。食管快速心房起搏能使预激图形明显化,有助于不典型的预激综合征患者确诊。应用电刺激诱发与终止心动过速,可协助评价抗心律失常药物疗效。食管心房刺激技术亦用于评价窦房结功能。此外,快速心房起搏,可终止药物治疗无效的某些类型室上性折返性心动过速。

5.临床心电生理检查

心腔内心电生理检查是将几根多电极导管经静脉和(或)动脉插入,放置在心墙内的不同部位以 8～12 通道以上多导生理仪同步记录各部位电活动,包括右心房、右心室、希氏束冠状窦(反映左心房、左心室电活动)。与此同时,应用程序电刺激和快速心房或心室起搏,测定心脏不同组织的电生理功能;诱发临床出现过的心动过速;预测和评定不同的措施的疗效。

四、类病辨别

一旦诊断为心律失常,还需鉴别具体是哪一种类型的心律失常。

(一)窦性心律失常

正常窦性心律的冲动起源于窦房结,频率为 60～100 次/分。心电图显示窦性心律的 P 波在 Ⅰ、Ⅱ、aVF 导联直立,aVR 倒置。PR 间期 0.12～0.20 秒。

1.窦性心动过速

心电图符合窦性心律的特征,成人窦性心律的频率超过 100 次/分,为窦性心动过速。

2.窦性心动过缓

成人窦性心律的频率低于 60 次/分,成为窦性心动过缓。

3.病态窦房结综合征

持续而显著的窦性心动过缓(50 次/分以下),且并非由于药物引起;窦性停搏与窦房传导阻滞窦房传导阻滞与房室传导阻滞同时并存;心动过缓-心动过速综合征,这是指心动过缓与房性快速性心律失常交替发作。

（二）房性期前收缩

房性期前收缩的 P 波提前发生,与窦性 P 波形态不同。

（三）心房颤动

(1)P 波消失,代之以小而不规则的基线波动,形态与振幅均变化不定,称为 f 波;频率为 350~600 次/分。

(2)心室率极不规则,心房颤动未接受药物治疗、房室传导正常者,心室率通常在 100~160 次/分,药物、运动、发热、甲状腺功能亢进等均可缩短房室结不应期,使室率加快;相反,洋地黄延长房室结不应期,减慢心室率。

(3)QRS 波群形态通常正常,当心室率过快,发生室内差异性传导,QRS 波群增宽变形。

（四）预激综合征

房室旁路典型预激表现为:①窦性心搏的 PR 间期短于 0.12 秒;②某些导联之 QRS 波群超过 0.12 秒,QRS 波群起始部分粗钝,终末部分正常;③ST-T 波呈继发性改变,与 QRS 波群主波方向相反。

（五）室性期前收缩

室性期前收缩为提早出现的室性搏动。

（六）房室阻滞

(1)一度房室阻滞:每个心房冲动都能传导至心室,但 PR 间期超过 0.20 秒。房室传导束的任何部位发生传导缓慢,均可导致 PR 间期延长。

(2)二度房室阻滞:通常将二度房室阻滞分为Ⅰ型和Ⅱ型。二度Ⅰ型房室传导阻滞:是最常见的第二度房室阻滞类型,表现为 PR 间期进行性延长,直至一个 P 波受阻不能下传心室;相邻 PR 间期进行性缩短,直至一个 P 波不能下传心室;包含受阻 P 波在内的 RR 间期小于正常窦性 PP 间期的 2 倍。二度Ⅱ型房室传导阻滞:心房冲动传导突然阻滞,但 PR 间期恒定不变。下传搏动的 PR 间期大多正常。当 QRS 波形增宽,形态异常时,阻滞位于希氏束-蒲肯野系统。若 QRS 波群正常,阻滞可能位于房室结内。

(3)此时,全部心房冲动均不能传到至心室。其特征为:心房与心室活动各自独立、互不相关;心房率快于心室率,心房冲动来自窦房结或异位心房节律;心室起搏点通常在阻滞部位稍下方。

五、中医论治

（一）治疗原则

该病的治疗应分虚实论治。虚证分别采用补气、养血、滋阴、温阳治法；实证则应用祛痰、化饮、清火、行瘀治法。但该病以虚实夹杂为多见，且虚实的主次、缓急各不相同，所以治疗应当兼顾，虚证为主者以扶正为主，兼以祛邪；实证为主者，以祛邪为主，兼以扶正。另外，对于此病来讲，还有心神不宁的病理特点，所以，尚应酌情配合安神宁心或镇惊安神之品。

（二）辨证论治

1.心虚胆怯

症状：平素心虚胆怯之人，突受惊恐或登高涉险，致心悸神慌，不能自主，渐至稍惊则心悸不已。症见善惊易怒，坐卧不安，稍寐多梦，睡眠易惊醒，舌苔薄白或如常，脉动数或虚弦。

治法：益气养血，镇惊安神。

方药：平补镇心丹加减。方用人参 20g，五味子 20g，山药 30g，天冬 12g，生地黄 12g，熟地黄 12g，肉桂 9g，远志 30g，茯苓 30g，酸枣仁 30g，龙齿 30g（先煎），朱砂 0.1g（水沸入药，不可久服）。

加减：兼心阳不振，肉桂易桂枝，加附子；兼心血不足加阿胶、何首乌、龙眼肉；心气郁结，心悸烦闷，精神抑郁，加柴胡、郁金、合欢皮、绿萼梅；气虚夹湿，加泽泻，重用术、苓；气虚夹瘀加丹参、桃仁、红花、川芎；自汗，加麻黄根、浮小麦、山萸肉、乌梅。

2.肝郁血虚

症状：患者多因精神刺激、思虑郁怒、气郁化火、阴血暗耗。症见心悸，时发时止，受惊易作，胸闷火烦、失眠多梦，苔白，脉弦细。

治法：疏肝解郁，养血安神。

方药：方用逍遥散和归脾汤加减。方中柴胡 12g，当归 20g，白芍 12g，龙眼肉 15g，人参 15g，黄芪 20g，白术 15g，甘草 6g，酸枣仁 30g，茯苓 20g，远志 15g，木香 9g，薄荷 12g，煨生姜 9g。

加减：兼阳虚（汗出肢冷），加附子、煅龙牡、浮小麦、山萸肉；兼阴虚，加沙参、玉竹、石斛；纳呆腹胀，加陈皮、谷麦芽、神曲、山楂、鸡内金；失眠多梦，加合欢皮、夜交藤、莲子心；热病后期损及心阴，合生脉散。

3.心虚火旺

症状：心悸易惊，心烦失眠，头晕目眩，耳鸣、口燥咽干，五心烦热，盗汗，急躁易怒，舌红少津，苔少或无，脉细数。

治法：滋阴降火，养心安神。

方药：天王补心丹合朱砂安神丸加减。生地 20g，玄参 15g，天冬 10g，麦冬 15g，当归 10g，丹参 10g，人参 10g，茯苓 15g，朱砂 0.1g（水沸入药，不可久服），柏子仁 15g，炒枣仁 30g，远志 15g，五味子 20g，桔梗 10g，黄连 9g。

加减：肾阴亏虚，虚火妄动遗精腰酸，加知母、黄柏、龟板、熟地；阴虚兼瘀热，加赤芍、丹皮、桃仁、红花、郁金。

4.心阳不振

症状:心悸不安,胸闷气短,动则尤甚,面色苍白,形寒肢冷,舌淡苔白,脉象虚弱或沉细无力。

治法:温补心阳,安神定悸。

方药:桂枝甘草龙骨牡蛎汤合参附汤。桂枝 15g,附子 10g(先煎),人参 10g,黄芪 15g,麦冬 15g,枸杞 12g,炙甘草 15g,煅龙骨 15g,煅牡蛎 15g。

加减:形寒肢冷,重用人参、黄芪、附子、肉桂(温阳散寒);大汗出,加黄芪、煅龙牡、山萸肉、浮小麦,或用独参汤;水饮内停,加葶苈子、五加皮、车前子、泽泻;夹瘀血,加桃仁、红花、赤勺、川芎;阴伤,加麦冬、玉竹、枸杞子、五味子;心阳不振,心动过缓(窦房结功能低下),加炙麻黄、补骨脂、细辛,重用桂枝,或用麻黄附子细辛汤合四逆汤。

5.水饮凌心

症状:心悸眩晕,胸闷痞满,渴不欲饮,小便短少,或下肢浮肿,形寒肢冷,伴恶心,欲吐,流涎,舌淡胖,苔白滑,脉象弦滑或沉细而滑。

治法:振奋心阳,化气行水,宁心安神。

方药:苓桂术甘汤加减。泽泻 10g,猪苓 10g,车前子 15g,茯苓 10g,桂枝 15g,炙甘草 10g,人参 10g,白术 10g,黄芪 15g,远志 10g,茯神 15g,酸枣仁 30g。

加减:恶心呕吐,加半夏、陈皮、生姜;肺气不宣,肺有水湿,见咳喘、胸闷,加杏仁、前胡、桔梗、葶苈子、五加皮、防己;兼瘀血,加当归、川芎、刘寄奴、泽兰、益母草;肾阳虚衰,不能制水,水气凌心(心悸、喘咳、不能平卧、尿少浮肿),用真武汤加猪苓、泽泻、五加皮、葶苈子、防己。

6.瘀阻心脉

症状:心悸不安,胸闷不舒,心痛时作,痛如针刺,唇甲青紫,舌质紫暗或有瘀斑,脉涩或结或代。

治法:活血化瘀,理气通络。

方药:桃仁红花煎加减。桃仁 10g,红花 10g,丹参 15g,赤勺 10g,川芎 10g,延胡索 10g,香附 10g,青皮 9g,生地 20g,当归 15g,桂枝 10g,炙甘草 10g,生龙牡各 30g(先煎)。

加减:因虚致瘀,气虚者,加黄芪、党参、黄精;血虚者,加何首乌、枸杞子、熟地黄;阴虚者,加麦冬、玉竹、女贞子;阳虚者,加附子、肉桂、淫羊藿;络脉痹阻,胸部窒闷,加沉香、檀香、降香;胸痛甚,加乳香、没药、蒲黄、五灵脂、三七粉;夹痰浊,见胸满闷痛,苔浊腻,加瓜蒌、薤白、半夏、陈皮。

7.痰火扰心

症状:心悸时发时止,受惊易作,胸闷烦躁,失眠多梦,口干苦,大便秘结,小便短赤,舌红,苔黄腻,脉弦滑。

治法:清热化痰,宁心安神。

方药:黄连温胆汤加减。黄连 10g,山栀 10g,竹茹 6g,半夏 10g,胆南星 10g,全瓜蒌 10g,陈皮 10g,生姜 6g,枳实 10g,远志 10g,石菖蒲 10g,酸枣仁 30g,生龙牡各 30g(先煎)。

加减:痰热互结,大便秘结,加大黄;火郁伤阴,加天麦冬、玉竹、天花粉、生地黄;兼脾虚,加党参、白术、谷麦芽、砂仁。

(三)特色治疗

1.专方专药

(1)宁心饮:枸杞子 10g,何首乌 10g,丹参 15g,珍珠母 30g,石菖蒲 10g,莲子心 6g。

(2)宁心定悸汤:白参 8g,麦冬 15g,五味子 5g,柴胡 10g,黄芩 10g,枳实 10g,竹茹 10g,陈皮 10g,茯苓 15g,法夏 10g,丹参 10g,郁金 10g,全瓜蒌 10g,炙远志 6g,紫石英 15g,炙甘草 10g。伴见肝郁化火之证者,可加山栀子、川连;若伴见善惊易恐者,可加珍珠母、牡蛎、龙骨等重镇安神之品;若为病毒性心肌炎所致,可加重楼、苦参、虎杖等清热泄毒,祛邪护心;心气不敛,加柏子仁、酸枣仁养心安神;瘀象明显者,加鸡血藤、炙水蛭等活血通络。

(3)平律合剂:炙黄芪 15~30g,葛根 15g,防己 15g,丹参 20g,苦参 20g。

(4)黄连温胆汤加减:半夏 9g,茯苓 15g,陈皮 12g,枳实 12g,黄连 12g,栀子 12g。若兼见脾虚神疲者,加用党参、砂仁以益气醒脾;失眠多梦较甚者,加用夜交藤以养心安神;如兼见气滞血瘀、痹阻心脉,则加丹参、葛根、甘松、当归以加强行气活血之力;胸痛明显者,加延胡索以止痛;大便秘结者,加生大黄;若兼湿阻中焦、脘腹胀满不适者,合用石菖蒲以取化湿和胃之功。

(5)参术汤:太子参 18g,玉竹 30g,麦冬 12g,苦参 12g,生龙牡各 15g,连翘 15g,丹参 18g,炒赤芍 12g,佛手片 6g,生甘草 6g。

(6)补心丹:生地黄 15~20g,麦冬、西洋参、当归、玉竹、茯苓各 8~15g,丹参 10~15g,五味子 5~10g,远志、酸枣仁、柏子仁各 8~10g,磁石 10~30g。心火旺盛、心中烦热、口干苦较甚者加黄连 2~3g,胸闷胸痛酌加红花、桃仁、郁金各 10g,气滞者加香附 10g。

(7)参松寄生汤:太子参 12~20g,丹参 15~30g,桑寄生 15~20g,甘松 12~30g。气虚明显者太子参改为党参 12~15g;属气阴两虚者,加生脉散;胸阳不振者,加瓜蒌薤白半夏汤。

(8)柴胡三参饮:柴胡 10g,法半夏 10g,党参 10g,丹参 15g,苦参 10g,黄连 6g,炒常山 6g,炙甘草 10g。

2.穴位贴敷

吴茱萸穴位贴敷法治疗缓慢性心律失常。给予吴茱萸内关、心俞贴敷,每日 1 次。

3.耳穴贴压

先用 75%乙醇做耳郭局部消毒,再取麝香胶布剪成方形小块,中心粘经消毒处理后的生王不留行籽 1 粒。对准耳穴贴压后,再用手指按摩 1~3 分钟,其强度以患者能耐受即可,患者每日自行按压 3~5 次,每次 3 分钟。

4.三步针罐疗法

该法适用于颈胸综合征所引起的心律失常。

第 1 步,用 30 号 2.0 寸毫针直刺双侧中平穴(系平衡针灸学穴名,位于外踝最高点与外膝眼连线的中点)1.5~1.8 寸;双侧后溪穴直刺 0.3~0.5 寸;向鼻根方向斜刺整脊穴(系平衡针灸学穴名,前正中线上,位于印堂穴与前发际连线的中点)1.0~1.5 寸;上述诸穴得气为度,嘱患者深呼吸,并做对抗性颈项活动 2 分钟。

第 2 步,根据患者的证型,用 30 号 1.5 寸毫针针刺备配穴,采用平补平泻法,得气为度;然后针刺双侧颈夹脊穴,入针 0.8~1.2 寸,以得气并向肩部传导为度,再用 KWDII-808 型电针仪,行双侧对称性疏密波脉冲刺激 20 分钟。

第 3 步,取针后,在阿是穴(项背部压痛点、颈项条索状硬节处)行刺络拔罐,令出血 3～5mL,1 次/天,10 次为 1 个疗程,疗程间隔 2 天,治疗期间停用一切药物,治疗 3 个疗程。

5.单方验方

苦参 30g,水煎服,治疗快速型心悸有效;甘松 9～12g,水煎服,治疗心脉跳动节律不齐;补骨脂 30～60g,水煎服,治疗心脉跳动过缓;苦参、益母草各 30g,甘草 9g,水煎服,1 日 1 次,可以减慢心脉跳动过速。

6.中成药

(1)稳心颗粒:一次 9g(1 袋),一日 3 次。适用于气阳两虚,心脉瘀阻所致的心悸不安,气短乏力。

(2)参松养心胶囊:一次 3 粒,一日 3 次。

(3)芪参益气滴丸:一次 0.5g,一日 3 次。

(4)复方丹参滴丸:一次 10 粒,舌下含服,一日 3 次。

(5)参仙升麦口服液:一次 20mL,一日 2 次。

7.穴位注射

主穴取心俞、厥阴俞,气虚加足三里。先将红花注射液抽入注射器内,根据所取部位,选择 0.45×16 RWLB 型针头套于针管上。穴位处皮肤用 75% 乙醇消毒后,右手持针快速刺入,插到胸椎椎体时缓慢提插,患者有酸胀感且向胸前扩散后,回抽如无回血即可将药液慢慢注入,每穴注射 1mL。隔日 1 次,2 个月为 1 个疗程。

8.体外按摩

(1)压内关:以一手拇指指腹紧按另一前臂的内关穴位(手腕横纹上二指处,两筋之间),先向下按,再做向心性按压,位置不移动,两手可交替进行。在纠正心律不齐时,对心动过速者,手法要由轻渐重,同时可配合震颤及轻揉;对心动过缓者,需用强刺激手法。平时按摩,可采用按住穴位,左右旋转各 10 次,然后紧压 1 分钟。

(2)抹胸:以一手掌紧贴左胸部由上向下按抹,两手交替进行。每拍按抹一次,节拍 4×8。操作时不宜隔太多衣服按抹,以免影响效果。

(3)拍心:用右手掌或半握拳拍打心前区。每拍拍打 1 次,节拍 4×8。拍打时应注意拍打轻重,以患者感觉舒适为宜。在进行以上按摩时,要求腹式呼吸,不要憋气。思想集中,用意识引导按摩活动,并尽可能与呼吸相配合。每日按摩 1 次,1 个月为 1 个疗程,总疗程为 3 个月。

9.针刺

(1)穴位组方 1(内关、郄门、人中、足三里);2(内关、膻中、三阴交);3(心俞、膈俞、肾俞)。缓慢型病态窦房结综合征用 1、3 组穴;快慢交替性病态窦房结综合征用 2、3 组穴。手法要点:针刺 1、2 组穴时,患者仰卧位;针刺 3 组穴时,取俯卧位。用 1.0～2.0 寸毫针,采用捻转提插补法或平补泻法为主,要求徐徐得气,以弱或中等强度针感为主,各穴得气后持续施术守气 1 分钟,留针 15～20 分钟。具体操作:内关、郄门、足三里穴,直刺缓入 0.5～1.0 寸,施小幅度捻转提插补法,令针感向上传导;人中穴向鼻中脆斜刺 0.5 寸,并单向捻转 180°,施小幅度提插平补平泻法,频率为每分钟 120～150 次;膻中穴向下 30° 斜刺 1.0 寸,施捻转泻法;三阴交穴直刺入针 0.8～1.0 寸,施捻转提插平补平泻法,令针感向上传导;心俞、膈俞、肾俞穴 75°斜刺 1.0～1.5 寸,心俞、肾俞穴用捻转补法,膈俞穴用捻转提插平补平泻法,均令针感向深部传导。

(2)主穴:心俞厥阴俞、内关、足三里。配穴:心阴虚加三阴交或太溪;心阳虚加关元或气海;心阴阳两虚加三阴交及关元穴;痰瘀闭阻型加膻中、丰隆、肺俞;心律失常用至阳配内关,神道配间使,心俞配至阳、内关穴;心律失常根据分型加用不同的配穴,以上三组交替使用。

10.食疗

(1)万年青茶

组成:万年青 25g,红糖适量。

用法:将万年青加水 150mL,煎至 50mL,滤出汁。反复两次。将二汁混合,加入红糖,1 日内分 3 次服完。每日 1 剂,连用 1 周。

功效:活血化瘀止痛。

主治:心律失常,属心血瘀阻型,心悸不安,胸闷不舒,心痛时作,舌质紫暗有瘀点,脉涩或结代。

(2)枣仁粳米粥

组成:酸枣仁 15g,粳米 100g。

用法:酸枣仁炒黄研成细末。将粳米煮粥,临熟下酸枣面,空腹食用。每日 1～2 次,1 周为 1 个疗程,可连服数个疗程。

功效:养心安神,滋阴敛汗。

主治:心律失常,属阴虚火旺型,心悸不宁,心烦少寐,头晕目眩,手足心热,午后潮热,盗汗。

第三节　风湿性心脏病

现代医学认为风湿性心脏病是急性风湿病后遗症的以心瓣膜病变为主的一种心脏病。二尖瓣和主动脉瓣受累最为常见。临床有心悸、气促等症状。患者可有典型二尖瓣狭窄或合并二尖瓣关闭不全的杂音。或二尖瓣于主动脉瓣联合病变的杂音,伴相应的心房室扩大或心室肥厚,心功能正常或不全,或伴有心房颤动,充血性心力衰竭,动脉栓塞等并发症。超声心动图有助于瓣膜病变的鉴别。

一、病因病理

风湿性心脏病属于中医"心痹、惊悸、怔忡、喘证"等范畴。本病多由风湿病邪侵犯血脉后日久伤及心脏所致。心受邪扰,阴血耗伤,血少则心气弱,心气虚弱,则血脉不畅,而致气滞血瘀。心气既亏,日久阴亦虚,故可见心下动悸,唇甲舌质或面部的青紫等症。由于心脉痹阻,在本病发展过程中,肺脾肾的功能也会受到影响。如肺气壅塞,肃降无权,发为喘咳;脾肾受累,气不化水,可形成浮肿;水饮上凌心肺,则心悸喘咳而不得卧。

二、辨证论治

一般可将本病分为心脏瘀阻、气血两亏、心肾阳虚三型辨治。

(一)心脉瘀阻型

症状：两颧紫红、唇甲青灰、心悸怔忡、头晕乏力、咳嗽甚则咳血、心痛阵发，舌质青紫或有瘀斑，脉结代。

治法：活血化瘀，佐以宁心。

方药：方取桃仁饮加减。桂枝 60g、炙甘草 8g、赤芍、丹参各 15g、红花 6g、桃仁 10g、郁金 10g、远志 10g、生蒲黄 10g、玄胡 10g。如咳嗽甚而有黏痰者，可加苏子、杏仁各 10g。

(二)气血两亏型

症状：可见心悸、动则尤甚，气短汗出，面色苍白或萎黄，夜寐不宁，舌质淡、胖有齿印，脉细或濡弱。

治法：益气养血。

方药：归脾汤加减。党参 15g、生黄芪 30g、当归、桂圆肉、枣仁各 10g、茯苓 15g、丹参 15g、桂枝 10g、炙甘草 10g、浮小麦 30g、大枣 5 枚，桃仁、红花、郁金各 10g。

(三)心肾阴虚型

症状：可见心悸气喘，倚息不得卧，头晕胸闷。恶寒肢冷、全身浮肿。

治法：温阳利水。

方药：方取真武汤加减。炮附子 10g、白术 15g、桂枝 10g、炙甘草 6g、生黄芪。汉防己各 15g、茯苓 20g、生姜皮 10g、煅龙骨、牡蛎各 30g。如本病兼有风湿活动症状，可随证辨证加药兼治之。

第四节　原发性高血压

一、概述

高血压是一种以动脉血压持续升高为主要临床表现的慢性疾病，常引起心、脑、肾等重要器官的病变并出现相应的后果。高血压的诊断标准是：未用抗高血压药情况下，收缩压≥140mmHg 和（或）舒张压≥90mmHg，按血压水平将高血压分为 1、2、3 级。收缩压≥140mmHg 和舒张压<90mmHg 单列为单纯性收缩期高血压。基于目前的医学发展水平及检查手段，能够发现导致血压升高确切病因称之为继发性高血压，反之不能发现导致血压升高的确切病因称之为原发性高血压。高血压是心血管疾病公认的危险因素，在我国人群中有较高发病率。据 2002 年普查结果，我国≥18 岁人群高血压患病率高达 18.8%。血压升高还是

多种疾病的导火索,会使冠心病、心力衰竭及肾脏疾患等疾病的发病风险增高。因此提高对高血压病的认识,对早期预防、及时治疗有极其重要的意义。

中医学没有高血压的病名,但根据其主要临床表现(头痛,头旋眼花,发作的时间短暂,平卧闭目片刻即安;重者即觉天旋地转,不能站立,有时恶心,甚至晕倒)认为属于"眩晕""头痛"范畴。

二、病因病机

由于情志、饮食内伤、体虚久病、劳倦等引起风、火、痰、瘀上扰清空或精亏血少,清窍失养为基本病机,该病病位在清窍,与肝、脾、肾三脏关系密切,病性属虚居多。

(一)风火上扰

平素阳盛火旺、虚阳上亢,或恼怒郁闷,气郁化火,耗伤肝阴,引起风阳内动、风火上扰而发病。

(二)痰浊中阻

饮食不节,损伤脾胃,脾失健运,使水谷运化失常,湿聚而生痰,痰阻中焦使清阳不升、浊阴不降而发病。

(三)阴虚阳亢

平素肾阴不足,或热病久病伤阴,导致阴津不足,水不涵木,以至肝阳上亢而发病。

(四)心脾血虚

思虑太过,伤及心脾,耗损气血,或大病、大失血之后,引起气血不足而发病。

(五)血瘀阻窍

久病气虚,或肝郁气滞,或痰湿阻痹,气血运行不畅,导致血瘀阻络。

三、辨病

(一)症状

1.缓进型高血压

多起病缓慢、渐进,早期多无症状,常见症状为头晕、头痛、眼花、耳鸣、失眠、乏力、心悸、注意力不集中等症状,多在精神紧张,情绪激动或劳累后出现。约1/5患者无症状,仅在偶尔体检时或发生心、脑、肾等并发症时发现血压增高。

2.急进型高血压

该型也称恶性高血压,占高血压病的1%,病情进展迅速。患者血压明显升高,舒张压多在130mmHg以上,并有头痛、视力模糊、眼底出血、渗出和双侧视盘水肿,迅速出现蛋白尿,血尿及肾功能不全。预后很差,常死于心力衰竭、脑卒中或肾功能衰竭。

(二)体征

血压随季节、昼夜、情绪等因素有较大波动。冬季较高,夏季较低;血压有明显昼夜波动,一般夜间血压较低,清晨起床活动后升高,形成清晨血压高峰。高血压时体征一般较少,在心脏未增大前体检可无特殊发现,心脏增大后体检可发现心界向左向下扩大,抬举样心尖冲动,心尖区或二尖瓣区可听见收缩期吹风样杂音,可有第四心音。

(三)辅助检查

1.常规项目

(1)心电图:左心室肥厚时的心电图可显示左心室肥大。

(2)超声心动图:诊断左心室肥厚最敏感可靠的手段。可观察心脏腔室、瓣膜和主动脉根部的情况、心功能监测等。

(3)胸部 X 线:可见主动脉尤其是升部、弓部迂曲延长,左心室增大。

(4)眼底检查:了解小动脉病损情况,以便对患者进行分级。反映高血压的严重程度及客观反映周身小血管病变的损伤程度。

(5)尿常规检查:了解有无早期肾脏损害,高血压是否由肾脏疾患引起,以及是否伴有糖尿病等。

(6)血液生化检查:包括肾功能(血尿素氮、肌酐、内生肌酐清除率)、电解质、血脂、血糖、血尿酸、血黏度等,帮助明确高血压是否由肾脏疾病引起,判断高血压对肾脏的影响程度,是否存在某些危险因素及并发症,如高脂血症、糖尿病、高尿酸血症等。

2.其他检查

头颅 CT 或 MRI、肾脏及肾上腺 B 超检查、心脏彩色多普勒超声及血管多普勒超声(颈动脉、肾动脉及脑动脉等)、24 小时动态血压等。

四、原发性高血压的危险分层

对高血压患者做心血管危险分层,分为低危、中危、高危和极高危。具体分层标准根据血压升高水平(1、2、3 级)、心血管危险因素、糖尿病、靶器官损害以及并发症情况(详见下表)。用于分层的心血管危险因素包括年龄、吸烟、肥胖、血脂水平,靶器官损害包括心脏、脑血管、肾脏、血管疾病、高血压性视网膜病变。影响该病预后的因素除血压水平外,还有合并其他心血管疾病危险因素,靶器官损害和并存的临床情况等(表 2-1)。

表 2-1 高血压患者的危险分层

其他因素和危险病史	1 级高血压 SBP 140～159mmHg 或 DBP 90～99mmHg	2 级高血压 SBP 160～179mmHg 或 DBP 100～109mmHg	3 级高血压 SBP≥180mmHg 或 DBP≥110mmHg
Ⅰ.无其他危险因素	低危	中危	高危
Ⅱ.1～2 个危险因素	中危	中危	极高危
Ⅲ.3 个危险因素、靶器官损害或糖尿病	高危	高危	极高危

续表

	1级高血压 SBP 140～159mmHg 或 DBP 90～99mmHg	2级高血压 SBP 160～179mmHg 或 DBP 100～109mmHg	3级高血压 SBP≥180mmHg 或 DBP≥110mmHg
其他因素和危险病史			
Ⅳ.并存临床情况	极高危	极高危	极高危

注:SBP:收缩压;DBP:舒张压。

五、类病辨别

在确诊原发性高血压之前应排除各种类型的继发性高血压,因为有些继发性高血压的病因可以消除,其原发疾病治愈后,血压即可恢复正常。

(一)慢性肾脏疾病

慢性肾小球肾炎、慢性肾盂、肾炎、多囊肾和糖尿病肾病等均可引起高血压,至终末期肾病阶段高血压几乎都和肾功能不全相伴发,根据病史、尿常规和尿沉渣细胞计数可与原发性高血压的肾脏损害相鉴别。

(二)嗜铬细胞瘤

90%的嗜铬细胞瘤位于肾上腺髓质,右侧多于左侧。发作时除血压骤然升高外,还有头痛、心悸、恶心、多汗、四肢冰冷和麻木感、视力减退、上腹或胸骨后疼痛等。血和尿儿茶酚胺及其代谢产物的测定、酚妥拉明试验、胰高糖素激发试验有助于做出诊断。

(三)原发性醛固酮增多症

病因为肾上腺皮质醛固酮瘤或增生所致的醛固酮分泌过多,典型的症状和体征有:①轻至中度高血压;②夜尿增多、口渴、尿比重下降、碱性尿和蛋白尿;③发作性肌无力或瘫痪、肌痛、搐搦或手足麻木感等。凡高血压者合并上述3项临床表现,并有低钾血症、高血钠性碱中毒而无其他原因可解释的,应考虑该病可能。实验室检查可见血和尿醛固酮升高,PRA降低。

(四)肾血管疾病

肾动脉狭窄使肾血流量减少,激活RAAS,导致交感神经系统激活、水潴留、前列环素和一氧化氮水平降低,从而发生高血压。突发的高血压尤其女性30岁以前(病因为纤维肌性增生不良)或男性50岁以后(病因为动脉粥样硬化),进展性或难治性高血压,应高度怀疑该症,做进一步检查,包括:①超声检查,双功能多普勒结合B超和多普勒,敏感性和特异性均在80%以上;②CT或磁共振血管成像术,其敏感性和特异性达90%以上;③肾动脉造影,这是确诊肾动脉狭窄的"金标准"。

(五)主动脉缩窄

主动脉缩窄是一种以躯体上半部分高血压、下肢低血压为特征的阻塞性主动脉病变。主动脉造影可明确狭窄段范围及周围有无动脉瘤形成。此外,CT和磁共振血管成像术亦有助于明确诊断。

六、中医论治

（一）论治原则

眩晕的治疗原则是补虚泻实，调整阴阳。虚者当滋养肝肾，补益气血，填精生髓。实证当平肝潜阳，清肝泻火，化痰行瘀。

（二）辨证论治

1.肝阳上亢

症状：眩晕，耳鸣，头目胀痛，口苦，失眠多梦，遇烦劳郁怒而加重，甚则仆倒，颜面潮红，急躁易怒，肢麻震颤，舌红苔黄，脉弦或数。

治法：平肝潜阳，清火息风。

方药：天麻钩藤饮加减（天麻、钩藤、牛膝、杜仲、桑寄生、石决明、黄芩、栀子、益母草、茯神、夜交藤）。

加减：若肝火上炎，口苦目赤，烦躁易怒者，酌加龙胆草、丹皮、夏枯草；若肝肾阴虚较甚，目涩耳鸣，腰酸膝软，舌红少苔，脉弦细数者，可酌加枸杞子、何首乌、生地、麦冬、玄参；目赤便秘可加大黄、芒硝通腑泄热，手足麻木、震颤者，加羚羊角、生龙骨、生牡蛎、全蝎、蜈蚣等镇肝息风、清热止痉。

2.气血亏虚

症状：眩晕动则加剧，劳累即发，面色㿠白，神疲乏力，倦怠懒言，唇甲不华，发色不泽，心悸少寐，纳少腹胀，舌淡苔薄白，脉细弱。

治法：补益气血，调养心脾。

方药：归脾汤加减（党参、白术、黄芪、当归、龙眼肉、大枣、茯苓、酸枣仁、远志、木香）。

加减：若中气不足，清阳不升，兼见气短乏力，纳少神疲，便溏下坠，脉象无力者，可合用补中益气汤；若自汗时出，易于感冒，当重用黄芪，加防风、浮小麦益气固表敛汗；若脾虚湿盛，腹泻或便溏，腹胀纳呆，舌淡舌胖，边有齿痕，可酌加薏苡仁、炒扁豆、泽泻等。

3.肾精不足

症状：眩晕日久不愈，精神萎靡，腰酸膝软，少寐多梦，健忘，两目干涩，视力减退；或遗精滑泄，耳鸣齿摇；或颧红咽干，五心烦热，舌红少苔，脉细数；或面色㿠白，形寒肢冷，舌淡嫩，苔白，脉弱尺甚。

治法：滋养肝肾，益精填髓。

方药：左归丸加减（熟地、山萸肉、山药、龟甲胶、鹿角胶、枸杞、菟丝子、牛膝）。

加减：若阴虚火旺，症见五心烦热，潮热颧红，舌红少苔，脉细数者，可选加鳖甲、龟板、知母、黄柏、丹皮、地骨皮等；若肾失封藏固摄，遗精滑泄者，可酌加芡实、莲须、桑螵蛸等；若兼失眠，多梦，健忘诸症，加阿胶、鸡子黄、酸枣仁、柏子仁等交通心肾，养心安神。若阴损及阳，肾阳虚明显，表现为四肢不温，形寒怕冷，精神萎靡，舌淡脉沉者，或予右归丸温补肾阳，填精补髓。

4.痰湿中阻

症状：眩晕，头重昏蒙，或伴视物旋转，胸闷恶心，呕吐痰涎，食少多寐，舌苔白腻，脉濡滑。

治法:化痰祛湿,健脾和胃。

方药:半夏白术天麻汤加减(半夏、天麻、白术、橘红、茯苓、甘草)。

加减:若眩晕较甚,呕吐频作,视物旋转,可酌加代赭石、竹茹、生姜、旋覆花以镇逆止呕;兼见耳鸣重听,酌加郁金、石菖蒲、葱白以通阳开窍;若痰郁化火,头痛头胀,心烦口苦,渴不欲饮,舌红苔黄腻,脉弦滑者,宜用黄连温胆汤清化痰热。

5.瘀血阻窍

症状:眩晕,头痛,兼见健忘,失眠,心悸,精神不振,耳鸣耳聋,面唇紫暗,舌暗有瘀斑,脉涩或细涩。

治法:祛瘀生新,活血通窍。

方药:通窍活血汤加减(川芎、赤芍、桃仁、红花、老葱、麝香)。

加减:若兼见神疲乏力,少气自汗等症,加入黄芪、党参益气行血;若兼畏寒肢冷,感寒加重,可加附子、桂枝温经活血。

(三)特色治疗

1.专方专药

(1)降压汤:黄芪 30g、丹参 20g、山楂 10g、降香 10g、地龙 10g、夏枯草 10g、葛根 20g、泽泻 12g、天麻 15g、川芎 10g。

(2)杜仲平压片:杜仲,落叶乔木,具有降压、强筋健骨作用,适用于高血压头晕目眩、腰膝酸痛、筋骨痿软等。

(3)珍菊降压片:可乐定、氢氯噻嗪、野菊花、槐花米、珍珠层粉等,具有降压和改善高血压症状的作用,不良反应少,可用于治疗各期备类高血压,尤其适用于治疗轻中度高血压。

2.推拿疗法

推拿疗法一般适用于缓进型高血压和第1、2级的高血压患者;急进型和第3级高血压患者,尤其是高血压危象者,则不列为推拿治疗适应证。常用穴位及部位为百会、印堂、风池、桥弓、率谷、曲池、丰隆、太冲、涌泉诸穴,及少腹、腰股部。常用手法为按法、揉法、抹法、拿法、扫散法、擦法等。

3.针刺疗法

体针取穴多按中医辨证分型施治。复溜、太溪穴属足少阴肾经,可补益肾阴、滋水涵木;足三里是常用保健穴,可防止虚阳上亢,与足厥阴经的太冲穴相配,起平肝降逆作用。针刺此四穴,可起滋水降火、平肝潜阳作用。有些则不按辨证取穴,如取穴风池、百会、合谷、阳陵泉等,有一定疗效。艾灸足三里、绝骨、涌泉或石门等穴,也有一定降压效果。其他如曲池、三阴交、内关、行间、人迎、大陵、肝俞、中封等穴位,也有降低血压的作用。

4.艾灸疗法

以艾条悬灸足三里、悬钟,也可灸百会、涌泉穴,效果不佳时配加备用穴如风池、阳陵泉、照海、委中。每次取一穴双侧灸20分钟,两穴交替。每日1次,待血压稳定于正常水平后,改为每周2~3次。每日1次,每次10~15分钟,血压稳定后改为每周2~3次,巩固疗效。

5.耳针治疗

耳针治疗常用穴为耳背沟、肝、心、交感、肾上,备用穴为耳神门、耳尖、肾。常用穴每次取

3～4穴,酌加备用穴,每隔2天换贴1次,每次一耳,双耳交替,15次为一个疗程。

6.药枕疗法

降血压药枕选用桑寄生150g,丹参200g,白菊150g,益母草150g,磁石200g,罗布麻120g,夏枯草100g,钩藤50g,川芎50g。上药混合,放入粉碎机中粉碎,不过筛,粉碎后的颗粒直径在0.5cm以下,选用棉质布缝制成小袋,将上述经粉碎后的药物全部装入袋中,此药枕放到患者平时用的枕头上面或嵌入平时用的枕头内,每次睡觉时必须枕在上面,清晨起床后用塑料袋将药枕封好,以减缓药物的挥发。

7.外敷

可用附子、肉桂、吴茱萸等作成药饼,贴于二足底涌泉穴,下病下治、引火归元源,起到较好的降压稳压作用。

8.食疗

中国自古有"药食同源"的说法,很多中药又是食物,所以对高血压患者,特别是轻度高血压,可配合饮食疗法,有益于降血压的蔬菜有芹菜、白菜、西红柿、木耳、海带、菠菜、荸荠菜等,可供患者长期食用,亦可配合一些平肝潜阳、清热的中药代茶饮,如菊花饮(杭菊花适量),双枯饮(霜桑叶、夏枯草各适量),青葙饮(青葙子、草决明各适量),桑竹饮(霜桑叶、淡竹叶各适量)等,另单味鬼针草适量长期泡水饮用,亦能取得很好的降压效果。

第五节　冠心病稳定型心绞痛

一、概述

冠状动脉粥样硬化性心脏病是指冠状动脉粥样硬化使血管腔狭窄或阻塞,或(和)因冠状动脉功能性改变(痉挛)导致心肌缺血缺氧或坏死而引起的心脏病,简称冠心病。冠心病是严重危害人类健康的常见病。由于病理解剖和病理生理变化的不同,有不同的临床表现。近年临床医学家趋于将该病分为急性冠脉综合征(ACS)和慢性冠脉病(CAD)或称慢性缺血综合征(CIS)两大类。前者包括不稳定型心绞痛(UA)、非ST段抬高性心肌梗死(NSTEMI)和ST段抬高性心肌梗死(STEMI),也有将冠心病猝死也包括在内;后者包括稳定型心绞痛、冠脉正常的心绞痛、无症状性心肌缺血和缺血性心力衰竭(缺血性心肌病)。在冠心病患病率高的国家,每百万人口有2万～4万患有心绞痛,多发生在40岁以后,以脑力劳动者为多,中年人群中男性心绞痛的患病率是女性的2倍,心绞痛发病率与冠心病死亡率呈明显正相关。该病属于中医学的"胸痹""心悸"等范畴。

二、病因病机

该病病机为心脉痹阻,病位在心,与脾(胃)、肝、肾诸脏密切相关。病理变化表现为本虚标实,虚实夹杂。心、肝、脾、肾、肺气血阴阳不足,心脉失养,不荣则痛;气滞、血瘀、寒凝、痰湿等痹阻心脉,不通则痛。

(一)心血瘀阻

心阴亏虚或心阳不振,可是血行不畅,气滞血瘀,而使胸阳失运,心脉阻滞发生胸痹。

(二)气滞心胸

情志失调忧思伤脾,脾虚气结,运化失司,津液聚而为痰,郁怒伤肝,肝失疏泄,肝郁气滞,气滞可使血行失畅,心脉痹阻而发胸痹。

(三)痰浊痹阻

气滞甚则气郁化火,灼津成痰,痰浊闭阻发为胸痹。

(四)寒凝气滞

寒邪内侵,素体阳衰,胸阳不足,阴寒之邪乘虚侵袭,寒凝气滞,心脉痹阻,血行不畅而成胸痹。

(五)年迈体虚,肾气渐衰

如肾阳虚则不能鼓舞五脏之阳,致心气不足或心阳不振;肾阴亏虚则不能滋养五脏之阴,引起心阴内耗。心阴亏虚或心阳不振可使血行不畅,气滞血瘀,而使胸阳失运,心脉阻滞发生胸痹。

三、辨病

稳定型心绞痛亦称稳定型劳力性心绞痛,是在冠状动脉严重狭窄的基础上,由于心肌负荷的增加引起心肌急剧的、短暂的缺血与缺氧的临床综合征。劳累、情绪激动、饱食、受寒、急性循环衰竭等为常见的诱因。特点为阵发性的前胸压榨性疼痛或憋闷,主要位于胸骨后部,可放射至心前区和左上肢尺侧,持续数分钟,休息或用硝酸酯制剂后消失。

(一)症状

心绞痛以发作性胸痛为主要表现,疼痛的特点如下。

1.部位

主要在胸骨体中或上段,可波及心前区,放射至左肩、左臂内侧达无名指和小指,或至颈、咽或下颌部。

2.性质

胸痛常为压迫、憋闷或紧缩性、烧灼感、偶伴濒死的恐惧感觉。

3.诱因

常由体力劳动或情绪激动(如愤怒、焦急、过度兴奋等)诱发,饱食、寒冷、吸烟、心动过速、休克等亦可诱发。

4.持续时间

疼痛出现后常逐步加重,数分钟内渐消失,也可数天或数星期发作一次,或一日内多次发作。

5.缓解方式

一般在停止原来诱发症状的活动后即可缓解;舌下含用硝酸甘油也能缓解。

（二）体征

平时一般无异常体征。心绞痛发作时常见血压升高、心率增快、表情焦虑、皮肤冷或出汗，有时出现第四或第三心音奔马律。可有暂时性心尖部收缩期杂音，是乳头肌缺血以致功能失调引起二尖瓣关闭不全所致。

（三）辅助检查

1.X 线检查

X 线检查可无异常发现，如已伴发缺血性心肌病可见心影增大、肺充血等。

2.心电图检查

心电图检查是发现心肌缺血、诊断心绞痛最常用的检查方法。静息时心电图约半数患者在正常范围，也可能有陈旧性心肌梗死的改变或非特异性 ST 段和 T 波异常，心绞痛发作时心电图绝大多数患者可出现暂时性心肌缺血引起的 ST 段移位。因心内膜下心肌更容易缺血，故常见反映心内膜下心肌缺血的 ST 段压低（≥0.1mV），发作缓解后恢复。有时出现 T 波倒置。在平时有 T 波持续倒置的患者，发作时可变为直立。

3.动态心电图

患者在正常活动状态下，携带记录装置，以同步 12 导联连续记录并自动分析 24 小时心电图，发现心电图 ST-T 改变和各种心律失常，出现时间可与患者的活动和症状相对照。胸痛发作时相应时间的缺血性 ST-T 改变有助于确定心绞痛的诊断。

4.冠状动脉造影

冠状动脉造影三维重建已用于冠状动脉的显像，有助于指导冠心病介入治疗时采取更恰当的治疗措施。

5.超声心动图

超声心动图可探测到缺血区心室壁的运动异常，心肌超声造影可了解心肌血流灌注。

四、类病辨别

（一）肋间神经痛和肋软骨炎

前者疼痛常累及 1~2 个肋间，但并不一定局限在胸前，为刺痛或灼痛，多为持续性而非发作性，咳嗽、用力呼吸和身体转动可使疼痛加剧，沿神经行径处有压痛，手臂上举活动时局部有牵拉疼痛；后者则在肋软骨处有压痛。

（二）心脏神经症

患者常诉胸痛，但为短暂（几秒钟）的刺痛或持久（几小时）的隐痛，患者常不时地吸一大口气或作叹息性呼吸。胸痛部位多在左胸乳下心尖部附近，或经常变动。症状多在疲劳之后出现，而不在疲劳的当时，做轻度体力活动反觉舒适，有时可耐受较重的体力活动而不发生胸痛或胸闷。常伴有心悸、疲乏、头昏、失眠及其他神经症的症状。

（三）主动脉夹层

胸痛一开始即达高峰，常放射到背、肋、腹、腰和下肢，两上肢的血压和脉搏可有明显差别，二维超声心动图检查、X线或磁共振体层显像有助于诊断。

（四）急性肺动脉栓塞

可发生胸痛、咯血、呼吸困难和休克。但有右心负荷急剧增加的表现如发绀、肺动脉瓣区第二心音亢进、颈静脉充盈、肝大、下肢水肿等。心电图示Ⅰ导联S波加深，Ⅲ导联Q波显著T波倒置，胸导联过渡区左移，右胸导联T波倒置等改变，可资鉴别。

（五）其他

还需与反流性食管炎等食管疾病、膈疝、消化性溃疡、肠道疾病等相鉴别。

五、中医论治

（一）诊治原则

该病病机为本虚标实，虚实夹杂，发作期以标实为主，缓解期以本虚为主的特点。其治疗原则应先治其标，后治其本，先从祛邪入手，然后再予扶正，必要时可根据虚实标本的主次，兼顾同治。

（二）辨证论治

1.心血瘀阻

症状：心胸疼痛，如刺如绞，痛有定处，入夜为甚，甚则心痛彻背，背痛彻心，或痛引肩背，伴有胸闷，日久不愈，可因暴怒、劳累而加重，舌质紫暗，有瘀斑，苔薄，脉弦涩。

治法：活血化瘀，通脉止痛。

方药：血府逐瘀汤加减（川芎、桃仁、红花、赤芍、柴胡、桔梗、枳壳、牛膝、当归、生地、降香、郁金）。

2.气滞心胸

症状：心胸满闷，隐痛阵发，痛有定处，时欲太息，遇情志不遂时容易诱发或加重，或兼有脘腹胀闷，得嗳气或矢气则舒，苔薄或薄腻，脉细弦。

治法：疏肝理气，活血通络。

方药：柴胡疏肝散加减（柴胡、枳壳、香附、陈皮、川芎、赤芍）。

3.痰浊闭阻

症状：胸闷重而心痛微，痰多气短，肢体沉重，形体肥胖，遇阴雨天而易发作或加重，伴有倦怠乏力，纳呆便溏，咯吐痰涎，舌体胖大且边有齿痕，苔白腻，脉滑。

治法：通阳泄浊，豁痰宣痹。

方药：瓜蒌薤白半夏汤合涤痰汤加减（瓜蒌、薤白、半夏、胆南星、竹茹、人参、茯苓、甘草、石菖蒲、陈皮、枳实）。

4.寒凝心脉

症状：卒然心痛如绞，心痛彻背，喘不得卧，多因气候骤冷或骤感风寒而发病或加重，伴形寒，甚则手足不温，冷汗自出，胸闷气短，心悸，面色苍白，苔薄白，脉沉紧或沉细。

治法:辛温散寒,宣通心阳。

方药:枳实薤白桂枝汤合当归四逆汤加减(桂枝、细辛、薤白、瓜蒌、当归、芍药、甘草、枳实、厚朴、大枣)。

5.气阴两虚

症状:心胸隐痛,时作时休,心悸气短,动则益甚,伴倦怠乏力,声息低微,面色㿠白,易汗出,舌质淡红,舌体胖且边有齿痕,苔薄白,脉虚细缓或结代。证机概要:心气不足,阴血亏耗,血行瘀滞。

治法:益气养阴,活血通脉。

方药:生脉散合人参养荣汤加减(人参、黄芪、炙甘草、肉桂、麦冬、玉竹、五味子、丹参、当归)。

6.心肾阴虚

症状:心痛憋闷,心悸盗汗,虚烦不寐,腰酸膝软,头晕耳鸣,口干便秘,舌红少津,苔薄或剥,脉细数或促代。

治法:滋阴清火,养心和络。

方药:天王补心丹合炙甘草汤加减(生地、玄参、天冬、麦冬、人参、炙甘草、茯苓、柏子仁、酸枣仁、五味子、远志、丹参、当归、芍药、阿胶)。

7.心肾阳虚

症状:心悸而痛,胸闷气短,动则更甚,自汗,面色㿠白,神倦怯寒,四肢欠温或肿胀,舌质淡胖,边有齿痕,苔白或腻,脉沉细迟。

治法:温补阳气,振奋心阳。

方药:参附汤合右归饮加减(人参、附子、肉桂、炙甘草、熟地、山萸肉、淫羊藿、补骨脂)。

(三)特色治疗

1.专方专药

(1)速效救心丸:川芎、冰片等。每日3次,每次4~6粒含服,急性发作时每次10~15粒。功效活血理气,增加冠脉流量,缓解心绞痛,治疗冠心病胸闷憋气,心前区疼痛。

(2)苏合香丸:每服1~4丸,疼痛时用,功效芳香温通,理气止痛,治疗胸痹心痛,寒凝气滞证。

(3)补心气口服液:黄芪、人参等。每次10mL,每日2次。功效补气养心止痛,用于胸痹心痛气虚明显者。

(4)滋心阴口服液:麦冬、沙参等。每次10mL,每日2次。功效养阴和血止痛,用于胸痹心痛阴虚明显者。

(5)麝香保心丸:麝香、人参。每次服1~2粒,芳香温通,益气强心。

(6)配合选用川芎嗪注射液、丹参注射液、生脉注射液静脉滴注。

2.针刺疗法

心绞痛发作时速取内关(按经选穴),配建里、膻中、心腧(腧募配穴),其中膻中穴沿皮向下透到鸠尾,可宽胸理气缓解气急、胸闷症状。气滞血瘀证者可加太冲、期门以疏肝行气,加血海、膈俞行气活血;痰浊痹阻者加丰隆以健脾气化痰浊;加三阴交健脾益气,气血亏虚者加足三里调气血,补虚损;心肾阳虚者加肾俞补肾气,关元以助命火,温肾阳。

3.推拿疗法

推拿疗法通过手法刺激,扩张血管,改善血液循环,增加心肌供氧量,有效治疗心绞痛。但治疗时尽量减少体位变化(以免加重心肌缺血缺氧)。如发作时为仰卧位,就先按揉膻中、神门、内关,反之先拨揉心俞、神堂,后点揉膻中,推拿每个穴位以得气为宜。常用手法为按揉法、拨揉法、点揉法等。

4.艾灸疗法

以艾条悬灸内关、膻中、心俞,心气虚加足三里,气阴两虚加三阴交或太溪,气虚血瘀加膈俞或足三里,气阴两虚兼血脉瘀阻加膈俞或三阴交。每次取一穴双侧灸20分钟,两穴交替,每日1次,每次10~15分钟。配合药物治疗。

5.耳针治疗

常用穴为心、交感,备用穴为神门、肾上腺。每次取2~3穴,酌加备用穴,每隔2天换贴1次,每次一耳,双耳交替,15次为一个疗程。

6.食疗

因辛辣香燥之品易导致大便秘结,排便困难过于用力,可能危及生命。饮食调养宜清淡,少食或避免高动物性脂肪、高胆固醇的食物,尽可能用植物油,食盐宜少,以素食及豆制品为主。

(1)韭白粥:韭白30g,粳米100g,韭白洗净,粳米淘净韭白、粳米放入锅内,加清水适量,用武火烧沸后,转用文火煮至米烂成粥,每日两次,早、晚餐食用。

(2)海藻黄豆汤:昆布、海藻各30g,黄豆150~200g,煮汤后加适量调味品服食,适用于冠心病并高脂血症、高血压者食用。

(3)菊花山楂饮:菊花、生山楂各15~20g,水煎或开水冲浸,每日1剂,代茶饮用,每日服2次。

第三章　消化系统疾病

第一节　慢性胃炎

一、概述

慢性胃炎是胃黏膜在各种致病因素作用下所发生的慢性炎症性病变或萎缩性病变。目前对其命名和分类尚缺乏统一认识,一般分为慢性非萎缩性胃炎和慢性萎缩性胃炎,慢性胃炎无典型及特异的临床症状,大多数患者表现为消化不良的症状,如进食后觉上腹部饱胀或疼痛、嗳气、泛酸等,尤其是萎缩性胃炎患者,主要表现为胃部似有物堵塞感,但按之虚软。本病属于中医学"胃脘痛""胃痞证"的范畴。

本病发病率极高,在各种胃病中居于首位,占接受胃镜检查患者的 80%～90%,男性多于女性,且其发病率有随年龄增长而有所升高的趋势。其病因迄今尚未完全明确。一般认为物理性、化学性及生物性有害因素持续反复作用于易感人体即可引起胃黏膜慢性炎症。已明确的病因包括胃黏膜损伤因子、Hp 感染、免疫因素、十二指肠液反流、胃窦内容物潴留、细菌病毒和其他毒素、年龄因素和遗传因素。

二、病因病机

胃脘痛发生的常见原因有寒邪客胃、饮食伤胃、肝气犯胃和脾胃虚弱等。胃主受纳腐熟水谷,若寒邪客于胃中,寒凝不散,阻滞气机,可致胃气不和而疼痛;或因饮食不节,饥饱无度,或过食肥甘,食滞不化,气机受阻,胃失和降引起胃脘痛;肝对脾胃有疏泄作用,如因恼怒抑郁,气郁伤肝,肝失条达,横逆犯胃,亦可发生胃脘痛;若劳倦内伤,久病脾胃虚弱,或禀赋不足,中阳亏虚,胃失温养,内寒滋生,中焦虚寒而痛;亦有气郁日久,瘀血内结,气滞血瘀,阻碍中焦气机,而致胃脘痛发作。总之,胃脘痛发生的病机分为虚实两端,实证为气机阻滞,不通则痛;虚证为胃腑失于温煦或濡养,失养则痛。

(一)实证

主症上腹胃脘部暴痛,痛势较剧,痛处拒按,饥时痛减,纳后痛增。

兼见胃脘痛暴作,脘腹得温痛减,遇寒则痛增,恶寒喜暖,口不渴,喜热饮,或伴恶寒,苔薄白,脉弦紧者,为寒邪犯胃;胃脘胀满疼痛,嗳腐吞酸,嘈杂不舒,呕吐或矢气后痛减,大便不爽,苔厚腻,脉滑者,为饮食停滞;胃脘胀满,脘痛连胁,嗳气频频,吞酸,大便不畅,每因情志因素而诱发,心烦易怒,喜太息,苔薄白,脉弦者,为肝气犯胃;胃脘痛拒按,痛有定处,食后痛甚,或有呕血便黑,舌质紫暗或有瘀斑,脉细涩者,为气滞血瘀。

(二)虚证

主症上腹胃脘部疼痛隐隐,痛处喜按,空腹痛甚,纳后痛减。

兼见泛吐清水,喜暖,大便溏薄,神疲乏力,或手足不温,舌淡苔薄,脉虚弱或迟缓,为脾胃虚寒;胃脘灼热隐痛,似饥而不欲食,咽干口燥,大便干结,舌红少津,脉弦细或细数,为胃阴不足。

三、辨病

(一)症状

慢性非萎缩性胃炎缺乏特异性症状,症状的轻重与胃黏膜的病变程度并非一致。大多数患者常无症状或有程度不同的消化不良症状,如上腹隐痛、食欲减退、餐后饱胀、反酸等。萎缩性胃炎患者可有贫血、消瘦、舌炎、腹泻等,个别患者伴黏膜糜烂者上腹痛较明显,并可有出血。本病进展缓慢,常反复发作,中年以上好发病,并有随着年龄增长而发病率增加的倾向。部分患者可无任何症状,多数患者可有不同程度的消化不良症状,体征不明显。各型胃炎其表现不尽相同。

1.慢性非萎缩性胃炎

可有慢性不规则的上腹隐痛、腹胀、嗳气等,尤以饮食不当时明显,部分患者可有反酸,上消化道出血,此类患者胃镜证实糜烂性及疣状胃炎居多。

2.萎缩性胃炎

不同类型、不同部位其症状亦不相同。胃体胃炎一般消化道症状较少,有时可出现明显厌食、体重减轻,舌炎、舌乳头萎缩。萎缩性胃炎影响胃窦时胃肠道症状较明显,特别有胆汁反流时,常表现为持续性上中腹部疼痛,于进食后即出,可伴有含胆汁的呕吐物和胸骨后疼痛及烧灼感,有时可有反复小量上消化道出血,甚至出现呕血。

(二)体征

慢性胃炎大多无明显体征,有时可有上腹部轻压痛。

(三)辅助检查

1.实验室检查

(1)胃酸:浅表性胃炎胃酸正常或略低,而萎缩性胃炎则明显降低,空腹常无酸。

(2)胃蛋白酶原:由主细胞分泌,在胃液、血液及尿中均可测得。蛋白酶水平高低基本与胃酸平行。但主细胞比壁细胞数量多,所以在病态时,胃酸分泌常常低于蛋白酶原的分泌。

(3)促胃液素:由胃窦 G 细胞分泌。促胃液素能促进胃液特别是胃酸分泌,由于反馈作用胃酸低时促胃液素分泌增多,胃酸高时促胃液素分泌减低。此外血清促胃液素高低与胃窦黏膜有无病变关系密切。无酸的患者理应胃泌素升高,但若不高说明胃窦黏膜病变严重 G 细胞减少。

（4）幽门螺杆菌检查：可通过培养、涂片、尿素酶测定等方法检查。

（5）其他检查：如壁细胞抗体、内因子抗体或胃泌素抗体等。

2.影像学检查

（1）胃镜检查：悉尼分类系统对胃镜检查的描述词做了一系列的规定，包括对水肿、红斑、脆性、渗出、扁平糜烂、隆起糜烂、结节、皱襞肥大、皱襞萎缩、血管透见及出血点进行描述。

浅表与萎缩两型胃炎胃镜诊断与病理诊断的符合率为60％～80％。但胃镜所见与病理所见尚无一致规律，也难以用病理变化来解释胃镜所见如花斑样潮红，血管透见等。

（2）X线检查：浅表性胃炎X线无阳性发现。萎缩性胃炎可见皱襞细小或消失，张力减低。黏膜的增生肥厚易被认为是肿瘤。胃窦部黏膜粗乱常诊断为肥厚性胃炎但不能被活组织检查证实。

四、类病鉴别

（一）胃癌

慢性胃炎之症状如食欲不振、上腹不适、贫血等少数胃窦胃炎的X线征与胃癌颇相似，需特别注意鉴别。绝大多数患者纤维胃镜检查及活检有助于鉴别。

（二）消化性溃疡

两者均有慢性上腹痛，但消化性溃疡以上腹部规律性、周期性疼痛为主，而慢性胃炎疼痛很少有规律性并以消化不良为主。鉴别依靠X线钡餐透视及胃镜检查。

（三）慢性胆道疾病

如慢性胆囊炎、胆石症常有慢性右上腹、腹胀、嗳气等消化不良的症状，易误诊为慢性胃炎。但该病胃肠检查无异常发现，胆囊造影及B超异常可最后确诊。

（四）其他

如肝炎、肝癌及胰腺疾病亦可因出现食欲不振、消化不良等症状而延误诊治全面细微的查体及有关检查可防止误诊。

五、治疗

（一）论治原则

本病以疏肝健脾、和胃止痛为论治原则。

（二）辨证论治

1.脾胃虚弱（虚寒）证

症状：胃脘部隐隐作痛，得温痛减，口中和，喜热饮，或伴恶寒，舌淡胖边有齿痕，苔薄白，脉弦紧。

治法：温中健脾，和胃止痛。

主方：香砂六君子汤（《医方集解》）或黄芪建中汤加减。党参、炒白术、茯苓、法半夏、陈皮、木香、砂仁（后下）、干姜、炙甘草。

2.肝胃不和(或肝胃气滞)证

症状:上腹胃脘部暴痛,痛势较剧,痛处拒按,饥时痛减,口干口苦,苔薄白,脉弦紧。

治法:疏肝和胃,理气止痛。

主方:柴胡疏肝散(《景岳全书》)。柴胡、香附、川芎、陈皮、枳壳、白芍、甘草。

3.脾胃湿热证

症状:胃脘疼痛、嘈杂,痛势绵绵,纳后痛增,口干而不欲饮,苔白厚腻或黄腻,脉弦滑。

治法:清热除湿、理气和中。

主方:连朴饮(《霍乱论》)加减。黄连、厚朴、石菖蒲、制半夏、炒栀子、芦根、菌陈、生薏苡仁、炒莱菔子。

4.胃阴不足证

症状:胃脘疼痛、嘈杂,口干而不欲饮或饮而口渴不减,苔白少津或少苔,脉细。

治法:养阴益胃,和中止痛。

主方:益胃汤(《温病条辨》)加减。北沙参、生地、麦冬、白芍、川楝子、石斛、当归、甘草。

5.胃络瘀阻证

症状:胃脘部刺痛,痛势较剧,痛处不移,痛而拒按,舌边夹瘀斑瘀点,苔白,脉弦细涩。

治法:活血通络止痛。

方药:丹参饮合失笑散加减。丹参、砂仁(后下)、蒲黄、莪术、五灵脂、三七粉(兑服)、玄胡索、川芎、当归。

(三)中医特色治疗

1.中成药

(1)脾胃虚弱(寒)型:温胃舒胶囊或养胃舒胶囊,每次3粒,每天3次;胃康胶囊,日服3次,每次2粒;参附注射液,20~50mL静脉滴注,连续使用10~14天;益气复脉针,20mL静脉滴注,连续使用10~14天;生脉/参麦针,20~50mL静脉滴注,连续使用10~14天。

(2)肝胃气滞型:气滞胃痛颗粒,每次5g,每日3次;荆花胃康丸,每次2粒,每天3次;胆胃康胶囊,日服3次,每次2粒;枳术宽中胶囊,每次3粒,每日3次。血栓通注射液、丹参川芎嗪注射液、丹红注射液等均可使用。

(3)脾胃湿热型:三九胃泰颗粒、荆花胃康丸、肠胃舒胶囊等成药可用。丹红注射液、血必净注射液、丹参川芎嗪针等可使用。

(4)胃阴不足型:养胃舒胶囊,每次2粒,每天3次;猴头菌颗粒,每次1包,每日3次;延胡胃安胶囊,每次2粒,每天3次;生脉/参麦针,20~50mL静脉滴注,连续使用10~14天。

(5)胃络瘀阻证:胃复春片、复方胃痛田七胶囊及参芎葡萄糖注射液、丹红注射液、血栓通注射液、丹参川芎嗪注射液等均可使用。

2.其他中医综合疗法

(1)针灸治疗胃脘痛是目前主要的外治法之一,具有经济、方便、安全的优势,一些临床报道证明针灸对胃肠道功能具有双向调节作用,尤其对胃动力具有良好的双向调节功能,可能是改善慢性胃炎症状的病理基础,但同样缺乏严格的随机对照试验(RCT)证据。体针疗法取穴中脘、内关、胃俞等,根据证型可适当加减。如肝胃不和,可加肝俞、太冲、行间;脾胃虚弱,可加脾俞、气海；胃阴不足，可加三阴交、太溪；虚证用补法，其他证型用平补平泻，每日或隔日 1 次，10 次为一疗程，疗程间隔 3～5 天。

(2)穴位贴敷治疗：一是中药穴位给药，用芳香走窜之品渗透皮肤，使诸药通过经络传导，运行周身，以调整脏腑阴阳气血，扶正祛邪，从而改善临床症状。笔者分别采用胃寒贴、胃热贴敷膏治疗胃脘痛患者 1220 例，临床运用 5 年来，贴敷组临床总有效率达 93%，与内服传统方药、无穴位敷贴的对照组疗效出现明显差异，说明中药内服加外治法治疗胃脘痛疗效有明显提高。二是采用"穴位敷贴治疗贴"贴敷贴于上脘穴、神阙穴、关元穴等，对改善慢性胃炎引起的胃脘痛、上腹饱胀感、不思饮食等症已在临床证实是有益的，而且携带方便、使用便捷。

(3)耳穴：使用王不留行籽贴耳穴，主穴为胃、脾、皮质下、十二指肠、交感。配穴为肝、神门。

3.药膳疗法

药膳是在中医药学理论指导下，采用天然药物与日常食物，尤其是具有药用价值的食物，按一定配伍规则合理配制，烹制成即美味可口，又有一定疗效和养生作用的特殊膳食。其药性、食性兼而取之，两者相辅相成地发挥着药物和食物综合作用，慢性浅表性胃炎临床上多有食欲不振、纳少等消化不良症状，且本病反复发作，长期服药又极易败伤胃气，因而施用药膳治疗本病尤为适宜，不仅可以祛病疗疾，而且可收"淡食以养胃"之功，一举两得。

(1)白术猪肚粥：是传统的中药方剂，来源于《圣济总录》，用于慢性浅表性胃炎之脾胃虚弱的食欲不振。

原料：白术 30g，槟榔 10g，生姜 10g，猪肚 1 个，粳米 100g，葱白 3 根切细，盐少许。

做法将以上三味药捣碎，猪肚洗净去涎，纳药于猪肚中缝口，以水煮猪肚至熟，取汁，将粳米及葱白共入汁中煮粥，并加盐。

(2)玉竹粥：玉竹又称葳蕤，自古以来人们就把它当作滋补强壮、延年益寿药使用，不仅有补益作用，而且有美容之功。玉竹含有铃兰苦苷、铃兰苷、黏液质、蛋白质、淀粉、维生素等成分。现代药理研究证明，玉竹还有强心、降血糖等功效，适用于胃火炽盛或阴虚内热消谷善饥之胃炎患者。因其滋腻，胃部饱胀、口腻多痰、舌苔厚腻者忌服。

原料：玉竹 20g(鲜玉竹 60g)，粳米 100g，冰糖适量。

做法：将玉竹洗净，切片，放入砂锅内，加水煎取浓汁，去渣。将米洗净，连同煎汁放入砂锅内，加入适量水，用大火煮沸，改为小火煮约 30 分钟成粥，用糖调味即可。

(3)橘皮粥：适用于肝气犯胃之胃脘胀痛，食后尤甚不适者。

原料：橘皮 15g(切碎)，白米 60g。做法：同煮粥食。

第二节　功能性消化不良

一、概述

胃痞指胃脘部痞闷胀满不舒的一种自觉症状，触之无形，按之柔软，压之无痛，又称痞、痞满、满、痞塞,是脾胃肠疾病中的常见病症。现代医学的慢性胃炎(浅表性、萎缩性)、功能性消化不良、胃肠神经症、胃下垂等疾病,表现胃脘痞满闷胀为主要表现时,参照胃痞辨证论治。

该病起病缓,早期症状轻,间歇性加重,易反复发作。历代医家论述由外邪内陷、饮食不化、情志失调、脾胃虚弱所导致中焦气机输转不利,气机滞塞,升降失常,表现胃脘痞满闷胀,而脾胃虚弱是基本病机。近代医家大多认为,痞满与外感邪气、饮食内伤、脏腑功能失调、情志失和密切相关,尤其情志因素是导致胃痞发生发展的重要因素,近年来受到广泛的关注,另外近年对 Hp 的深入研究,拓展了中医学"邪气"的范畴,中医辨病辨证结合,清热解毒、健脾益气、疏肝理气、活血化瘀,扶正祛邪,增强自身免疫力、抗病力,清除或根治 Hp,治疗效果较好。

二、病因病机

胃痞发病原因可有感受外邪、食滞中焦、痰湿阻滞、情志失调。脾胃同居中焦,表里相互络属,脾主升清,胃主降浊,清升浊降,中焦气机条畅,若感邪或脾胃虚弱,健运失职,气机升降失调、气机滞塞中焦而发为痞满。肝主疏泄,中焦气机升降有赖于肝气条达,肝气郁滞,克犯脾胃,也可导致痞满。该病病位在胃脘,涉及肝脾。感受外邪:风寒暑湿之邪或秽浊之气袭表,治不得法,滥用功里泻下,伤及胃腑,外邪内陷,结于心下胃脘,中焦气机阻塞,升降失常,发为胃痞;食滞中焦:暴饮暴食,或嗜食生冷肥甘,或食谷不化,阻滞胃脘,痞塞不通发为痞满;痰湿阻滞:脾胃健运失调,酿生痰浊,痰气交阻,中焦气机阻塞,升降失常,发为胃痞;情志失调:忧思恼怒,五志过激,气机逆乱,升降失职,肝气横逆犯脾,肝脾不和,气机郁滞,发为痞满;禀赋不足,脾胃虚弱:素体脾胃虚弱,中气不足,或饮食不节,损伤脾胃,脾失健运,气机不利发为痞满。临床有实痞与虚痞之分。

(一)实证

胃脘痞满,病势急迫,按之满甚,食后加重。兼见咽干口苦,渴喜冷饮,身热汗出,大便干结,小便短赤,舌红苔黄,脉滑数,属邪热内陷;伴见恶心呕吐,嗳腐吞酸,厌食,大便不调,舌淡,苔白腻,属饮食停滞;若胸膈满闷,头重身体困倦,头晕目眩,咳嗽痰多,恶心呕吐,不思饮食,口淡不渴,小便不利,舌质淡胖,苔白腻,脉沉滑,属痰湿内阻;兼胁肋胀满,心烦易怒,喜叹息,情绪不调加重,舌质淡红,苔薄白,脉弦,属肝郁气滞。

(二)虚证

胃脘痞满闷胀,病势缓,或时缓时急,喜温喜按,不欲进食。多见乏力纳差、便溏。如胃脘冷甚,手足不温属脾阳不振。

三、辨病

(一)症状

该病常见自觉胃脘部痞满不舒,闷塞不痛为主的症状,触之无形,按之柔软,压之无痛,望无胀大,伴胸膈满闷,得食则胀,嗳气则舒。

（二）体征

患者大多无明显体征。

（三）辅助检查

1.实验室检查

（1）大便常规加潜血：正常。

（2）Hp检测：^{13}C、^{14}C呼气试验，Hp抗原抗体检测、尿素酶检测，活检、病理检测，细菌培养，粪便检测查Hp。阴性或阳性。

（3）血液分析：正常或轻度贫血。

（4）大便常规：正常或偶有隐血试验阳性。隐血试验阳性时排除肉、血及富含铁饮食影响误诊。

（5）肝、肾功能：正常。

（6）胃液、胃动力：正常。

2.影像学检查

（1）电子胃镜及活组织病理检查：浅表性胃炎胃黏膜表面呈红白相间或花斑状改变，有时见散在糜烂，常有灰白色或黄白色渗出物，也可呈局限性充血、水肿，或见糜烂。萎缩性胃炎的黏膜多呈苍白或灰白色，皱襞变细或平坦，黏膜变薄使黏膜下血管透见呈紫蓝色，病变可弥漫或主要局限在胃窦部。未见溃疡及肿物。

（2）X线上消化道钡餐：大多数慢性胃炎无异常发现。通过气钡双重造影可显示黏膜相，胃黏膜萎缩可见胃皱襞相对平坦，减少。窦黏膜呈钝锯齿状及胃窦部痉挛，多为胃窦胃炎。

（3）腹部B超：肝、胆、胰、脾未见异常。

四、类病鉴别

（一）胃脘痛

两者病变部位相同，均在胃脘部。胃脘痛以疼痛为主，兼有胀满；胃痞以满闷为主症，时有隐痛；胃痛，胃脘部有压痛，胀较甚，胃痞，胃脘部无压痛，而以痞闷胀满不舒的自觉症状为主。胃痛起病急；胃痞起病缓。在胃病的发生、发展过程中，胃痛及胃痞在某一阶段表现程度不一，或以胃痛为主，或胃痞较为明显，需依据症候鉴别辨证。

（二）臌胀

与胃痞均有腹部胀满之候，但两者病位不一样，胃痞病位在胃脘，臌胀病位在大腹；臌胀外形腹部胀大如鼓，皮色苍黄，脉络暴露，而胃痞腹部外形无异常；臌胀按之胀急，久病腹部可有癥积，胃痞无胀急，触之无有形积块。

（三）胸痹心痛

两者症状时有互见，胸痹时伴有脘腹不舒，胃痞也常兼见胸膈不适。胸痹以当胸闷痛，气短如窒，疼痛可牵及左臂，起病急骤，为心脉痹阻、心失所养所致，胃痞为胃脘痞塞满闷不痛，起病缓,为脾胃虚弱、健运失职、气机升降失调气机滞塞中焦所致。两者应审慎鉴别。

五、治疗

(一)论治原则

根据本病病因及病机,论治原则本着实者泻之,虚则补之,据辨证实证分别予泻热、消食、化痰、理气;虚证给予温补脾胃,辅以通导行气之品调畅中焦气机。

(二)辨证论治

1.邪热内陷

症状:胃脘痞满,病势急迫,按之满甚,食后加重,舌淡,苔白腻,脉弦。

治法:泻热消痞,和胃开结。

主方:大黄黄连泻心汤加减。大黄、黄连、枳壳、木香、炒厚朴。

2.饮食停滞

症状:胃脘满闷,伴见恶心呕吐,嗳腐吞酸,厌食,大便不调,舌淡,苔白腻。

治法:消食和胃,行气消痞。

主方:保和丸加减。焦山楂、神曲、炒莱菔子、茯苓、半夏、陈皮、连翘。胀满加枳实、厚朴;大便干结加玄明粉、大黄、槟榔;舌苔白腻加用炒苍术;脾虚便溏加黄芪、炒白术。

3.痰湿内滞

症状:胃脘痞满,食后加重,反酸咳吐,食少纳呆,大便干稀不调,舌淡,苔白腻,脉弦滑。

治法:化痰除湿,理气宽中。

主方:二陈汤或三仁汤。半夏、炒苍术、茯苓、陈皮、炒厚朴、桔梗、枳实。暑湿加滑石 15g (包煎),木通 6g,薏苡仁 30g,蔻仁 6g,杏仁 12g,淡竹叶 10g。

4.肝郁气滞

症状:胃脘痞满,咽干口苦,心烦易怒,大便干结,小便短赤,舌红苔白或黄腻,脉滑数。

治法:疏肝解郁,行气消痞。

主方:柴胡疏肝散或越鞠丸。柴胡、枳壳、白芍、川芎、炙香附、陈皮、甘草。郁而化热加黄连、吴茱萸、栀子。

5.脾胃虚弱

症状:胸脘痞满不舒,病情时重时轻,饥不欲食,喜热喜按,倦怠懒言,气短乏力,大便溏稀,舌质淡、舌体胖大或兼齿痕、舌苔薄白,脉沉细或虚大无力。

治法:益气健脾养胃。

主方:补中益气汤。人参、黄芪、炒白术、当归、陈皮、炙升麻、柴胡。腹冷喜温按,手足不温,加附子、干姜,或用理中汤、大建中汤温中补虚。

(三)中医特色治疗

1.中成药

(1)邪热内陷:雪胆素胶囊、三九胃泰颗粒、肠胃舒胶囊。

(2)饮食停滞:保和丸、克痢痧胶囊、气滞胃痛颗粒、胆胃康胶囊。

(3)痰湿内滞:香砂平胃颗粒、延胡胃安胶囊。

(4)肝郁气滞:舒肝片、气滞胃痛颗粒、逍遥丸、胆胃康胶囊等。

(5)脾胃虚弱:温胃舒、养胃舒、胃康胶囊、健胃消食片、香砂养胃丸。

2.其他中医综合疗法

(1)针灸治疗:是古老中医传统外治方法之一,安全、方便、经济,实用,与内服中药相辅相成。体针取穴中脘、内关、胃俞、足三里;寒湿加下脘、天枢、公孙、三阴交;湿热加合谷、至阴、承山;肝胃不和加肝俞、太冲;脾胃虚弱加脾俞、气海;虚证用补法,其余证型用平补平泻,每日或隔日1次,10次一疗程。

(2)穴位贴敷:用专用穴位贴贴敷于关元、足三里、神阙、上脘、中脘、下脘等,消胀除满,对改善胃肠功能有较好的辅助治疗作用。

(3)腹部湿热敷:针对虚证、寒证具有温胃助运、理气止痛功效。

(4)耳穴:取穴脾、胃肠、内分泌、交感。

3.药膳疗法

(1)甜橙皮30g切丝,山药200g切片,加水文火共煮成粥,加入饴糖,空腹食用,治疗胃痞腹胀纳呆。

(2)莱菔子15g,洗净加水300mL,煎煮半小时,取汁与粳米100g同煮成粥,分次服食,针对慢性胃炎腹胀、饮食停滞。

(3)猪肚1具,洗净与黄豆100g,加水500mL,先武火煮沸,改用文火煮至酥烂,加盐调味,分次食用,治疗胃痞脾胃虚弱,脾胃虚寒加生姜、胡椒同煮。

(4)佛手、元胡各6~10g,煎水代茶饮,治疗肝胃气滞胃痞。

第三节 溃疡性结肠炎

一、概述

"肠澼"一名源于《黄帝内经》,另称为"滞下",是指由于各种致病因素作用于人体结肠和直肠而引起大便异常的一类常见脾胃病。病变主要累及大肠黏膜、黏膜下层,临床症状主要表现为腹痛、腹泻、里急后重、黏液血便等,经典的肠澼证属是对脾与胃、肺与大肠表里传变的一类泄、痢证候或病证的概括,包括泄泻、痢疾两种疾病。泄泻是指大便次数增多,粪便稀薄或便下稀水的疾病;痢疾是指便次数频多、里急后重、便下脓血的病证,两者都是大便失常的胃肠疾病。现代医学诊断的感染性、非感染性、慢性非特异性结直肠炎症性疾病,如细菌性痢疾、慢性结肠炎及溃疡性结肠炎等参照本节进行辨证论治。

本节着重介绍溃疡性结肠炎。该病致病因素涉及环境、感染、免疫、遗传等诸多方面,其中有的疾病发病机制尚未完全清楚。各个年龄、性别均有发病,多见于20~40岁,亦可见于儿童或老年。平均来说,溃疡型结肠炎好发于35岁左右。发达国家及城市多于农村。

二、病因病机

《黄帝内经》中肠癖证分为飧泄、赤痢、白痢及赤白痢，"肠癖者：阴邪在里在下，大小肠有辟积而生诸证，故膜满、飧泄，久为肠癖"。《伤寒论》中把肠癖证作为"下痢"论述，分为虚寒痢、湿热痢、休息痢。《素问·太阴阳明论》篇说："故犯贼风虚邪者阳受之，食饮不节，起居不时者阴受之。阳受之则入六腑，阴受之则入五藏。入六腑则身热不时卧，上为喘呼；入五藏则膜满闭塞，下为飧泄，久为肠癖。"《素问·五藏别论》说："六腑者传化物而不藏，故实而不能满也。"六腑的病机，主要表现为传化失常，通降失调。病位在肠，与脾胃关系密切，认为其病因与外感风寒湿热有关，如《素问·太阴阳明论》篇说："故伤于风者，上先受之；伤于湿者，下先受之"；与饮食不慎有关，如《素问·生气通天论》篇说："因而饱食，筋脉横解，肠癖为痔"；与脾胃损伤有关，如《素问·藏气法时论》篇说："脾病者飧泄食不化"；与肠道气机不利有关，如《素问·举痛论》篇说："怒则气逆，甚则呕血及飧泄，故气上矣等。"历代医家对肠癖证多有论述和研究，发展至隋朝最为完善，融会贯通了肠癖证属的病因与病机、病能与病形的辨证学说。其病因概括为外感六淫，饮食不节，七情内伤，先天不足等。上述病因而致湿热、积滞等邪气客于肠道，邪气与肠道气血相搏，导致大肠传导失司，气血凝滞后脂膜血络损伤，血败肉腐，瘀滞成脓，内溃成疡，腐败化为黏液血便而下，而成此病。气机阻滞，腑气不通，故见腹痛，里急后重。病程日久，经久不愈，反复发作，损耗正气，导致多脏器受损，多以肝、脾、肺、肾损害为本，湿、热、瘀、积为标，成虚实夹杂之证。

（一）实证

1.主症

腹痛拒按，痛有定处，下利脓血、血色紫黯或黑便，泻下不爽，里急后重，食少纳呆，腹胀，舌红，苔黄腻，脉滑数或濡数。

2.兼见

腹部有痞块，胸胁胀痛，肌肤甲错，自觉身热，肛门灼热，下腹坠痛不适，口干苦或口臭，小便短赤，乏力。

（二）虚证

1.主症

五更泄泻，大便清稀或完谷不化，便意频频，排出不畅，便中夹有黏液或少量脓血，饮食量少腹胀，腹痛喜温按，舌淡有齿痕，苔薄白，脉细弱。

2.兼见

腰膝酸软，形寒肢冷，精神不振，面色不华，心烦易怒，头晕目眩，神疲乏力，肠鸣体倦，少气懒言。

三、辨病

（一）症状

1.临床表现

多数起病缓慢，少数急性发病。病程呈慢性经过，迁延数年至数十年，常呈发作期与缓解期交替。临床表现与病程长短、病变范围、病期早晚及有无并发症有关。①消化系统症状：为持续性或反复发作性黏液血便、腹痛、腹胀，较严重的病例可有食欲不振、恶心、呕吐。②全身表现：急性期或发作期伴有低或中度热，重症可有高热、心率加速等毒性症状；病程进展或恶化可出现消瘦、贫血、水、电解质紊乱，低蛋白及营养障碍，体重下降等全身症状；部分患者可见杵状指、关节炎、虹膜睫状体炎、结节性红斑、口腔黏膜溃疡、硬化性胆管炎、血管炎等。

2.临床分型

(1)按病程分为初发、慢性复发、慢性持续及急性爆发。

(2)按病情程度分为轻、中、重三级。

(3)按病变范围分为直肠、直肠乙状结肠、右半结肠、区域结肠或全结肠。

(4)按病期分为活动期或缓解期。

3.并发症

①中毒性巨结肠；②直肠结肠癌变；③其他，直肠结肠大量出血、急性穿孔、肠梗阻，偶见瘘管形成、肛门直肠周围脓肿。

（二）体征

轻型患者除左下腹有轻压痛外无其他阳性体征。重症和爆发型患者有明显鼓肠、肌紧张、腹部压痛或反跳痛，有些患者可触及痉挛或肠壁增厚的乙状结肠或降结肠。

（三）辅助检查

1.实验室检查

(1)大便检查：动期以糊状黏液、脓血便最为常见，镜下检查有大量的 RBC、脓细胞，其数量变化常与疾病的病情相关。涂片中常见到大量的多核巨噬细胞。慢性非特异性溃疡性结肠炎患者大便隐血试验可呈阳性。为了避免因口服铁剂或饮食引起大便隐血试验呈假阳性，可以采用具有较高特异性的抗人 Hb 抗体做检查。粪便病原学检查有助于排除各种感染性结肠炎，容易混淆的病原体包括痢疾杆菌、结核杆菌、空肠弯曲杆菌、沙门菌、贾兰鞭毛虫等，其次为阿米巴原虫、难辨梭状杆菌、沙眼衣原体、巨细胞病毒、性病性淋巴肉芽肿病毒、单纯性疱疹病毒、Norwalk 病毒、组织胞浆菌、芽生菌、隐球菌、小肠结肠炎耶尔森杆菌等。

(2)血液检查：大多数患者 WBC 计数正常，但在急性活动期，中重型患者中可有轻度升高，严重者出现中性粒细胞中毒颗粒。50%～60% 患者可有不同程度的低色素性贫血。在活动期时，血沉(ESR)常升高，多为轻度或中度增快，常见于较重病例。但 ESR 不能反映病情的轻重。

(3)C-反应蛋白检测(CRP)：正常人血浆中仅有微量 C-反应蛋白，但轻度炎症也能导致肝细胞合成和分泌蛋白异常，因此，CRP 可鉴别功能性与炎症性肠病。损伤 16 小时 CRP 可先于其他炎性蛋白质升高，而纤维蛋白原和血清黏蛋白则在 24～48 小时后才升高。Crohn 患者，CRP 较慢性非特异性溃疡性结肠炎患者高，提示两者有着不同的急性反应。炎症性肠病有活动时，CRP 能反映患者的临床状态。需要手术治疗的患者 CRP 常持续升高；病情较严重的患者，若 CRP 高时，对治疗的反应则缓慢。该试验简单易行、价廉，较适合在基层医院使用。免疫学检查一般认为免疫学指标有助于对病情活动性进行判断，但对确诊本病的意义则有限。在活动期，血清中 IgG、IgA 和 IgM 可升高，T/B 比率下降。在 Crohn 病和一些慢性非特异性溃疡性结肠炎患者中，白介素-1(IL-1)和白介素-1 受体(IL-1R)的比值较正常人及其他炎症患者为高。炎症性肠病的组织中 IL-1 含量增加，而且其含量与病变的活动性成正比。

(4)黏膜病理学检查：有活动期和缓解期的不同表现。活动期：①固有膜内有弥漫性、慢性炎症细胞及中性粒细胞、嗜酸粒细胞浸润；②隐窝有急性炎症细胞浸润，尤其是上皮细胞间有中性粒细胞浸润及隐窝炎，甚至形成隐窝脓肿，可有脓肿溃入固有膜；③隐窝上皮增生，杯状细胞减少；④可见黏膜表层糜烂、溃疡形成和肉芽组织增生。缓解期：①中性粒细胞消失，慢性炎症细胞减少；②隐窝大小、形态不规则，排列紊乱；③腺上皮与黏膜肌层间隙增大；④潘氏细胞化生。

(5)其他检查：血清免疫球蛋白 IgA、IgG、IgM、补体 C3 含量测定。

2.影像学检查

(1) CT 和 MRI 检查：以往 CT 很少用于肠道疾病的诊断，而随着技术的提高，CT 可模拟内镜的影像学改变用于慢性非特异性溃疡性结肠炎的诊断。表现有：①肠壁轻度增厚。②增厚的肠壁内可显示有溃疡。③增厚的结肠壁内、外层之间呈环状密度改变，似"花结"或"靶征"。④可显示慢性非特异性溃疡性结肠炎的并发症，如肠瘘、肛周脓肿。但 CT 所示肠壁增厚为非特异性改变，且不能发现肠黏膜的轻微病变和浅表溃疡，对慢性非特异性溃疡性结肠炎的诊断存在一定的局限性。

(2)X 线检查：①腹部 X 线，在临床上已很少应用腹部 X 线诊断慢性非特异性溃疡性结肠炎，其最重要的价值在于诊断中毒性巨结肠。对中毒性巨结肠患者应每隔 12～24 小时做一次腹部 X 线检查，以监测病情变化。X 线表现为结肠横径超过 5.5cm，轮廓可不规则，可出现"指压迹"征。②钡剂灌肠检查，是慢性非特异性溃疡性结肠炎诊断的主要手段之一，但 X 线检查对轻型或早期病例的诊断帮助不大。气钡双重对比造影明显优于单钡剂造影，有利于观察黏膜水肿和溃疡。③肠系膜上或肠系膜下动脉选择性血管造影，血管造影可使病变部位的细小血管显影，对本病的诊断可提供有力帮助。典型表现可见肠壁动脉影像有中断、狭窄及扩张，静脉像早期则显示高度浓染，而毛细血管像显示中度浓染。

(3)电子肠镜检查：结肠镜检查是诊断慢性非特异性溃疡性结肠炎最重要的手段之一，既可直接观察结肠黏膜的变化，可确定病变的基本特征和范围，又能进行活组织检查，因此，可以大大提高诊断慢性非特异性溃疡性结肠炎的准确率，对本病的诊断有重要价值。此外，在慢性非特异性溃疡性结肠炎癌变监测过程中也起着十分重要的作用。但病变严重并疑有穿孔、中毒性结肠扩张、腹膜炎或伴有其他急腹症时，应列为结肠镜检查的禁忌证。

(4)超声显像：因肠腔内气体和液体的干扰，超声显像难以得到满意的结果，因此，超声显像被认为不适合于胃肠疾病的检查,但仍有学者致力于超声在胃肠疾病诊断中应用价值的探索。研究者提出慢性非特异性溃疡性结肠炎的主要超声征象是肠壁增厚,范围在 4～10mm(正常为 2～3mm);同时可显示病变的部位、范围和分布特点。

四、类病辨别

(一)大肠癌

直肠结肠癌多见于中年以上人群,直肠癌指诊检查时常可触及肿块,粪便隐血试验常呈阳性。结肠镜和钡剂灌肠检查对鉴别诊断有价值,但需和慢性非特异性溃疡性结肠炎癌变相鉴别。

(二)肠易激综合征

发病与精神、心理障碍有关,常有腹痛、腹胀、腹鸣,可出现便秘与腹泻交替,伴有全身神经症症状。粪便有黏液但无脓血,显微镜检查偶见少许 WBC,结肠镜等检查无器质性病变。

(三)慢性阿米巴痢疾

病变常累及大肠两端,即直肠、乙状结肠和盲肠、升结肠。溃疡一般较深,边缘潜行,溃疡与溃疡之间黏膜多为正常,粪便检查可找到溶组织阿米巴滋养体或包囊,通过结肠镜采取溃疡面渗出物或溃疡边缘组织查找阿米巴,阳性率较高;抗阿米巴治疗有效。

(四)其他

如结肠血吸虫病、慢性细菌性痢疾、缺血性结肠炎、甲状腺功能亢进、糖尿病、肾功能不全亦可因出现食欲不振、消化不良等症状而延误诊治,全面细微的查体及有关检查可防止误诊。

五、治疗

(一)论治原则

该病以扶正祛邪、标本兼顾为论治原则。

(二)辨证论治

1.大肠湿热证

治法:清热燥湿,调气行血。

主方:白头翁汤(《伤寒论》)合葛根芩连汤(《伤寒论》)加减。白头翁、黄连、黄柏、秦皮、葛根、黄芩、当归、木香、芍药、甘草。

中成药:克痢痧胶囊、肠胃舒胶囊、雪胆素胶囊。

2.脾气虚弱证

治法:健脾益气,升阳除湿。

主方:参苓白术散(《太平惠民和剂局方》)加减。党参、茯苓、白术、山药、莲子肉、白扁豆、薏仁米、砂仁、桔梗、甘草。

中成药:固本益肠片、院内制剂健脾养肝丸。

3.脾肾阳虚证

治法:健脾补肾,温阳化湿。

主方:理中丸(《伤寒论》)和四神丸(《证治准绳》)加减。党参、干姜、白术、甘草、补骨脂、肉豆蔻、吴茱萸、五味子、益智仁、赤石脂。

中成药:固本益肠片、复方木香黄连素片及院内制剂培土扶正丸。

4.肝郁脾虚证

治法:疏肝理气,健脾和中。

主方:痛泻药方(《景岳全书》)和四逆散(《伤寒论》)加减。白术、白芍、陈皮、炒防风、柴胡、炒枳实、甘草。

中成药:痛泻宁颗粒及肠胃舒胶囊。

5.阴血亏虚证

治法:滋阴养血,益气建中。

主方:驻车丸(《备急千金要方》)。黄连、阿胶、北沙参、乌梅、石斛、当归、芍药、甘草。

中成药:固本益肠片及院内制剂灵芝益寿丸。

6.瘀阻肠络证

治法:活血化瘀,理肠通络。

主方:少腹逐瘀汤(《医林改错》)加减。小茴香、元胡、川芎、蒲黄、五灵脂、红花、生三七、乌药、肉桂、当归、赤芍。

中成药:固本益肠片及院内制剂健脾养肝丸。

(三)中医特色治疗

1.中药灌肠

中药灌肠是中医治疗本病的优势特色,灌肠方以健脾清肠汤为主,药物组成:酒制大黄30g,诃子15g,茯苓30g,白及15g,紫草10g,生三七粉8g,白芷30g,川椒15g,仙鹤草15g。

将上药浸泡30分钟,煎沸浓缩至100mL,以250mL玻璃输液瓶盛装,药液温度为38℃,插入肛管滴注灌肠。

该方法是利用灌肠器直接将药物浓汁缓慢注入患者肠腔,一方面可以使药物直达病所,作用于肠壁,充分接触病灶,改善局部血运,保护肠道溃疡面,能较好地促进炎症吸收和溃疡愈合;另一方面,直肠给药能有效避免药物被胃肠道酸碱和消化酶破坏及肝脏的解毒作用,和口服汤药配合起来往往疗效很好。许多医家在古方的基础上,再结合自身临床经验,总结出许多灌肠方,作用于临床效果较好。

2.其他中医综合疗法

(1)中医针灸疗法:是最常用的非药物疗法,对溃疡性结肠炎有一定的疗效,又可避免药物的毒性作用。可选针灸并用取关元、气海、天枢、上巨虚、足三里、阴陵泉、脾俞、胃俞、大肠俞穴位;也可隔药灸组中脘、气海、足三里、大肠俞、天枢、上巨虚穴位,还可在足三里、脾俞、阳纲、意舍、大肠、天枢、大横、上巨虚、下巨虚、膏肓等穴位埋线治疗。

(2)穴位贴敷治疗:用穴位贴敷贴或腹泻灸贴于穴位,选用脾俞、肾俞、足三里、天枢、大肠俞,有调理胃肠功能、运化水谷、渗利除湿、和营统血、温补肾阳、健脾除湿、促进胃肠蠕动及消化吸收的作用,并促进溃疡愈合、提高机体各种特异及非特异性免疫功能等之功效。

(3)中药静脉滴注(选择合适的药物)、腹部中药热奄包外敷、艾炷灸(隔姜灸)、中药泡脚及微波照射穴位治疗等中医药综合治疗法也对本病治疗、康复有益。

3.药膳疗法

药膳是在中医药学理论指导下,采用天然药物与日常食物,尤其是具有药用价值的食物,按一定配伍规则合理配制,烹制成既美味可口,又有一定疗效和养生作用的特殊膳食。其药性、食性兼而取之,两者相辅相成地发挥着药物和食物综合作用,慢性浅表性胃炎临床上多有食欲不振、纳少等消化不良症状,且本病反复发作,长期服药又极易败伤胃气,因而施用药膳治疗本病尤为适宜,不仅可以祛病疗疾,而且可收"淡食以养胃"之功,一举两得。

(1)马齿苋绿豆汤

材料:绿豆 50g,马齿苋 50g,粳米 50g。

做法:将马齿苋、绿豆、粳米同煮成粥。

药用:每天 2 次。

功效:对腹痛、便下脓血、赤白黏冻、小便黄短有疗效。

(2)萝卜姜汁糖茶

材料:姜汁 15mL,蜜糖 30g,萝卜汁 50mL,浓红茶一杯。

做法:调匀,蒸热。

药用:每天 2 次。

功效:温化寒湿、行气导滞;对腹痛、舌淡、脉濡缓、里急后重、下痢白多赤少、纯白黏冻有疗效。

(3)大麦土豆粥

材料:大麦仁 100g,土豆 300g,精盐、葱花、植物油适量。

做法:土豆去皮,切小丁。大麦仁去杂,洗净。锅上火,放油烧热,放葱花煸香,加水,放入大麦仁烧至沸,加土豆丁煮成粥,加盐。

药用:每天早、晚分食。

功效:对溃疡性结肠炎有疗效。

(4)蜂蜜甘蔗汁

材料与制作方法:蜂蜜、甘蔗汁各 1 杯,拌匀,每日早晚空腹饮,适用于肠癖的热秘。

(5)黄芪玉竹煲兔肉

材料与制作方法:黄芪、玉竹各 30g,兔肉适量,加水煮熟,盐调味服食,适用于肠癖的气虚便秘。

(6)首乌红枣粥

材料:何首乌 30g,红枣 10 枚,冰糖适量,粳米 60g。

制作方法:先将何首乌水煎取药汁,再与红枣、粳米共煮成粥,粥成入冰糖,溶化后服食,适用于肠癖的血虚便虚。

（7）芝麻核桃粉

材料与制作方法：黑芝麻、核桃仁各等份，炒熟，研成细末，装于瓶内。每日1次，每次30g，加蜂蜜适量，温水调服，适用于肠癖阳虚冷秘。

第四节　肝硬化

一、概述

肝硬化是病理学上定义的一个病名，指由各种病因引起肝细胞坏死、肝脏纤维化、残存肝细胞结节性再生，导致肝小叶结构破坏、血管床扭曲及重建假小叶形成的疾病。临床上，起病隐匿，病程发展缓慢，晚期以肝功能减退和门静脉高压为主要临床表现，常出现上消化道出血、肝性脑病、感染等多种严重并发症。肝硬化是一种常见的慢性疾病，世界范围内的年发病率约为（25～100）/10万，发病高峰年龄在35～50岁，男女比例为（3.6～8）：1。

中医学认为本病为肝病日久演变而成，传统中医学认为，肝硬化腹水属于"水鼓""鼓胀"范畴。

二、病因病机

本病多因饮食不节、劳欲过度、七情所伤以及感染其他疾病后，肝脾失调，继而累及肾脏形成。主要在肝、肾、脾三脏。脾气已败，肝木乘之，或肝气郁遏既久，已成克伐脾土之势。肝脾俱伤，水谷精微失于输布，浊阴不降，水湿不能排出体外，于是清浊相混。肝气郁久，气滞血凝，血瘀水结，遂成鼓胀。久病及肾，肾阳不足，无以温养脾土，肾阴亏虚，水不涵木，加之肾虚膀胱气化不利，水浊难泄，鼓胀逾重。总之，此病的病机首先在于肝脾的功能失调，日久而波及肾。肝、肾、脾均受损而虚衰，乃此病之本。三脏虚衰所致的腹中气滞、水停、血瘀之实证乃此病之标。病机归结为本虚标实，阴阳失调。主要病因有以下四种。

（一）酒食不节

肥甘厚味过度及嗜酒则损伤脾胃。脾虚则运化失职，升降失司，浊气酒食蕴聚中焦，壅阻气机，木壅土郁，肝失条达及疏泄，导致气滞血瘀，使脾虚更甚，日久累及肾，导致开阖不利，水浊越积越多，终至水不得泄而形成本病。

（二）情志所伤

情志抑郁，气机失于条达，致肝气郁结，久则气滞血瘀，肝失疏泄，横逆犯胃，使运化失常，水湿停留，进而壅堵气机，水湿气血交结，日久不化，渐损及肾，使开阖不利，肝脾肾俱虚而形成本病。

（三）感受寄生虫及湿热疫毒

感受寄生虫及湿热疫毒后未及时发现，治疗或治疗不当，日久可致肝脾内伤，脉络瘀塞，气机不畅，升降失调，清浊相混，气、水、血停于腹中而形成本病。正如《诸病源候论·水蛊候》所云:"此由水气毒气结聚于内,令腹渐大,动摇有声,常欲饮水,皮肤粗黑,如似肿状,名水蛊也。"

（四）劳欲过度

肾藏精,为先天之本;脾为气血生化之源,为后天之本,劳欲过度,必伤脾胃。脾伤则不能健运,化源不足,气血亏虚,则不能游溢精气于肾以充养肾精,导致肾精不足,肾气亏虚,过度房事,则直接损肾。肾伤则气化不利,不能温运脾阳以化水湿,不能滋荣肝木而形成肝肾阴虚,肝失条达,气滞血瘀。气、水、血三者交结于腹中而形成本病。

此病病因,虽分上述四个方面,但其共同的病因,可认为是"湿热邪毒"中的"热毒"之邪所造成的,肝硬化形成的一个重要病机是阴液的不断耗伤。热毒之邪最易耗伤津液。从肝硬化最终的临床表现来看,腹水是肝硬化失代偿期最典型的表现,中医称腹水为"鼓胀",鼓胀的基本病机为肝脾肾三脏功能失调,气血交困,水气内停于腹中。与多个脏腑有关,但脾胃气虚是最根本的病机是本病的发病之本。因为肝脏结构的改变及血液循环的障碍贯穿于整个慢性肝病发展至肝硬化的过程当中,所以,"血瘀"也是贯穿肝硬化发生发展整个过程的重要病机。

三、辨病

（一）症状

肝硬化的起病与病程发展一般均较缓慢,起病隐匿,可隐伏数年至十余年,临床表现多种多样,无特异性。早期临床表现往往是慢性肝炎的症状,症状轻容易漏诊;晚期大多数患者表现为肝功能减退和门静脉高压症。现在临床上仍将肝硬化分为肝功能代偿期(静止期)和肝功能失代偿期(活动期),但两期无截然界限。

1.肝功能代偿期

症状轻且无特异性,可见食欲不振、乏力、腹胀、恶心、右上腹隐痛、腹泻等非特异性消化道症状。其中,以食欲不振和乏力出现较早,且较突出上述症状多呈间歇性,因劳累或伴发病而出现,经休息或治疗可缓解,肝脏体征不明显,肝脏不肿大,脾脏轻、中度肿大。部分患者可见蜘蛛痣和(或)肝掌。肝功能检查多在正常范围或有轻度异常。B超或CT检查供临床参考。

2.肝功能失代偿期

患者症状显著而突出,主要为肝功能减退和门静脉高压症两大类临床表现。

(1)全身症状:乏力为早期症状,其程度自轻度疲倦到严重乏力,与肝硬化的严重程度相一致。一般情况与营养状况较差,体重减轻随病情进展而更明显,少数患者有不规则低热,与肝细胞坏死、分解的蛋白质吸收、肠道内菌群紊乱有关。

(2)消化道症状:食欲不振、厌食,可伴有恶心、呕吐,勉强进食后上腹胀,发生腹水时腹胀更为突出,约半数以上的患者可有腹痛,多在上腹部,可为阵发性隐痛、钝痛。对脂肪和蛋白质耐受性差,多由肠壁水肿、肠道吸收不良、肠道菌群失调等刺激胃肠蠕动而导致腹泻,严重时出现脂肪泻。

(3)出血倾向:肝功能减退影响凝血酶原和其他凝血因子的合成,脾功能亢进可引起血小板减少等原因,故常出现牙龈、鼻腔出血,皮肤和黏膜出现紫斑或出血点,或有呕血、黑便,注射部位出现瘀斑,女性常有月经过多等。

（4）内分泌紊乱：男性患者可有性欲减退、睾丸萎缩、男性乳房发育，女性患者可有月经过少、闭经、不孕。由于肝糖原储备不足或对胰岛素分解代谢减弱，可致低血糖。

3.并发症

肝硬化往往因并发症而死亡，主要并发症有以下几种。

（1）上消化道大出血：上消化道大出血是肝硬化最常见的并发症，多由于食管胃底静脉曲张破裂所致，往往以黑便或呕血为主要表现，可伴随头晕、贫血、发热、少尿、昏迷、甚至失血性休克或诱发肝性脑病。

（2）感染：肝硬化患者抵抗力低下，肝脏库普弗细胞功能减退，加之肠道瘀血，细菌容易进入门静脉，或经过门脉侧支进入体循环，故常并发感染。常见的有肺部、胃肠道、泌尿系、胆系、败血症等感染，自发性腹膜炎是常见且严重的并发症。

（3）肝性脑病：肝性脑病是由于肝功能失调或障碍、肠道血流门体分流所致的以代谢紊乱为基础，以神经精神症状为主要特征的临床综合征；是肝硬化患者最严重的并发症，也是最常见的死亡原因。

（4）肝肾综合征：肝肾综合征是肝病晚期，特别是在肝硬化基础上发生的，是门脉高压及肾功能受损的一种综合征。但肾脏本身并无器质性损害，故亦称功能性肾功能衰竭。其特征为自发性少尿或无尿、氮质血症、稀释性低钠血症和低尿钠。

（5）原发性肝癌病毒性肝炎：肝硬化和酒精性肝硬化发生肝细胞癌的危险性明显增高。并发原发性肝癌者多发生在大结节性或大小结节混合性肝硬化基础上。如患者短期内出现肝脏迅速增大，持续性肝区疼痛，肝脏表面发现肿块，腹水转变为血性，无其他原因可解释的发热，虽经积极治疗而病情迅速恶化者，应怀疑并发原发性肝癌，应做进一步检查。

（6）电解质和酸碱平衡紊乱：肝硬化患者在腹水出现前已有电解质紊乱，在出现腹水和其他并发症后电解质紊乱更加明显，常见有低钠血症、低钾低氯和代谢性碱中毒，还可出现低钙血症，低镁血症也常见。

（7）门静脉血栓形成：若肝硬化患者血浆蛋白本来仅有轻度降低而无腹水时，突然出现腹水、剧烈腹痛、腹胀、便血、呕血，考虑为急性门静脉血栓形成。此外，脾脏常迅速增大，腹水加速形成，并常诱发肝性脑病。

（8）肝肺综合征（HPS）：肝肺综合征是一种发生在严重肝病基础上的低氧血症，其发病主要与肺内血管扩张相关，患者既往无心肺疾病基础。临床表现为严重肝病、肺内血管扩张、低氧血症/肺泡-动脉氧梯度增加的三联征。

（二）体征

皮肤粗糙、面色灰黯、黝黑呈肝病面容，晚期患者面容消瘦枯萎，贫血、指甲苍白，面颊有小血管扩张，口唇干燥，皮肤可见蜘蛛痣，肝掌，男性乳房发育。腹壁静脉曲张，严重者脐周静脉曲张呈水母头状并可听见静脉杂音，手指轻压有震颤的感觉。约半数以上的患者出现黄疸，黄疸为持续性的或进行性的加深，表示肝细胞进行性坏死，提示预后不良。腹水是肝硬化失代偿期最突出的体征，提示已属失代偿期。水肿往往与腹水相伴出现，一般随腹水的消退而减轻。少数患者可出现胸水，以右侧较多见，左侧者少。肝硬变时早期肝脏肿大，表面光滑，中等硬度，随着疾病的发展，肝脏可出现缩小、坚硬，表面呈结节状，肋下常触不到，一般无压痛。脾大一般为中度肿大,有时可为巨脾。

(三)辅助检查

1.血常规

肝功能代偿期,血常规大多在正常范围之内。失代偿期,不少患者有轻度、中度或高度贫血,常是正红细胞、正色素性贫血,巨幼红细胞贫血少见。脾功能亢进时白细胞及血小板均见降低。

2.尿常规

肝功能代偿期尿常规无变化,在肝功能失代偿期,尿中可出现蛋白、管型及肉眼或显微镜血尿。有黄疸时,尿液中有胆红素及过量尿胆原出现,15%~30%患者可出现成年型糖尿病,称为肝原性糖尿病。

3.粪常规

隐血试验阳性表示消化道有小量出血,大出血时出现黑便。

4.肝功能检查

(1)血清谷丙转氨酶(ALT)和谷草转氨酶(AST):它们是反映肝损害的敏感指标,其临床意义是反映病变的活动性,即有无肝细胞的变性与坏死,当慢性肝炎演变至肝硬化时,ALT、AST可正常或轻度上升,往往AST>ALT,故AST/ALT比值增大,反映肝细胞损伤的严重程度。ALT和AST持续升高说明损伤时的肝细胞内膜漏出增加或伴有慢性肝炎活动。

(2)谷氨酰转肽酶:肝硬化时,约90%以上病例GGT升高,特别以乙醇中毒性肝硬化明显,胆汁性肝硬化则是显著增高。慢性肝病伴有肝硬化时,GGT持续值低提示预后不良。原发性肝癌,GGT可显著增高。

(3)血清白蛋白、血清球蛋白及二者比值:肝硬化时血清总蛋白量可正常、可降低或甚至可倒置。白蛋白含量与肝功能的肝细胞数量呈正比,血清白蛋白降至25g/L以下易产生腹水,预后多不良。降至20g/L以下时,近期预后多不良。肝硬化白蛋白减少常伴有球蛋白(主要是γ球蛋白)增加。

(4)胆红素:有活动性肝炎或胆管阻塞时,直接胆红素可以升高,若在肝硬化基础上血清胆红素明显上升,提示肝细胞进一步坏死,病变活动;若胆红素升高而ALT、AST正常,表示肝脏摄取、结合、排泄胆红素功能耗竭。

(5)凝血酶原时间:不同程度延长,且不能为注射维生素K纠正,超过正常对照4~6秒时,肝损害已较明显,超过正常对照1倍时,预后不良。

(6)肝纤维化血清学检测:Ⅲ型前胶原肽(PⅢP)、透明质酸(HA)、层粘连蛋白(LN)浓度升高,均反映纤维化增生及程度的指标。

(7)其他:腺苷脱氨酶(ADA)在急性肝炎升高不如ALT、AST敏感,但肝炎慢性化时,ALT可正常,ADA增高,活动性肝硬化升高最明显,但肝硬化无活动病变时ADA可轻度升高或正常。肝功能障碍时,ICG滞留率增加,且随肝损害的程度逐渐增加。此外还有半乳糖负荷试验、口服色氨酸负荷试验以及咖啡因清除试验等均是反映肝脏储备功能的敏感指标。

5.免疫学检查

肝炎肝硬化有多株性免疫球蛋白血症,其中以IgG、IgA增高为常见,原发性胆汁性肝硬化以 IgM 增高为常见,血清甲胎蛋白(AFP)含量测定对肝癌、肝硬化的鉴别诊断有一定的意义。但注意肝细胞严重坏死时 AFP 亦可升高,往往伴有转氨酶明显升高,且随转氨酶下降而下降。癌胚抗原(CEA)在肝硬化患者中也可见到阳性结果。

6.腹水检查

肝硬化腹水一般为漏出液。如果并发自发性腹膜炎时,腹水透明度降低,比重介于漏出液与渗出液之间,Rivalta 试验阳性,白细胞数量增多,分类以中性粒细胞为主。并发结核性腹膜炎时,则以淋巴细胞为主。腹水若为血性,除考虑结核性腹膜炎外,应考虑癌变的可能,细胞学检查有助诊断。

7.影像学检查

(1)X 线检查:食管静脉曲张时,钡剂在粘膜上分布不均匀而呈现虫蚀状或蚯蚓状充盈缺损以及纵行刮佴出黏膜皱襞增宽,胃底静脉曲张时胃肠钡餐可见菊花瓣样充盈缺损。

(2)腹部 B 超声检查:早期可见肝大,肝实质内回声致密,回声增强、增粗;晚期肝脏缩小,肝表面凹凸不平,常伴有腹水等改变。门静脉高压者有脾大,门静脉主干内径>13mm,脾静脉内径>8mm。

(3)CT 和 MRI 检查:对本病的诊断价值较小。早期肝硬化 CT 图像显示有肝肿大,密度低。晚期肝缩小,密度增高,多伴有脾大和腹水。MRI 检查比 CT 更敏感,在 MRI 图上肝硬化结节呈黑色低信号区,肝脏明显缩小变形。

(4)近年来兴起的肝脏纤维化无创检测:肝脏瞬时弹性波扫描仪检查也具有一定临床价值。

8.内镜检查

食管镜或胃镜检查静脉曲张的正确率较钡餐检查高,在并发上消化道出血时,急诊胃镜可查明出血部位,并进行治疗。腹腔镜能直接观察肝、脾等腹腔脏器及组织,并可在直视下取活检,对诊断有困难者有价值。

9.肝组织学检查

此检查为目前肝病最终确诊的金标准,特别对疑难或病程与临床多见矛盾的病例,更需依靠肝活检做诊断凭据。

四、类病辨别

(1)肝硬化肝大当与慢性肝炎、原发性肝癌、肝血管瘤、肝囊肿、血液病相鉴别。

(2)肝硬化脾肿大当与急、慢性白血病、恶性淋巴瘤、慢性疟疾、骨纤维化、霍奇金病相鉴别。

(3)肝硬化腹水当与结核性腹膜炎、腹膜癌肿、慢性下腔静脉阻塞综合征、慢性肝静脉阻塞综合征、胰性腹水相鉴别。

(4)肝硬化并发症如上消化道出血要与胃癌、食道癌、糜烂性胃炎、消化性溃疡、胆道出血相鉴别。

(5)肝昏迷应与低血糖、尿毒症、糖尿病、脑血管意外、药物中毒、严重感染所致昏迷相鉴别。

（6）肝肾衰竭应与慢性肾炎、慢性肾盂肾炎及其他原因引起的肾衰竭相鉴别。

五、中医论治

（一）治疗原则

明确了肝硬化形成的病因病机，则可从病因病机着手，通过尽量消除病因，阻断病机来预防肝硬化的发生发展，因"湿热邪毒"以及"血瘀"贯穿肝硬化发生发展的整个过程，因此在预防肝硬化发生发展的治疗中，"清利湿热解毒"及"活血化瘀"是基础。同时注意预防正虚，即"益气健脾""滋养肝肾"是治疗的关键。

（二）辨证论治

1.气滞湿阻证

症状：腹大胀满，按之不坚，腹部青筋暴露，两胁胀痛，食欲不振，食后作胀，小便短少，肢体困倦。脉弦滑，舌苔白腻。

治法：疏肝理气，健脾除湿。

方药：柴胡疏肝散合胃苓汤加减。药用白芍、枳壳、香附、柴胡、川芎、肉桂、厚朴、茯苓、大腹皮、苍术、泽泻、陈皮。

2.气滞血瘀证

症状：腹大坚满，青筋暴露，胁下肿块刺痛或隐痛，面色黧黑，皮肤可见丝状血管痣，手掌赤痕，口干渴，但欲漱口而不欲咽下，大便色黑。唇色紫暗，舌质紫暗或有瘀斑，舌下静脉曲张，脉细涩。

治法：活血化瘀，利水消胀。

方药：调营汤加减。药用当归、赤芍、川芎、元胡、莪术、三棱、大黄、瞿麦、茯苓、大腹皮、桑皮、枳壳、红花、甘草。

3.湿热蕴结证

症状：腹大坚满，疼痛拒按，纳少腹胀，烦热口苦，心烦易乱，渴而不欲饮，小便赤涩，大便秘结或溏滞不爽，并可出现黄疸。舌尖边红，脉弦数，苔黄腻。

治法：清热利湿，攻下逐水。

方药：中满分消丸合茵陈蒿汤加减。药用半夏、枳壳、栀子、黄连、陈皮、黄芩、猪苓、茵陈、泽泻、厚朴、大黄、茯苓。正虚甚者，应加强扶正之品，如黄芪、白术。

4.寒湿困脾证

症状：腹大胀满，按之如囊裹水，胸脘胀闷纳呆，神疲畏寒，肢冷浮肿，冷得热稍舒，小便短少，大便溏薄，面色黧黑。舌质淡胖，脉缓，舌苔白腻。

治法：温中化湿，行气利水。

方药：实脾饮加减。药用茯苓、白术、厚朴、大腹皮、木香、附子、干姜、青皮、枳壳。若腹水显著可选大腹皮、茯苓皮；若少腹冷痛不止，可用真武汤温肾壮阳利水。

5.脾肾阳虚证

症状:腹部胀大,入暮益甚,控之不坚,兼有面色晦滞,畏寒肢冷,身体疲倦,腰膝酸软,尿少便溏或下肢浮肿。舌质淡胖苔薄白滑,脉沉细无力。

治法:温补脾肾,化气行水。

方药:济生肾气丸加减。药用熟地、山萸、山药、肉桂、泽泻、茯苓、附子、丹皮、车前子、猪苓、黄芪。

6.肝肾阴虚证

症状:腹大胀满,甚者青筋暴露,形体消瘦,面黑唇紫或面色萎黄,口燥心烦,手足心热,尿少黄短,大便干,或见鼻齿衄血。脉弦细数,舌质红绛、无苔、少津。

治法:滋养肝肾,凉血化瘀。

方药:一贯煎合膈下逐瘀汤加减。药用生地、沙参、枸杞子、麦冬、川楝子、当归、川芎、赤芍、元胡、桃仁、红花、鳖甲。

7.气血两虚证

症状:头晕心悸,面色无华,神疲乏力,食欲不振,两胁隐痛。舌质淡苔薄白,脉象虚弱。

治法:补益气血。

方药:补血益气复肝汤加减。药用太子参、黄芪、何首乌、云苓、炒白术、当归、阿胶、丹参、郁金、木香、连翘、桑葚。

(三)其他治疗

1.专方专药

(1)治肝利水汤:大黄20g、荞麦、三七各30g、水蛭10g、黄连10g、马鞭草20g、白黄20g、半边莲20g、板蓝根30g、枳实10g、七叶一枝花10g、白花蛇草30g、地榆30g、黄芪15g,水煎服,每日1剂,治疗肝硬化疗效好。

(2)健脾行气利水汤:生黄芪30～50g、焦白术15g、炙鳖甲15g、泽兰15g、猪茯苓15g、炮山甲10g、三棱15g、莪术15g、木防己15g、丹参15g、阿胶10g(冲),每日1剂,水煎2次,早晚分服,15天为1疗程,治疗肝硬化腹水早期效佳。

(3)苍牛防己汤:苍术、白术、川牛膝、怀牛膝、汉防己各30g。湿热较甚,伴有黄疸,舌苔黄厚腻者,重用茵陈30g,并酌加黄芩15g,大黄9g;腹胀甚者,加大腹皮20g、厚朴15g;肝区疼痛不适者加醋柴胡、郁金、延胡索各10g;气虚甚者重用黄芪30g,并加党参15g,鸡血藤30g;肝肾阴虚者加生地、麦冬各10g;脾肾阳虚者加附片、仙灵脾、巴戟天各10g。用法:上药微火煎1小时,早晚空腹服,每日1剂,4周为1个疗程。治疗肝硬化腹水总有效率为95.2%。

2.其他治疗

(1)中药结肠透析:采用SaveMedical专利技术而设计的探头双腔管,药液在肠腔内保留2小时以上。结肠透析药物由金银花、煅牡蛎、大黄、蒲公英、槐花各30g组成。

(2)敷脐疗法:脐敷疗法的药物:田螺肉(烘干)30g,牛黄、麝香各1g,甘遂10g,葱白2根。柴胡三皮散敷脐治疗,烘干,研成极细粉末,调匀,装瓶备用。先将脐部用温水洗净,然后取药粉20g,加适量鲜葱白共捣成膏状,制成饼型,置于脐上,外盖纱布,以胶布固定,每日换药1

次,10 天为 1 个疗程,观察 3 个疗程。

(3)穴位注射:在内服健脾化瘀、行气利水中药及利尿、对症西药的同时,以黄芪注射液、丹参注射液等量混合后行双肝俞、脾俞、足三里与双胃俞、胆俞、足三里交替注射,每穴 1mL/次,每周 3 次。

(4)中药离子导入:口服鼓胀胶囊(由鳖甲、泽兰等组成)并配合中药离子导入,将甘遂、大黄、牙皂煎出液用离子导入机导入肾俞、水道、京门等穴,每次 30 分钟,1 天1 次。

(5)针灸疗法:以平补平泻手法为主,旨在提高患者免疫力,改善肝功能。

①肝性脑病:取水沟、合谷、涌泉、劳宫、太冲、足三里、内关。手法宜轻以肢温、清醒为度。

②自发性腹膜炎:取足三里、合谷、关元、气海、中脘、内关、曲池、胃俞、大肠俞等穴位。对于正盛邪实患者,一般采用泻法强刺激,或电针,每次留针 30～60 分钟,1 次/天。艾灸神阙穴,可以温通阳气。

③肝区疼痛:取期门、肝俞、足三里、阳陵泉、支沟、太冲、太溪、三阴交、合谷。平补平泻,留针 30 分钟,1 次/天。

④腹水:阴陵泉、三阴交、水道、水分、阴郄、气海、曲池、曲泉。可在针后在穴位上施灸。每 2～3 周为一个疗程。

第五节　急性胆囊炎

胆囊炎是最常见的胆囊疾病,女性患者较男性患者多。其发病原因主要是细菌感染和胆道阻塞。亦可由高浓度浓缩的胆汁或反流入胆囊的胰液所产生的化学刺激而引起。胆囊炎发作较急,其临床表现主要为腹痛,常在进食油腻食物之后,开始时可为剧烈的绞痛,位于上中腹可伴有恶心呕吐,绞痛发作过后,便转为右上腹连续性疼痛可放射至右肩至右腰背部。随着疼痛的持续加重常有畏寒发热。体征为右上腹有压痛,反跳痛及肌肉强直,墨菲征阳性;常可触到肿大的胆囊,有触痛。血常规中白细胞计数增高,中性粒细胞也增多。腹部 X 线平片及超声波检查有利于诊断。临床上胆囊炎可分为急性和慢性两种,慢性胆囊炎往往缺少典型症状,亦无症状。

急性胆囊炎属于中医学的"胁痛""腹痛""胆瘅""黄疸"等范畴。中医认为胆是六腑之一,以通降下行为顺,如因情感抑郁,饮食不节,引起肝胆气郁,疏泄失常,通降失调,即产生"不通则痛"的症状。如湿热熏蒸,浸淫肌表可发为黄疸。治宜理气活血,清热燥湿,通里攻下等法则。

一、辨证要点

胁痛之辨证当以气血为主。大抵胀痛多气郁,且痛呈游走无定,刺痛多属血瘀,且痛有定所。而湿热之胁痛,多以疼痛剧烈,且伴有口苦苔黄。

二、治疗原则

清利、疏泄,通滞为本病治则。

三、分型治疗

1.肝郁气滞型

症状:右上腹间歇性绞痛或闷痛,有时可向右肩背部放射,右上腹有局限性压痛,但腹壁尚软,伴口苦,心烦易,厌油腻,恶心,低热。舌质淡红,薄白,脉弱。

治法:疏肝利胆,理气开郁。

方药:方用柴胡疏肝散加减:柴胡、枳壳、木香、郁金各10g,黄芩、甘草各10g,川楝子、金钱草各30g,大黄6g。

加减:右胁下痛剧者加青皮10g,玄胡15g。

2.肝胆湿热型

症状:右上腹持续性胀痛,向右肩背部放射,右上腹肌紧张,压痛拒按,兼见发热、口苦咽干、口渴,恶心呕吐,不思饮食,大便秘结,小便短赤,或见皮肤,巩膜发黄。舌红苔黄腻,脉弦数或弦滑。

治法:清热利湿,通里攻下。

方药:方取茵陈蒿汤合大柴胡汤加减:茵陈30g,山栀子10g,黄芩,黄柏各10g,柴胡15g,陈皮、枳壳各12g,木香10g,大黄10g,板蓝根30g。

加减:若右上腹有肿块者加赤芍15g,丹皮10g,丹参30g,桃仁10g;恶心呕吐者加黄连,竹茹各10g,法半夏15g,湿重者加厚朴15g,苍术10g;有黄疸茵陈加量;热盛伤阴者加生地黄15g,鲜石斛30g;疼痛剧烈者加玄胡15g,川楝子30g;蛔虫梗塞者加川椒10g,乌梅30g;伴有胆石者加海金沙30g,鸡内金20g。

3.热毒化脓型

症状:右上腹持续性剧痛,上腹胀满,腹肌紧张有压痛及反跳痛,可触及肿大的胆囊,伴高热口渴,甚至神昏谵语,四肢厥冷,大便秘结,小便短赤,舌质红绛,苔黄燥脉滑数或弦滑数。

治法:泻火解毒,通腑泄热。

方药:方用大柴胡汤合犀角地黄汤加减:柴胡,枳壳,大黄各10g,半夏15g,芒硝6g(冲),山栀子,黄连各10g,金钱草,蒲公英各30g,地丁,生地各15g,丹皮10g,水牛角30g。

加减:热盛者加银花30g,连翘15g;脓已成者可重用鱼腥草30g。

附:单方、验方。

(1)虎杖30g,黄芩15g,木香15g,丹参30g,枳壳15g,金钱草40g。水煎服。

(2)乌梅30g,五味子15g,木香15g,地丁30g,半枝莲30g,大黄12g,厚朴15g。水煎服。

(3)柴胡15g,银花、蒲公英各30~50g,连翘15~30g,枳实、川大黄各10~15g,赤芍30~40g,皮硝10g(分冲),茵陈30g,生甘草9g。水煎服。

第六节 急性胰腺炎

一、概述

胰瘅,是因酗酒或暴食,或情志刺激,或继发于胆石、蛔厥等病之后,湿热邪毒壅积于胰所致,以急起上腹剧痛,伴恶心呕吐,发热,尿、血淀粉酶增高为主要表现的内脏瘅[热]病类疾病。西医学诊断的急性胰腺炎参照本病治疗。急性胰腺炎病情重者若诊治不及时可致死亡,甚至猝死;或可演变成胰痈、胰胀,即胰腺假性囊肿、胰腺脓肿等。

胰腺炎是胰腺因胰蛋白酶的自身消化作用而引起的疾病。胰腺是人体第二大消化腺体,是消化作用最强的器官。它所分泌的胰液是人体最重要的消化液,如果其流出道受阻,排泄不畅,即可引起胰腺炎。这时胰腺可出现水肿、充血,或出血、坏死,在临床上即可出现腹痛、腹胀、恶心、呕吐、发热等症状。化验血和尿中淀粉酶含量升高等。

胰腺炎可分为急性及慢性两种。本节主要讲述急性胰腺炎,临床表现为突然发作的上腹部剧烈疼痛并可出现休克,好发于中年男性,发作前多有暴饮暴食或胆道疾病史。临床病理常把急性胰腺炎分为水肿型和出血坏死型两种。

在正常情况下,胰管和胆管虽然都经过一条通道流入十二指肠,但由于胰管内的压力高于胆管内的压力,胆汁不会反流入胰管内。只有当奥迪(Oddi)括约肌痉挛或胆管内压力升高,如结石,肿瘤阻塞,胆汁才会反流入胰管并进入胰腺组织,此时,胆汁内所含的卵磷脂被胰液内所含的卵磷脂酶 A 分解为溶血卵磷脂,可对胰腺产生毒害作用。或者胆道感染时,细菌可释放出激酶将胰酶激活,同样可变成能损害和溶解胰腺组织的活性物质。这些物质将胰液中所含的胰酶原转化成胰蛋白酶,此酶消化活性强,渗透入胰腺组织引起自身消化,亦可引起胰腺炎。

二、病因病机

中医认为,"正气存内邪不可干",胰瘅的病因主要有情志不遂、饮食不节、久病体虚等多种原因。本病与人体肝胆及胃肠功能紊乱有关,加之饮食不节,即可导致人体肝胆湿热内蕴,瘀毒阻滞脾胃,脾虚气滞,出现不通则痛等病理变化。胰瘅的病变脏腑主要在于肝胆,又与脾胃及肾有关。因肝居胁下,经脉布于两胁,胆附于肝,其脉亦循于胁,故胰瘅之病,当主要责之肝胆。脾胃居于中焦,主受纳水谷,运化水湿,若因饮食所伤,脾失健运,湿热内生,郁遏肝胆,疏泄不畅,亦可发作胰瘅。

胰瘅病证有虚有实,而以实证多见。实证中以食滞、气滞、血瘀、湿热为主,四者又以食滞为先。虚证多与瘀血阻络、阴血亏损,肝郁脾虚有关。虚实之间可以相互转化,故临床常见虚实夹杂之证。

本病主要由胰腺组织受胰蛋白酶的自身消化作用所致。在正常情况下,胰液内的胰蛋白酶原无活性,待其流入十二指肠,受到胆汁和肠液中肠激酶的激活作用后乃变为有活性的胰蛋白酶,方具有消化蛋白质的作用。胰腺炎时因某些因素(下述)激活了胰蛋白酶,后者又激活了其他酶反应,如弹性硬蛋白酶及磷脂酶 A(A),对胰腺发生自身消化作用,促进了其坏死溶解。已查出在胰腺腺泡的酶原颗粒中含有高浓度的弹性硬蛋白酶,在胰腺分泌液中含有无活性的该酶前体,后者可被胰蛋白酶激活而能溶解弹性组织,从而破坏血管壁及胰腺导管。另外,胰蛋白酶对由脂蛋白构成的细胞膜及线粒体膜并无作用,而胰液中的磷脂酶 A 被脱氧胆酸激活后,作用于细胞膜和线粒体膜的甘油磷脂,使之分解变为脱脂酸卵磷脂,亦称溶血卵磷脂。

后者对细胞膜有强烈的溶解作用,可溶解、破坏胰腺细胞膜和线粒体膜的脂蛋白结构,致细胞坏死。脂肪坏死也同样先由胰液中的脱脂酸卵磷脂溶解、破坏了脂肪细胞膜后,胰脂酶才能发挥作用。

急性胰腺炎时胰酶被激活的原因概括如下。

(一)十二指肠壶腹部的阻塞引起胆汁反流

胆总管和胰管其同开口于十二指肠壶腹部,反流的胆汁可进入胰管(共道说),将无活性的胰蛋白酶原激活成胰蛋白酶,再诱发前述一系列酶反应引起胰腺的出血、坏死。引起十二指肠壶腹部阻塞的原因有胆石、蛔虫、暴饮暴食引起的壶腹括约肌痉挛及十二指肠乳头水肿等。后两种原因也可使十二指肠液进入胰内。

(二)胰液分泌亢进使胰管内压升高

暴饮暴食,酒精的刺激使胃酸及十二指肠促胰液素分泌增多,进而促进胰液分泌增多,造成胰管内压增高。重者可导致胰腺小导管及腺泡破裂,放出内生性活素,激活胰蛋白酶原等,从而引起胰腺组织的出血坏死。

(三)腺泡细胞直接受损(可能原因)

创伤、缺血、病毒感染或药物毒性作用等可直接损害腺泡细胞使胰蛋白酶渗出,发生胰腺炎。

在急性胰腺炎的实际发病上很可能是上述两种因素的综合作用,即胰液分泌亢进和不全阻塞并存。近年又注意到受细菌感染的胆汁可破坏胰管表面被覆的黏液屏障,强调了胆道感染在本病发生上的重要性。

三、辨病

(一)症状

突发腹痛为主要表现,位于脘腹中部或偏左、偏右,疼痛剧烈且持续不缓解,可向腰背部呈带状放射,取弯腰蜷腿可稍减。伴腹胀,恶心呕吐,呕吐甚者可吐出胆汁或酱色液体。多有中度发热,少数为高热。病情危笃者可满腹剧痛,高热持续不退,或见烦躁不安,面色苍白,肢厥冷汗,手足青紫,或见搐搦,血压下降,脉沉微而数。

(二)体征

叩诊呈鼓音,早期一般无腹肌紧张与反跳痛。病重者脘腹压痛明显,可扪及肿块,并有满腹肌紧张与反跳痛,肠鸣音稀少而弱,少数病重者可见胁腹皮肤呈灰紫斑,或脐周皮肤青紫。或见黄疸,若有腹水多呈血性或紫褐色。

（三）辅助检查

血 WBC 多有增高,红细胞比容亦可增高。血清淀粉酶超过 500U 即可确诊。一般在起病后 8 小时上升,48～72 小时后开始下降,持续 3～5 天。尿淀粉酶常高于 1200U/L,持续 1～2 周。病情严重性与淀粉酶升高程度可不一致。危重者淀粉酶可正常或低于正常。淀粉酶、肌酐清除率比值(Cam/CCr%)可增加 3 倍(正常值<5%)。血清脂肪酶测定常超过 1.5%(正常<1.5%)。血清正铁血白蛋白测定,出血坏死型常为阳性,或可见血钙降低、血糖增高、尿糖阳性。血清碱性磷酸酶、谷草转氨酶亦可增高。腹部 X 线可发现肠麻痹征象;B 超及 CT 扫描可见胰腺普遍增大,光点增多,轮廓与边界不清楚等。

四、类病辨别

（一）急性肠梗阻

腹痛为阵发性,腹胀,便秘且无矢气,肠鸣音亢进,并有气过水声,腹部 X 片可见气液平面。血清淀粉酶不升高,尿淀粉酶正常。

（二）胆石症或急性胆囊炎

右上腹疼痛,常放射至右肩部,多有右上腹绞痛史。B 超 X 线胆囊造影可明确诊断。血清淀粉酶不升高,尿淀粉酶正常或轻度升高。

（三）消化道溃疡穿孔

多有消化道溃疡病史,腹痛突然加剧,腹肌紧张,膈下有游离气体,血清淀粉酶不升高,尿淀粉酶正常,可资鉴别。

（四）心肌梗死

有冠心病史,突然发病,有时疼痛限于上腹部,心电图显示心肌梗死图像,血清心肌酶升高,血尿淀粉酶正常。

五、中医辨证论治

（一）辨证论治

1.食滞胃肠证

治法:化滞理气,清热通便。

主方:清胰汤。柴胡、黄芩、胡黄连、厚朴、枳壳、木香、大黄(后下)、芒硝。

中成药:胰胆舒颗粒、肠胃舒胶囊。

2.肝郁气滞证

治法:疏肝理气。

主方:柴胡疏肝散合清胰汤加减。炒柴胡、枳壳、香附、川楝子、白芍、川芎、厚朴、大黄、芒硝、虎杖、甘草。

中成药:胰胆舒颗粒、气滞胃痛颗粒、肠胃舒胶囊。

3.肝胆湿热证

治法:清热利湿。

主方:龙胆泻肝汤加减。龙胆草、炒栀子、炒黄芩、川楝子、枳壳、延胡索、泽泻、车前子、甘草。

中成药:胰胆舒颗粒、肠胃舒胶囊、四磨汤口服液。

4.瘀血阻络证

治法:祛瘀通络。

主方:血府逐瘀汤加减。当归、川芎、桃仁、红花、炒柴胡、枳壳、炙香附、川楝子、郁金、五灵脂、延胡、甘草。

中成药:胰胆舒颗粒、四磨汤口服液、肠胃舒胶囊。

5.肝络失养证

治法:养阴柔肝。

主方:一贯煎加减。生地、枸杞、黄精、沙参、麦冬、当归、白芍、川楝子、延胡索、炙甘草。

中成药:胰胆舒颗粒、肠胃舒胶囊、四磨汤口服液。

(二)中医外治

1.静脉注射用药

(1)无论是食滞胃肠型、肝郁气滞型、瘀血阻络型或肝络失养型患者,均可使用丹红注射液、丹参川芎嗪、红花黄色素注射液等静脉注射。

(2)肝胆湿热型:可予静脉注射茵栀黄注射液、炎琥宁注射液、丹红注射液、丹参川芎嗪注射液、炎琥宁注射液、灯盏花注射液、血必净等均可使用。

(3)病情危重的患者,可予生脉(参麦)针20～50mL静脉滴注,连续使用10～14天,防止阴阳离决的脱证出现。

2.其他中医外治法

(1)针灸治疗胰腺病的止痛效果确切,具有经济、方便、安全的优势。取穴期门、章门、大肠俞、天枢、支沟、足三里等,每日1次,10次为一疗程。

(2)穴位贴敷治疗:采用"穴位敷贴治疗贴"贴敷于上脘穴、章门穴、期门穴等,可改善胰腺炎引起的胁肋疼痛、脘腹闷胀等症,已在临床证实是有效的。

(3)耳穴:主穴:脾、胆、三焦。配穴取胃、大肠。

(4)中药灌肠治疗:在中医治疗胰腺病方法中,中药灌肠是极其重要的、救命的一环,方剂可使用全国肝病协作组治疗肝病(慢性乙型肝炎)的"健脾护肠清毒汤"方加减进行。

药物组成:生大黄30g,黄芩15g,白及15g,紫草10g,儿茶10g,茯苓30g,薏米30g,赤芍30g,枳实30g。水煎20分钟,浓缩至200mL,以250mL玻璃输液瓶盛装。药液温度为38℃灌肠。

第四章　泌尿系统疾病

第一节　尿路感染

一、概述

（一）定义及流行病学

尿路感染简称尿感，是指尿路内有大量微生物繁殖而引起的尿路炎症，以细菌性感染为主，极少数是真菌、病毒、原虫等，可分为下尿路感染（主要是指膀胱炎、尿道炎）和上尿路感染（主要是指肾盂肾炎）。

未婚女青年尿感的发病率为 2%，而已婚女性的发病率增至 5%，这与女性成年后开始月经周期、性生活和妊娠等有关。60 岁以上女性尿感的发生率高达 1%，但不一定有临床症状。有临床症状的尿感仍以生育年龄（$18\sim40$ 岁）的已婚妇女最多见。约 20% 的妇女一生中可有 1 次以上有症状尿感史，每年约 10% 的生育年龄妇女有 1 次以上尿感发作。孕妇有细菌尿者占 $4\%\sim10\%$。成年男性除非存在慢性细菌性前列腺炎，一般极少发生尿感，直至 50 岁以后因常有前列腺肥大，尿感发生率增高至约 7%。总体来说，男性的发病率远较女性低，约 $1:8$。肾移植后的患者，有 $35\%\sim79\%$ 发生尿感，是肾移植后细菌感染最常见症状，在发生败血症的患者中，有 60% 是由此引起的。

（二）中医相关的病证

中医文献中根据其临床表现，尿路感染属"淋证""癃闭""腰痛"范畴。

二、病因病机

湿热蕴结下焦，膀胱气化不利为主要病机。如过食辛辣肥甘之品，或嗜酒太过酿成湿热下注膀胱，或下阴不洁秽浊之邪侵入膀胱，酿成湿热；或是恼怒伤肝，气郁化火或火郁下焦，影响膀胱气化而发病。淋证初起多以邪实为主，后期多因湿热未尽而正气已伤，而以正虚为主。

三、辨病

（一）症状

1.膀胱炎

膀胱炎主要表现为膀胱刺激征，即尿频、尿急、尿痛、白细胞尿，可有血尿，甚至肉眼血尿。一般无明显的全身感染症状，但少数患者可有腰痛、低热。

2.急性肾盂肾炎

急性肾盂肾炎常发生于育龄妇女，临床表现有：①泌尿系统症状：膀胱刺激征、腰痛和（或）下腹部痛、肋脊角及输尿管点压痛、肾区压痛和叩痛。②全身感染症状：寒战、发热、恶心、食欲不振等。

3.慢性肾盂肾炎

慢性肾盂肾炎病程隐蔽，少数可间歇发生症状性肾盂肾炎，常见间歇性无症状细菌尿和间歇性尿急、尿频等下尿路感染症状。疾病后期，肾小管功能损害，可出现多尿、夜尿增多、电解质紊乱、肾小管酸中毒等，最终可导致肾小球功能受损或肾衰竭。

（二）辅助检查

1.血常规

急性肾盂肾炎时，血白细胞总数轻或中度增加，中性白细胞分类增高。

2.尿常规

在含脓、血较多时尿呈混浊。尿沉渣镜检白细胞＞5个/HP，可有红细胞，少数出现肉眼血尿。尿蛋白含量多为微量～（＋）。

3.尿细菌学检查

如细菌定量培养菌落计数≥10^5/mL则可确诊，菌落计数为$10^4 \sim 10^5$/mL则结果可疑，如＜10^4/mL则为污染。

四、类病辨别

1.全身性感染疾病

注意尿路感染的局部症状，并做尿沉渣和细菌检查，鉴别不难。

2.肾结核

肾结核膀胱刺激征多较明显，晨尿结核杆菌培养可阳性，尿沉渣可找到抗酸杆菌，静脉肾盂造影可发现肾结核X线征，部分患者可有肺、生殖器等肾外结核病灶。肾结核可与尿路感染并存，如经积极抗菌治疗后，仍有尿路感染症状或尿沉渣异常者，应考虑肾结核。

3.尿道综合征

尿道综合征仅有膀胱刺激征，而无脓尿及细菌尿，多见于中年妇女，尿频较排尿不适更突出，有长期使用抗生素而无效的病史，长期服用地西泮有疗效。

五、中医论治

(一)治疗原则

实则清利,虚则补益。实证有膀胱湿热者,治宜清热利湿;有热邪灼伤血络者,治宜凉血止血;有砂石结聚者,治宜通淋排石;有气滞不利者,治宜利气疏导。虚证以脾虚为主者,治宜健脾益气;以肾虚为主者,治宜补虚益肾。

(二)辨证论治

1.膀胱湿热证

症状:小便频数,灼热刺痛,淋漓不畅,溺色黄赤混浊,少腹拘急胀痛,常伴畏寒发热,口苦或有腰痛拒按,苔黄腻或微黄,脉濡数。

治法:清热利湿,利尿通淋。

处方:八正散加减(萹蓄、瞿麦、山栀、车前草、木通、滑石、大黄、灯芯草、甘草等)。

加减:外感加连翘、荆芥;小便赤涩痛甚可加用延胡索;口渴烦躁可加用玄参、麦冬;小腹坠胀、小便不利者加香附、延胡索。

2.热伤血络证

症状:尿频急,尿道灼热刺痛,尿血鲜红或夹有血块,腰腹引痛,心烦失眠,舌红苔薄黄,脉数。

治法:清热通淋,凉血止血。

处方:小蓟饮子加减(小蓟、生地、生蒲黄、藕节、通草、滑石、竹叶、栀子、车前子、甘草梢等)。

加减:大便闭结加用大黄;尿中有血块加用当归、泽兰。

3.肝胆郁热证

症状:小便频数而痛,伴寒热往来,烦躁不安,纳差,口苦口干,少腹胀满,舌质红,苔黄,脉弦数。

治法:清肝利胆,解毒通淋。

处方:龙胆泻肝合小柴胡汤(龙胆草、泽泻、木通、车前子、柴胡、黄芩、栀子、生地、半夏、甘草梢等)。

加减:热重者加连翘、茵陈;高热烦躁加水牛角、炙远志;湿重者加滑石、蔻仁;呕吐者加陈皮、藿香。

4.脾肾气虚证

症状:尿频,余沥不尽,少腹坠胀,遇劳则发,腰酸,乏力,面、足轻度浮肿,面色苍白,舌质淡,苔薄白,脉沉细。

治法:健脾益肾。

处方:黄芪六味地黄汤加减(黄芪、生地、茯苓、牡丹皮、山茱萸、山药、泽泻等)。

加减:乏力、纳差甚加西洋参;水肿甚者加车前子、白茅根。

5.肝肾阴虚证

症状：尿痛不甚，淋沥不尽，伴低热或手足心热，腰膝酸软，头晕耳鸣，口干咽燥，舌红少苔，脉细数。

治法：滋阴清热。

处方：六味地黄汤加减（生地、牡丹皮、茯苓、泽泻、山药、山萸肉等）。

加减：气虚甚者加黄芪、西洋参、麦冬；肾虚明显加龟板、鳖甲；腰痛明显加杜仲。

（三）中医特色治疗

1.专方专药

（1）三金片：由金樱根、菝葜、羊开口、金沙藤、积雪草组成。具有清热解毒、利湿通淋、益肾的作用。适用于尿路感染属肾虚下焦湿热者。

（2）清淋合剂：由生地榆、生槐角、半枝莲、蛇舌草、大青叶等组成。具有清热解毒、利湿通淋之功。适用于尿路感染属下焦湿热者。

（3）癃清片：由泽泻、车前子、败酱草、金银花、牡丹皮、白花蛇舌草、赤芍、仙鹤草、黄连、黄柏等组成。具有清热解毒、凉血通淋的作用。适用于下焦湿热所致的热淋，症见尿频、尿急、尿痛、腰痛、小腹坠胀。

2.外治

（1）田螺肉7个，淡豆豉10粒，连须葱头3个，车前草3蔸（鲜），食盐少许。将上药共捣烂成饼，敷贴于患者脐孔上，日1次，敷至病愈为止。适应证：淋证，小便点滴刺痛。

（2）麝香0.5g，白胡椒7粒（研为粉末）。先将患者脐孔洗净，然后将麝香纳入，再将胡椒粉撒入脐孔上，胶布固定。7～10天换药1次，10次为1个疗程。适应证：慢性前列腺炎之淋证。

六、预防与调护

日常生活中应注意多饮水，勤排尿，勿憋尿。注意会阴部的局部卫生，避免或减少导尿及尿道器械检查，加强锻炼，提高机体免疫力。

第二节 慢性肾盂肾炎

一、概述

（一）定义及流行病学

慢性肾盂肾炎（CPN）是细菌感染导致的相关肾脏疾病。除慢性间质性肾炎改变外，还有肾盏、肾盂炎症，纤维化及变形且在病史或细菌学上有尿路感染证据。慢性肾盂肾炎病程经过隐蔽。尿路感染表现很不明显，常表现为间歇性无症状细菌尿，和（或）间歇性尿急、尿频等下尿感症状，腰腹不适和（或）间歇性低热，多尿、夜尿增多、蛋白尿，低钠、低或高血钾，肾小管酸中毒，甚至出现慢性进行性肾功能损害。目前将慢性肾盂肾炎分为三个类型：伴有反流的慢性肾盂肾炎(反流性肾病);伴有阻塞的慢性肾盂肾炎(梗阻性慢性肾盂肾炎);特发性慢性肾盂肾炎。慢性肾盂肾炎确切发病率不明,在对慢性肾衰竭患者的尸体解剖中,由慢性肾盂肾炎所致者占 20% 左右。

(二)中医相关的病证

中医历代典籍中虽没有慢性肾盂肾炎的病名,但根据其主要临床表现(尿急、尿频、腰痛、血尿)及理化检查(镜下血尿、蛋白尿),可将其归属于"劳淋""腰痛""尿血""尿浊"等范畴。

二、病因病机

目前认为慢性肾盂肾炎病位在肾、膀胱,涉及脾、肝,多因肾元亏虚,肾与膀胱气化不利,加之湿热等邪蕴结下焦,或久病脏腑功能失调所致。其病以肾虚为本,膀胱湿热为标。湿热蕴结下焦,肾与膀胱气化不利是其基本病机。本虚标实,虚实夹杂是其病机特点。

三、辨病

(一)症状

半数患者有急性肾盂肾炎发作病史,起病时症状较轻微,不易发现。其余表现为高血压或者慢性肾衰竭的一些临床症状,尤见于不伴梗阻的患者。有梗阻者多有急性感染史及下尿路症状。根据慢性肾盂肾炎临床表现及特点分为以下几种类型。

1.反复发作型

本型为典型 CPN。患者有急性肾盂肾炎病史,此后反复发作,表现为尿路刺激症状,伴有菌尿、低热或中等热度及腰痛症状。

2.长期低热型

患者无尿路刺激症状,仅有低热、头昏、疲乏无力、体重减轻、食欲减退及面色萎黄等症状。

3.无症状性菌尿

患者既无全身症状,又无尿路刺激症状,而尿中含有大量的细菌、少量白细胞,偶见管型。

4.血尿型

少数患者发作时除表现为轻度尿路刺激症状外,主要以反复发作性血尿为特征,尿色暗红而浑浊,多伴有腰酸腰痛。

5.高血压型

主要表现为以头昏、头痛及疲乏无力为特征的高血压症状,或偶尔检查发现有高血压,而无明显尿路刺激症状,可有间歇性菌尿或无菌尿。

6.慢性肾衰竭型

一开始即为慢性肾衰竭的表现,如恶心,呕吐,头晕乏力等并可有高血压和无症状性菌尿。在出现肾衰竭前可有夜尿多表现。

(二)体征

慢性肾盂肾炎患者常表现为低热或者中等热度;亦可伴有高血压,甚至少数恶性高血压。

慢性肾脏病患者会出现营养不良,颜面眼睑、双下肢水肿甚至全身水肿;有尿素味提示肾衰竭,观察眼结膜、甲床、颜面苍白或萎黄提示贫血。季肋点、上输尿管、中输尿管点、肋脊点、肋腰点压痛提示炎症,慢性肾盂肾炎时腰部及双肾叩击痛可呈阳性。

(三)辅助检查

1.尿常规检查

多数患者尿镜检异常成间歇性出现,即有时见少量白细胞、红细胞及管型,偶尔有微量蛋白尿,有时尿检无异常,如有蛋白尿则提示肾小球受累。

2.尿细菌学检查

目前多采用新鲜清洁中段尿培养法。尿细胞培养阳性,菌落计数 $> 1 \times 10^5/L$(10 万/mL)即有诊断价值,$10^3 \sim 10^5/L$[(1 万~10 万)/mL]为可疑,应重复培养。若培养为阴性,诊断有怀疑时,需进一步排除多种因素的影响,有一部分患者多次培养均为阴性。

3.肾功能检查

肾小管功能异常出现较早,表现为低渗尿,低比重尿,尿钠等,尿钾排出增多,肾小管性酸中毒;晚期出现慢性肾衰竭,血尿素氮及肌酐不同程度升高。

4.膀胱镜检查

膀胱镜检查可能发现在患侧输尿管口有炎症变化,输尿管导管受阻。

5.肾脏影像检查

肾脏影像检查肾脏放射学检查对慢性肾盂肾炎的诊断意义较大。

6.同位素肾图检查

分泌段斜率降低,峰顶变钝或增宽而后移;排泄段起始时间延迟,多呈抛物线状曲线。

7.肾脏超声检查

肾脏超声检查可明确肾脏的大小以及尿路系统有无结石、畸形、肾下垂、肾盂积水等情况。可见肾盂肾盏变形,肾影不规则甚至缩小。

四、类病辨别

(一)下尿路感染

下尿路感染通常是指膀胱炎。主要表现为膀胱刺激征,即尿频、尿急、尿痛,白细胞尿,偶有血尿,膀胱区可有不适。一般无明显全身感染症状及肾区叩痛。

(二)肾、泌尿道结核

肾、泌尿道结核时尿路刺激症状明显,尿沉渣涂片可找到抗酸杆菌(要除外尿垢杆菌污染),尿普通细菌培养阴性而结核杆菌培养阳性,尿亚硝酸还原试验阴性。静脉肾盂造影有时可发现空洞形成和尿路狭窄。

(三)尿道综合征

尿道综合征是一组最常见的与尿感有关的综合征,有明显的尿频、尿急、排尿困难等尿路刺激症状,但无发热、恶心、食欲下降等全身表现及肾区叩痛。中段尿检查白细胞数不增多或稍增多,尿培养多阴性或菌落计数$<10^4$/mL。患者多为中年女性,部分有明显精神因素。

五、中医论治

(一)治疗原则

本病本虚标实,虚实夹杂。本虚以肾虚为主,也可见脾虚,标实以湿热、血瘀为主。治疗当分清标本缓急而治之。急性发作期应着重祛邪,治疗同急性肾盂肾炎;慢性期则祛邪与扶正兼顾,补虚与清化湿热并重,佐以活血祛瘀,采取扶正为主、祛邪为次的原则,根据不同情况辨证治之。

(二)辨证论治

1.肾阴不足,湿热留滞证

症状:尿频而短,小便涩痛反复发作;或伴有低热,口干咽燥;或头晕耳鸣,腰膝酸痛。舌质红,苔少或苔黄薄腻,脉细数。

治法:滋阴益肾,清热利湿。

处方:知柏地黄丸加减(知母、黄柏、山药、当归、丹皮、泽泻、生地等)。

加减:尿赤热痛重者加金银花、紫花地丁;阴虚内热加青蒿、地骨皮;腰痛甚者加川断、桑寄生;血尿者加小蓟、白茅根。

2.肝肾阴虚,湿热内蕴证

症状:腰膝酸软,手足心热,眩晕,乏力,大便秘结。兼有尿频、尿急、尿痛。舌质红,苔薄黄,脉弦细。

治法:清热养阴,解毒通淋。

处方:杞菊地黄丸加减(枸杞、菊花、生地、山茱萸、牡丹皮、山药、茯苓、泽泻等)。

加减:气虚者加黄芪、党参;小便涩热者加蒲公英、紫花地丁;口干明显者加石斛、玄参;血尿者加大、小蓟。

3.脾肾两虚,湿热未清证

症状:病延日久,反复发作,腰痛绵绵,小便频数遇劳尤甚,纳少倦怠乏力,面色萎黄,颜面下肢肿胀或有浮肿。舌淡红,苔薄白,脉沉细。

治法:健脾补肾,清热通淋。

处方:参苓白术散加减(党参、茯苓、莲子、黄芪、白术、山药、薏苡仁、桔梗等)。

加减:肾阳虚酌加肉桂、仙茅;夹有湿热、浮肿明显者加黄柏、车前子;腰酸痛加狗脊、川断。

4.气阴两虚,湿热未尽证

症状:病程缠绵,小便频急、淋涩不已,反复发作;或神疲倦怠,少气懒言,面色㿠白,小腹作胀;或手足心热,口干咽燥。舌质红,苔少,脉细数或沉弱。

治法:益气养阴,清热利湿。

处方:保真汤加减(当归、人参、生地、白术、黄芪、茯苓、麦冬、赤芍、甘草、陈皮、厚朴等)。

加减:小便涩痛明显加萹蓄、瞿麦;口干、舌红等阴伤症状明显加女贞子、旱莲草、地骨皮;气虚甚者加用玉屏风散等。

5.气滞血瘀,湿热留滞证

症状:发作前常有情绪波动,急躁易怒,腰胁刺痛酸胀,少腹胀痛不适,舌紫或舌边有瘀斑,脉细涩。

治法:凉血祛瘀,清利湿热。

处方:桃红四物汤加碱(桃仁、红花、当归、乌药、川楝子、泽兰、香附、石韦等)。

加减:瘀血明显加水蛭;腰痛加杜仲、牛膝等。

(三)中医特色治疗

1.专方专药

(1)三金片:由金樱根、菝葜、羊开口、金沙藤、积雪草组成。具有清热解毒、利湿通淋、益肾的作用。适用于慢性肾盂肾炎属肾虚下焦湿热者。

(2)清淋合剂:由生地榆、生槐角、半枝莲、蛇舌草、大青叶等组成。具有清热解毒、利湿通淋之功。适用于慢性肾盂肾炎急性发作者。

(3)滋阴通关丸:由知母、黄柏、肉桂组成。具有清下焦蕴热、助膀胱气化之功。适用于慢性肾盂肾炎属热蕴膀胱者。

2.针刺疗法

(1)针刺委中、阴谷、照海、太溪、气海、肾俞、中级、关元穴等,每日1次,15天为1个疗程。可调畅气机、补脾肾、清热通淋。

(2)耳针:取肾、脾、膀胱、三焦,用王不留行籽贴压耳穴。隔日换1次,左右交替,每天用同侧手按捏十几次,每次2～3分钟。

3.食疗

(1)葫芦皮、冬瓜皮、西瓜皮各30g,红枣10g,同放锅内加水约400mL,煎至约150mL,去渣即成。饮汤,每日1剂,适合慢性肾盂肾炎水肿患者。

(2)活鲫鱼1～2条,大米50g,灯心花5～8根。上3味加水适量,煮成稀粥食用。每日1剂,适用于肾盂肾炎下焦湿热者。

(3)鲜茅根200g,大米200g。先将茅根洗净,加水适量,煎煮半小时,捞去药渣,再加淘洗的大米,继续煮成粥。分顿1日内食用。适用于肾盂肾炎明显血尿、水肿的患者。

第三节　慢性肾衰竭

一、概述

(一)定义及流行病学

慢性肾衰竭(CRF)是指各种原因导致肾脏慢性进行性损害,肾脏不能维持其基本功能,临床以代谢产物和毒素潴留,水、电解质和酸碱平衡紊乱以及某些内分泌功能异常等表现为特征的一组综合征。该病为各种原发性和继发性肾脏疾病持续进展的共同转归,其终末期称为尿毒症。

慢性肾脏病已经成为全球范围内的公共健康卫生问题,患病率日益增高,且因往往持续进展而需要透析,心脑血管并发症及死亡等更是逐年飙升。近年来,美国、欧洲、日本、澳大利亚及中国的北京、上海和香港地区相继进行了大规模的流行病学调查,均提示成人慢性肾脏病的患病率约高达10%,而患者中的知晓率仅9%左右。美国2002年ESRD发病率为33/百万人,约为1980年的4倍,ESRD患病率为1435/百万人,较1992年增加56%。来自西欧、东欧、非洲、日本的统计数据均表明,ESRD发病率明显升高,并且有老龄化趋势。目前尚无全国范围慢性肾衰竭人群统计资料,根据200万城镇人口统计资料结果推测,我国慢性肾衰竭发病率586/百万,男性和女性的发病率分别为458/百万和620/百万,以50～60岁年龄组发病率最高。慢性肾衰竭是所有进展性肾脏疾病的最终结局,因此慢性肾衰竭病因多种多样,常见原因主要有糖尿病肾病约占27.7%,高血压肾损害约占22.7%,慢性肾小球肾炎约占21.2%。

(二)中医相关的病证

CRF根据其症状及演变规律,可归属于中医学"水肿""关格""癃闭""肾风""溺毒""虚劳"等范畴。

二、病因病机

慢性肾衰竭虽由多种肾脏疾患转化而来,但因其原发病的不同,病因病机也有差异,但总体来说,肾元虚衰、湿浊内蕴是其根本病机。感受外邪、饮食不当、劳倦过度、药毒伤肾常常是其诱发及加重因素。

CRF的中医病机特点是正虚邪实。正虚以脾肾阳虚为本,包括脏腑、气血、阴阳的虚损。邪实主要指瘀血、浊毒、湿浊。早期多表现为脾肾两虚以正虚为主。后期虚实错杂,肾阳虚衰,浊邪壅盛。各种原因所致的肾阳虚衰可导致肾的开阖气化失常,固摄失司,而见尿少、尿闭、尿多、蛋白尿。浊邪水湿不能排出体外,溺毒内停,浊邪阻滞可致恶心、呕吐。脾虚可致水谷不能化生精微而为湿为浊,失其健运,气血生化乏源,可致贫血。脾肾阴阳衰惫,致肾失气化开阖之职,脾失通调水道之能,而使水湿内蕴体内,日久化浊,浊腐成毒,毒滞成瘀,而湿、浊、瘀、毒又相互交结,壅结于内,进一步加重脏腑的损害,四大病理因素互为因果,形成恶性循环。

总之,本病病位主要在肾,涉及肺、脾(胃)、肝等脏腑,其基本病机是本虚标实,本虚以肾元亏虚为主;标实为水气、湿浊、湿热、血瘀、肝风之证。

三、辨病

(一)症状

慢性肾衰竭早期(代偿期)临床上常无尿毒症症状。此时,某些应激可使患者肾功能急剧恶化,出现尿毒症症状。

1.胃肠道

首发症状常为食欲不振、恶心、呕吐。晚期口有尿味,部分患者可有消化道出血等。

2.心血管系统

如动脉粥样硬化、高血压、心包炎、心力衰竭等。

3.血液系统

尿毒症患者血液学异常包括贫血、出血和血小板功能障碍等。

4.呼吸系统

其呼出的气体有尿味。易遭受各种感染,主要是肺炎、支气管肺炎、支气管炎。咳嗽、痰中带血、呼吸困难等。

5.神经系统

中枢神经系统异常称为尿毒症脑病,临床表现为嗜睡、谵妄、扑翼样震颤、淡漠、乏力、注意力不集中、记忆力减退、失眠,严重者可昏迷。周围神经病变患者常有下肢感觉异常,包括灼热感、蚁走样感,活动后减轻,形成所谓的"不安宁腿"综合征。

6.皮肤表现

皮肤瘙痒,脱屑,无光泽,皮肤感染等。

7.骨骼系统表现

可出现肾性骨病,表现骨关节疼痛。

8.内分泌代谢紊乱

常有甲状旁腺功能亢进、肾性骨病、肾性贫血等。

9.感染

感染是慢性肾衰竭的主要死因之一。

10.代谢性酸中毒

当二氧化碳结合力<13.5mmol/L 时,则可有较明显症状,如呼吸深长、恶心和呕吐、虚弱无力、头痛、躁动不安,严重者可昏迷、心力衰竭和血压下降。酸中毒是尿毒症患者最常见的死亡原因之一。

11.水、电解质平衡失调

可致水肿或脱水,钙磷代谢失调等。

(二)辅助检查

1.血常规检查

多为正细胞正色素性贫血。白细胞数改变较少,酸中毒和感染时可使白细胞数增高。可伴有血小板降低。

2.尿常规检查

可有蛋白尿、红细胞、白细胞或管型,也可以改变不明显;尿渗透压降低;尿量减少,多在1000mL/d 以下,晚期可无尿。

3.肾功能检查

代偿期:内生肌酐清除率(Ccr)降低,但在 50mL/分钟以上,血肌酐(Scr)在 178μmol/L 以下;失代偿期:Ccr 50～20mL/分钟,Scr 178～442mmol/L;肾衰竭期:Ccr 20～10mL/分钟,Scr 443～707mmol/L;尿毒症期:Ccr<10mL/分钟时,Scr>707mmol/L。

4.血生化检查

血浆蛋白降低,总蛋白<60g/L,白蛋白<30g/L,血钙常低于 2mmoL/L 左右,血磷>1.

7mmoL/L,血钾、钠、氯、阴离子间隙随病情而变化。

四、类病辨别

本病主要与急性肾衰竭鉴别:①病史:明确诊断以往有无慢性肾脏疾病或可能影响到肾脏的全身疾病病史,或有无导致急性肾衰竭的肾前性、肾性、肾后性原发病因。②临床表现:贫血、尿量增多、夜尿增多,常是慢性肾衰竭的一个较明显的临床症状,而急性肾衰竭时常无此症状。③肾脏大小:慢性肾衰竭患者B超检查可发现肾脏体积小,而急性肾衰竭时肾脏大小正常或稍增大。④指甲肌酐测定:指甲肌酐的水平代表患者2~3个月前血中肌酐水平。⑤肾穿刺病理检查:此类患者行肾脏活检风险较大,应在条件许可且充分准备应对风险的情况下谨慎施行。

五、中医论治

(一)治疗原则

慢性肾衰竭属于本虚标实之证,治疗上主要给予标本兼治,扶正祛邪。扶正治则有益气健脾补肾、温肾健脾、滋补肝肾、补肾填髓、阴阳两补等。祛邪治则有利水除湿、行气利水、通腑泻浊、活血化瘀、清热解毒等。

(二)辨证论治

1.脾肾气虚证

症状:倦怠乏力,气短懒言,食少纳呆,腰膝酸软,脘腹胀满,大便干结,口淡不渴,舌淡有齿痕,脉沉细。

治法:补气健脾益肾。

处方:六君子汤加减。党参、白术、薏苡仁、山药、茯苓、陈皮、菟丝子、川续断等。

加减:神疲肢倦加黄芪;口中黏腻无味加苍术、白豆蔻、藿香;口苦口干加黄芩、栀子;大便干结加大黄。

2.脾肾阳虚证

症状:疲乏倦怠,容易感冒,不思纳食,呕吐清水,口中尿臭,大便溏薄,小便清长,畏寒肢冷,面色㿠白或晦滞。舌偏淡体胖,有齿印,苔白而润,脉沉细或濡细。

治法:温补脾肾。

处方:济生肾气丸加减。熟附子、肉桂、干地黄、山萸肉、山药、泽泻、丹皮、茯苓、车前子、怀牛膝等。

加减:呕吐清水加桂枝、茯苓;口中尿臭加黄连、吴茱萸;不思纳食加鸡内金、神曲;大便溏薄加山药、薏苡仁。

3.肝肾阴虚证

症状:头晕,头痛,神疲乏力,腰膝酸软,动则气短,口干唇燥,手足心热,大便干燥,尿少色黄,面色少华。舌红,薄黄腻苔,脉沉细或弦细。

治法：滋肾平肝。

处方：杞菊地黄汤加减。熟地、山茱萸、枸杞子、菊花、山药、丹皮、潼蒺藜、怀牛膝等。

加减：神疲乏力加黄芪、党参；手足心热、午后潮热、口干唇燥加玄参、麦冬、石斛、龟板；大便干燥加火麻仁；尿少色黄加车前子、滑石。

4.阴阳两虚证

症状：浑身乏力，畏寒肢冷，或手足心热，口干欲饮，腰膝酸软，或腰部酸痛，大便稀溏或五更泄泻，小便黄赤或清长；舌胖润有齿痕，舌苔白，脉沉细。全身虚弱症状明显。

治法：温扶元阳，补益真阴。

处方：金匮肾气丸或全鹿丸加减。桂枝、附子、熟地、山茱萸、山药、茯苓、丹皮、泽泻、人参、白术、炙甘草、当归、黄芪、枸杞子、杜仲、牛膝、芡实、菟丝子、五味子、锁阳、肉苁蓉、补骨脂、巴戟天、胡芦巴、续断、覆盆子、川椒等。

加减：若服药后出现口干、手足心热明显加生地、地骨皮；便干加大黄；大便稀薄加炮姜炭、茯苓。

5.湿浊证

症状：恶心呕吐，胸闷纳呆，或口淡黏腻，口有尿味。

治法：和中降逆，化湿泄浊。

处方：小半夏加茯苓汤加减。半夏、生姜、茯苓、陈皮、苏叶、姜竹茹等。

加减：若湿浊中阻，郁而化热加黄连。

6.湿热证

症状：中焦湿郁化热常见口干口苦，甚则口臭，恶心频频，舌苔黄腻；下焦湿热可见小溲黄赤或溲解不畅，尿频、尿急、尿痛等。

治法：中焦湿热宜清化和中；下焦湿热宜清利湿热。

处方：中焦湿热者以黄连温胆汤加减，下焦湿热以四妙丸加减。半夏、陈皮、茯苓、甘草、枳实、竹茹、黄连、大枣、苍术、黄柏、牛膝、薏苡仁等。

加减：湿热下注，小便黄赤加石韦、白花蛇舌草。

7.水气证

症状：面、肢浮肿或全身浮肿，甚则有胸腔积液、腹水。

治法：利水消肿。

处方：五皮饮或五苓散加减。桂枝、白术、桑白皮、陈皮、生姜皮、大腹皮、茯苓皮、猪苓、泽泻等。

加减：便溏泄泻加车前子、炒白术。

8.血瘀证

症状：面色晦暗或黧黑或口唇紫暗，腰痛固定或肢体麻木；舌紫暗或有瘀点瘀斑，脉涩或细涩。

治法：活血化瘀。

处方：桃红四物汤加减。桃仁、红花、当归、赤芍、熟地、川芎等。

加减：恶心呕吐加姜竹茹；不思饮食加鸡内金、神曲。

9.肝风证

症状:头痛头晕,手足蠕动,筋惕肉𥆧,抽搐痉厥;舌淡红,苔白或腻,或微黄,脉弦。

治法:镇肝熄风。

处方:天麻钩藤饮加减。天麻、钩藤、生石决明、川牛膝、桑寄生、杜仲、山栀、黄芩、益母草、朱茯神、夜交藤等。

加减:浮肿尿少加泽泻。

(三)中医特色治疗

1.专方专药

(1)抗纤灵冲剂:本方由丹参、制大黄、桃仁、当归、牛膝等组成,能促进胶原降解,促进肾内胶原分解代谢,减少肾内的胶原含量,改善肾脏纤维化,延缓肾功能恶化。

(2)肾衰冲剂:本方由党参、丹参、黄连、附子、制大黄等组成,对 5/6 肾切除诱发的 CRF 动物能明显改善肾组织结构,增加肾小球数量,改善肾小管功能,延缓肾衰竭进展。

(3)肾康灵冲剂:本方由人参、黄芪、枸杞子、淫羊藿、丹参、益母草、大黄、石韦、车前子组成,可降低红细胞免疫复合物花环,改善红细胞免疫功能。

2.特色治疗

(1)肾区中药热熨法:选用益母草、川芎、红花、透骨草、白芷、丹参,将药用水浸潮,置布袋中,用蒸锅蒸后将药袋直接热敷于双肾区,外加热水袋保温。该方法通过温热之力使药力直达病所,可显著改善尿毒症患者腰痛、腰酸症状,使尿量明显增加。

(2)中药足浴发汗法:选用川椒、红花、苍术、细辛、防风、羌活、独活、麻黄、桂枝、艾叶,加水煮沸沐足,使药物渗入经穴,借助汗液排出部分毒素来达到治疗目的。

(3)隔药灸疗法:取补肾健脾、温肾壮阳、活血化瘀中药附子、肉桂、黄芪、当归、补骨脂、仙茅、生大黄、地龙等加工成粉,用摇饼模具按压成饼。取穴进行隔药灸,结合血液透析,在降低血肌酐方面起一定作用。

(4)保留灌肠法:经典灌肠方为大黄、煅牡蛎、蒲公英。一般多配合清热解毒、活血化瘀、行气导滞的中药。

(5)中药全结肠透析:应用全结肠透析机进行中药全结肠透析治疗慢性肾衰竭,疗效较传统中药保留灌肠疗效好,无明显不良反应。

第四节 肾病综合征

一、概念

(一)定义及流行病学

肾病综合征(NS)是肾小球疾病中的一组临床综合征。典型表现为大量蛋白尿、低白蛋白血症、水肿、伴或不伴高脂血症。"大量"蛋白尿是一个人为的界限,历史上各国、各医院有不同的界限。我国使用的标准为尿蛋白≥3.5g/d,血浆白蛋白≤30g/L。本病最基本的特征为大量蛋白尿。

(二)中医相关的病证

中医学没有肾病综合征的病名,但根据水肿、腰酸痛、尿中泡沫增多等主要临床表现,可属于"水肿""腰痛"等范畴。

二、病因病机

肾病综合征的病因包括素因、主因和诱因。素体禀赋薄弱,脾肾亏虚为本病素因。风寒湿热外袭、湿毒浸淫,或饮食不节、劳倦太过、情志失调等为本病主因或诱因。

肾病综合征是以正气虚弱为本,邪实蕴郁为标,属本虚标实、虚实夹杂的疾病。正虚主要是脾肾两虚,邪实主要是湿瘀交阻。水湿是贯穿病程始终的病理产物,可以阻碍气机运行,又可伤阳、化热,形成瘀血。其病情演变,多以肺肾气虚、脾肾阳虚为主,病久不愈或反复发作或长期使用激素者,可阳损及阴,肝失滋养,出现肝肾阴虚或气阴两虚之证。

三、辨病

(一)症状

1.严重蛋白尿

本症是肾病综合征最主要的临床特征。主要成分为白蛋白,亦可为其他血浆蛋白成分。

2.低白蛋白血症

这是肾病综合征的第二个特征。

3.高脂血症和脂尿

血浆胆固醇、三酰甘油和磷脂均明显增加。低密度及极低密度脂蛋白增加,高密度脂蛋白正常或稍下降。

4.水肿

水肿程度一般与低白蛋白血症的程度一致。严重时引起胸腔积液、腹水、心包积液、颈部皮下水肿及纵隔积液以致呼吸困难。

5.并发症

①感染:主要为腹膜炎、胸膜炎、皮下感染、呼吸道感染和泌尿道感染。②血栓、栓塞性并发症:肾静脉血栓最为多见。③肾功能损伤。

(二)体征

大部分患者会出现颜面眼睑、四肢水肿,全身水肿时双下肢多较双上肢明显,常为凹陷性水肿,如果单侧下肢水肿或水肿程度左右不对称,要排除下肢深静脉血栓形成。严重者伴胸腔积液、腹水、心包积液。伴胸腔积液可见患侧胸廓外张、呼吸音减弱、叩诊浊音或实音;心包积液时可见心尖冲动减弱或消失,心浊音界向两侧扩大,并随体位改变而变化,听诊心音减弱而遥远;伴腹水时腹外形隆起,叩诊移动性浊音阳性。

(三)辅助检查

1.尿常规检查

单纯蛋白尿或伴镜下血尿,极少出现肉眼血尿。可见到细胞管型或大量透明管型。

2.24小时尿蛋白定量

超过3.5g/d。

3.血生化

血清白蛋白水平在30g/L以下。血浆中各种脂蛋白成分均增加。

4.肾功能

病理改变较重或合并急性肾功能损伤时,肾功能会出现改变。

5.肾活检

肾活检是确诊肾病综合征病理类型的金标准。

四、类病辨别

主要和以下常见的继发性肾病综合征相鉴别。

(一)糖尿病肾病

糖尿病肾病出现肾病综合征时,几乎都合并有视网膜病变,常伴有高血压和肾功能的改变。因此,对于没有视网膜病变而糖尿病病程又短于10年的患者,肾穿刺活检可以明确诊断,对决定治疗有意义。

(二)狼疮性肾炎

多发于青年女性,常伴多系统受累,特别是发热,关节炎,面部红斑,贫血,白细胞、血小板减少等临床表现以及抗核抗体谱、血清补体C3、皮肤狼疮细胞及肾活检可鉴别。

(三)过敏性紫癜肾炎

多发生于10岁以下儿童,成人少见。几乎全部患者表现为特征性皮疹,但有时表现极轻;约2/3的患者出现多发性关节肿痛;典型肾脏受累表现为血尿、蛋白尿或肾病综合征。根据典型的皮肤、关节、胃肠道及肾脏受累表现及肾脏病理IgA沉着为主的系膜增殖性病理改变可鉴别。

五、中医论治

(一)治疗原则

将本病分水肿期和水肿消退期治疗。水肿期的治疗有发汗、利尿、泻下逐水等治法。临床上视病机不同,还常常采用清热解毒、温阳化气、健脾益气、育阴利水、活血化瘀等治法。水肿消退期患者主要以持续蛋白尿(或伴血尿)为主,多采用滋阴益气,健脾益肾之法,但应当适当配合利湿活血等祛邪之法,必要时配合固肾涩精以减少尿蛋白。

（二）辨证论治

针对水肿期按阳水、阴水进行辨证分型论治。

1.阳水

（1）风水泛滥证

症状：眼睑及头面先肿，继则波及四肢及全身，来势迅速，多有恶寒，发热，肢节酸楚，小便不利等。偏于风热者，咽喉红肿疼痛，舌质红，脉浮滑数。偏于风寒者，兼恶寒，咳喘，舌苔薄白，脉浮滑或浮紧。

治法：偏于风热：疏风清热，宣肺利水；偏于风寒：疏风散寒，宣肺利水。

处方：越婢加术汤加减。麻黄、石膏、白术、甘草、大枣、生姜、茯苓、泽泻、白茅根等。

加减：偏于风热加黄芩、板蓝根、金银花、连翘、桔梗；偏于风寒加苏叶、桂枝、防风等；大量蛋白尿加萆薢、蝉蜕。

（2）湿毒侵淫证

症状：头面眼睑浮肿，延及全身，皮肤光亮，尿少色赤，身发疮痍，甚则溃烂，可伴恶风发热，舌质红，苔薄黄，脉浮数或滑数。

治法：宣肺解毒，利湿消肿。

处方：麻黄连翘赤小豆汤合五味消毒饮加减。麻黄、杏仁、桑白皮、赤小豆、金银花、野菊花、蒲公英、紫花地丁、紫背天葵、桑白皮、生姜、大枣等。

加减：脓毒甚当重用蒲公英、紫花地丁；湿盛糜烂加苦参、土茯苓；风盛而皮肤瘙痒加白鲜皮、地肤子；血热而痈疮红肿加丹皮、赤芍；大便不通加大黄、芒硝；伴尿血加凉血止血之品，如石韦、大蓟、荠菜花。

（3）寒湿浸渍证

症状：起病缓慢，病程较长。全身水肿，下肢明显，按之没指，小便短少，身体困重，胸闷，纳呆，泛恶，苔白腻脉沉缓。

治法：健脾化湿，通阳利水。

处方：五皮饮合胃苓汤加减。桑白皮、陈皮、大腹皮、茯苓皮、生姜皮、白术、茯苓、苍术、厚朴、猪苓、泽泻、肉桂等。

加减：肿甚而喘加麻黄、杏仁、葶苈子；寒湿重证，脘腹痞满，周身困重加附子、干姜。

（4）湿热壅盛证

症状：遍身浮肿，皮肤绷急光亮，烦热口渴，尿赤，或大便干结，舌红苔黄腻，脉沉数或濡数。

治法：清利湿热，利水消肿。

处方：疏凿饮子加减。商陆、槟榔、椒目、赤小豆、滑石、车前子、羌活、秦艽、茯苓皮、大腹皮、泽泻、生姜、白花蛇舌草、茵陈等。

加减：腹满便结合用已椒苈黄丸；湿热下注膀胱之尿血加大小蓟、白茅根等；肿势严重，喘促不得平卧加葶苈子、桑白皮；湿热化燥伤阴见口燥咽干、大便干结可用猪苓汤。

2.阴水

（1）脾肾阳虚证

症状：浮肿反复消长，腰以下肿为主，脘腹胀满，纳少便溏，畏寒肢冷，小便短少，舌质淡，苔白腻或白滑,脉沉缓或沉弱。

治法:温补脾肾,通阳利水。

处方:真武汤合实脾饮加减。附子、白术、干姜、茯苓、草果、大腹皮、猪苓、泽泻、厚朴、甘草、大枣等。

加减:湿邪内盛,脘腹胀满,苔白厚腻加苍术、木香;神疲乏力加党参、黄芪;四末不温,腰膝冷痛加肉桂、巴戟天、仙茅等。肾阳亏虚明显可用济生肾气丸或金匮肾气丸加减。

(2)肝肾阴虚证

症状:水肿不甚,主要见于眼睑及下肢,病程较长,迁延不愈,伴见烦热口渴,口舌干燥,面部潮红,五心烦热,腰酸腿软,大便秘结不畅。舌边红或质偏红、苔薄白腻或薄黄,脉弦细。本证多见于激素维持治疗阶段。

治法:滋补肝肾,兼化水湿。

处方:二至丸合杞菊地黄丸加减。女贞子、旱莲草、枸杞、麦冬、五味子、山茱萸、山药、泽泻、丹皮、茯苓、生地等。

加减:水肿较重加车前子、半枝莲;血尿加茜草、生地榆、白茅根;蛋白尿重加芡实、金樱子、沙苑蒺藜。

(3)血瘀水停证

症状:全身水肿,日久不消,面色晦暗或黧黑,肌肤甲错无华,舌紫暗或有瘀点,脉沉涩。

治法:活血通络,利水消肿。

处方:加味当归芍药散加减。当归、赤芍、川芎、泽泻、白术、茯苓、丹参、牛膝、车前子、泽兰、肉桂、猪苓等。

加减:兼气虚加党参、黄芪;腰膝酸软,神疲乏力可合用济生肾气丸。对于久病水肿者,虽无明显瘀阻之象,临床上亦常合用益母草、泽兰、桃仁、红花等药,以加强利尿消肿的效果。

(三)中医特色治疗

1.专方专药

(1)离明肾气汤:制附子、嫩桂枝、干地黄、山萸肉、炒山药、炒白术、白茯苓、盐泽泻、车前子、巴戟天、生黄芪。主要用于脾肾阳虚之水湿泛滥。

(2)参芪虫草片:黄芪、地黄、红参粉、大黄粉、冬虫夏草粉。本方对免疫状态有双向调节作用,有改善肾功能作用。

(3)加味地黄汤:熟地黄、山茱萸、山药、泽泻、茯苓、紫苏叶、蝉蜕、地肤子、黄芪、防风、白术、沙苑子。本方滋肾健脾、祛风渗湿。

2.针刺疗法

体针取脾俞配足三里,肾俞配太溪,用补法。另重灸气海以助阳化气,用泻法针水分以分利水邪。每日1次,10天为1个疗程。耳针取肝、肾、脾、皮质下、膀胱等穴,每次取其中2～3穴,双侧,中等刺激,隔日1次。针后留针20～30分钟,7次为1个疗程。

3.艾灸治疗

水肿期选水分(泻法)、气海(泻法)、关元(补法)。无肿期选两组穴:①气海、关元、右带脉

（均用补法）；②双肾俞、左带脉（均用补法），①、②组交替应用。取准穴位后，用鲜生姜切成厚 0.1cm，直径 0.8cm 的薄片，中间用针刺 3～4 孔，置在穴位皮肤上。艾绒捻成黄豆大的艾炷（中壮）放在姜片上燃烧，待到炷焰欲尽时，施泻法即把艾炷移掉，施补法即用火柴盒（他物也可）对准炷焰盖压半分钟，俟余焰热感继续透入穴内。每次每穴灸 5 壮，隔日 1 次。连续 15 次为 1 个疗程。

4.穴位注射

取穴肾俞、足三里。将穴位局部皮肤常规消毒后，用 10mL 无菌注射器及 5 号长针头，将鱼腥草注射液吸入针筒，进针得气后，回抽无血，将药液缓慢注入，肾俞每穴注射 1.5mL，足三里每穴注射 2mL，起针后用无菌棉球按压片刻以防出血，隔日 1 次，连续治疗 2 个月，有效可续用。

5.外敷

（1）取肾康敷剂（丁香 10g，肉桂 10g，黄芪 30g，黄精 30g，大黄 10g，甘遂 8g，穿山甲 15g，土鳖虫 10g，共研细末）适量，配以姜汁、大蒜适量，调成糊状，外敷于双肾俞穴、涌泉穴及神阙穴，外以麝香壮骨膏固定。每晚睡时敷，晨起除掉，连用 2 个月，后隔日用 1 月。本法具有益气活血温阳、滋阴补肾、利湿泻浊的作用，能明显降低尿蛋白，提高血浆白蛋白。

（2）取敷脐消水方（甘遂、甘草、肉桂、冰片、沉香，研末）适量，麻油调配，制成 3cm×3cm×0.5cm 膏状，敷神阙穴，每日 1 次，20 天为 1 个疗程。适用于肾病综合征伴腹水者。

6.中药灌肠

用中药灌肠方（大黄 30g，槐米 30g，崩大碗 30g）水煎药液 200mL，高位结肠保留灌肠，每日 1 次。适用于湿热蕴结证水肿。

7.食疗

（1）赤小豆鲤鱼汤：赤小豆 100g，鲤鱼 1 条（约 250g），生姜 30g，葱 60g，无盐炖汤，吃鱼喝汤，适用于气血亏虚、低白蛋白血症水肿患者。

（2）鲫鱼冬瓜汤：鲫鱼 120g，冬瓜皮 60～120g。先将鲫鱼去鳞，剖腹去内脏，与冬瓜皮同放锅中，加水适量炖汤，不放盐，吃鱼喝汤，有减少尿蛋白和利尿消肿作用，适用于水肿伴低白蛋白血症患者。

（3）郁李苡仁粥：郁李仁 50g，薏苡仁 60g。先将郁李仁水煎去滓，入薏苡仁常法熬粥，煮至薏苡仁开花烂熟为度，一日 2 次，早晚服用，适用于水湿内停水肿患者。

第五节　泌尿系结石

一、概述

泌尿系结石症是指泌尿系统中有结石而言，因其所在部位不同，故名称亦异，如在肾脏称肾结石，在输尿管称输尿管结石，在膀胱称膀胱结石，在尿道称尿道结石，统称为泌尿系统结石症。

二、病因病机

(一)现代医学认为结石的形成有以下几种原因

1.尿路梗阻

因为尿液排出不畅,尿液的晶体物质过度饱和与尿液中的胶体物质结合造成沉淀。

2.感染

肾脏细菌感染后尿中细菌和炎性渗出物质脓液,积聚成团,可成为晶体物质的沉淀核心。

3.营养障碍

食物中缺乏维生素A可使肾盂上皮细胞角化和脱落,这些脱落的角化上皮聚集成团,可成为结石的核心。

4.内分泌系统疾病

如甲状旁腺功能亢进时,分泌过多的甲状旁腺激素造成血液钙大量增高,肾脏排出尿钙,尿磷酸盐过多,增加尿晶体浓度容易并发结石。

5.长期卧床

如骨折,骨结核,脊髓损伤,脊髓炎造成肢体瘫痪,长期卧床,产生骨质疏松,骨骼大量脱钙,增加尿钙和磷的排泄,同时由于久病卧床,活动减少,尿液郁积,尿内晶体物质在肾盂肾盏内留滞,增加肾结石形成的机会。

约83%的患者年龄为21~50岁,老人和儿童较少见,其病理变化主要是尿路阻塞影响排尿,尿潴留而引起感染,因此,梗阻潴留感染与结石四者互为因果,形成恶性循环,造成结石逐渐增大肾盂肾盏的积水也因梗阻而加重压迫肾实质终致肾功能损害加重。

泌尿系结石属中医学"石淋""砂淋""血淋""腹痛"等范畴。中医认为泌尿系结石形成,主要是湿热蕴结下焦,可由饮食不当饮食膏粱厚味,辛辣,肥甘湿热之品所致。或由肝气郁结,累及膀胱气化,或由房劳过度,导致脾肾两亏,所以病初多实证,久则由实转虚或虚实夹杂,湿热蕴结下焦肾和膀胱气化不利尿液受其煎熬,而致结成砂石。

(二)泌尿系结石的临床症状及诊断依据

1.疼痛

发作时腰腹绞痛,痛及前阴,面色苍白,冷汗淋漓,恶心呕吐,可伴有发热恶寒,小便涩痛频急,或有排尿中断。

2.血尿

肉眼可见血尿,小便颜色像红茶或酱油一样,有的血尿要在显微镜下检查才能发现。尿检有红细胞。

3.排尿异常

结石病还有尿频尿痛等症状。

4.做肾系B超检查或X线

腹部平片,肾盂造影等可明确结石部位和大小。必要时做膀胱镜逆行造影。

三、辨证论治

1.下焦湿热型

症状:腰腹绞痛,小便短涩灼热刺痛,尿色黄赤少腹拘急胀痛或有寒热,尿中带血,大便干结,脸色苍白,汗出淋漓,舌苔黄腻,脉弦或数。

治法:清热通淋排石。

方药:方取八正散加减。萹蓄、瞿麦各 15g,金钱草 50g,海金沙、滑石各 30g(布包煨),石韦20g,生大黄 6g(后下),木通 10g,车前子 30g,川楝子 30g,玄胡 15g,有血尿者加小蓟 30g,茜草炭 15g。

2.肝郁气滞型

症状:可见小便滞涩,淋漓不尽腰腹痛,向会阴部放射,舌苔薄脉象弦。

治法:理气通导排石。

方药:如偏实用沉香散加减。沉香 10g,青陈皮各 10g,白芍 15g,当归 10g,小茴 10g,伴川楝子 30g,玄胡 15g,枳壳 15g,香附 15g,台乌药 10g,海金沙 30g(布包),金钱草 30g,冬葵子 30g。如体质偏虚者加黄芪 15g,台党参 15g,柴胡 10g,升麻 6g。

3.瘀血内阻型

症状:可见小便热涩刺痛尿色深红或挟有血块腹痛剧烈或见心烦口渴,舌苔黄脉滑数或细涩。

治法:清热通淋,凉血止血。

方药:方取小蓟饮子加减。小蓟 30g,生地黄 15g,生蒲黄 12g(布包煎),海金沙 30g,藕节 5～7 个,冬葵子 30g,虎杖 15g,当归 10g,三七粉 3g(吞),琥珀粉 6g(吞)。

4.脾肾气虚型

症状:可见小便淋漓尿后余沥,时作时止,遇劳即发或见尿中排出细砂石,腰酸神疲,舌淡脉细弱。

治法:健脾益肾补气排石。

方药:方取无比山药丸加减。山药 30g,茯苓 15g,陈皮 10g,熟地 15g,枣皮 10g,巴戟天 10g,杜仲 12g,菟丝子 24g,枸杞子 15g,鸡内金 15g,金钱草 30g。

5.肾阴亏虚型

症状:可见头晕目眩,面色潮红,腰痛耳鸣,五心烦热,舌红少苔,脉象细数。

治法:滋阴降火,清热排石。

方药:方取知柏地黄丸加减。熟地 15g,枣皮 10g,山药 15g,知母、黄柏各 10g,桑寄生 24g,海金沙 30g,琥珀 6g(吞),金钱草 30g,女贞子、旱莲草各 20g。

附:验方数则备选用。

1.方药

金钱草 30g,海金沙 30g(布包),滑石 30g(布包),木通 10g,车前子30g,萹蓄 15g,炮甲珠 10g,川牛膝 15g。

服法:日1剂,加减,小便不利或尿痛者加黄柏10g,瞿麦15g,川楝子30g;尿血者,加小蓟草30g,血余炭15g,生地15g,丹皮10g,腰胁少腹疼痛较甚者加续断20g,乌药10g,剧烈肾绞痛者加乳香,没药各10g,生蒲黄10g,五灵脂10g,玄胡15g,必要时可服苏合香丸一粒以止痛。

2.方药

金钱草30g,冬葵子30g,石韦30g,芦根30g,交替服用,往往能收到排石的良效,而且没有不良反应。

3.方药

冰糖120g,香油炸核桃仁120g,蜂蜜150g,香油150g,混合服用,每日服4次,每次服20g,开水送下,可以软化结石或排石。

4.邓氏通淋汤(邓铁涛)

处方:金钱草30g,海金沙30g(布包),白芍15g,生地15g,鸡内金15g,琥珀6g,广木香15g,甘草6g。

功能:清热利湿,通淋逐石。

主治:输尿管结石。

5.金珀消石散(马骥方)

处方:海金沙100g,琥珀50g,芒硝100g,硼砂20g。

用法:上药共研细末,瓶装备用。

服法:每天2次,每次用开水送服5～10g。功能:活血散瘀,利尿通淋。

主治:泌尿系统结石。

6.三金排石汤(印会河)

处方:海金沙60g(布包),金钱草60g,鸡内金15g,石韦30g,冬葵子30g,硝石15g(包),车前子30g。

加减:尿石不尽者,可加煅鱼脑石30g,以加强排石作用。

用法:每天一剂水煎二次药汁合匀分三次服。

功能:利尿排石。

主治:泌尿系结石。

7.金石汤

处方:金钱草、海金沙、鸡内金、郁金各15～30g,石韦、滑石、穿破石、黄芪各20～40g,冬葵子、车前子、木通各15～20g,三七、丹参各10～20g。

加减:肾绞痛者加玄胡、川楝子各10～15g;血尿明显者加旱莲草、白茅根各20～30g;尿常规检查有脓细胞者加金银花、蒲公英各30g,脾肾气虚者加党参30g,枸杞子、杜仲各15g。

服法:日1剂。

功能:补气活血,排石利尿。

主治:泌尿系结石。

8.行气利水排石汤

治疗体外碎石后"石街"症。

处方:川牛膝、车前子、枳壳各 15g,茯苓、滑石、海金沙各 30g,玄胡 18g,肉苁蓉 15g,金钱草 30g。

加减:湿热明显者加薏仁 30g,黄柏 12g;阳虚明显者加仙茅 15g,沙苑子 20g,阴虚明显者加熟地黄、女贞子各 15g;气虚明显者加黄芪、党参各 20g,便秘者加芒硝 5g。

服法:每一天一剂水煎二次药汁合匀分三次服,一个月为 1 疗程。

9.三金疗石汤 1～3 号方

治疗结石,分溶石,攻石,防石三步骤进行。

处方:基本方,金钱草鸡内金各 30g,海金沙、路路通、川牛膝、车前子、石韦各 15g,穿破石、浮海石、滑石、枳壳、猪苓各 20g。

(1)溶石阶段:用三金疗石一号方。即主方重用鸡内金 45g,金钱草 50g,海金沙 30g,加生鳖甲 30g,每天 1 剂,以疼痛明显减轻止,一般 6～10 天。

(2)攻石阶段:用三金疗石 2 号方。即主方重用金钱草 60g,路路通、滑石、川牛膝各 25g。每天 1 剂,以疼痛诸症消失,结石排出止。一般 3～6 天。

(3)防石阶段:用三金 3 号方。即主方去穿破石、浮海石、滑石,加党参、乌梅、桃仁各 15g。每天 1 剂,一般服 10 天。

加减:腰痛加白芍 40g,甘草 15g,血尿加白茅根 30g,生地 20g;气虚加党参、黄芪各 20g;阳虚加熟附子、仙灵脾各 15g,大便秘结加芒硝(冲服)9g,纳差加神曲、麦芽各 30g;有胃病胀满不适者,加枳实 15g,白术 30g,陈皮 15g。

10.**灵心排石汤**

治尿路结石属湿热下注型者。有效率达 95%。

处方:威灵仙 50～80g(重用),金钱草 40g,石韦、郁金各 30g,生鸡内金、川牛膝、王不留行各 15g,甘草 3g,滑石 30g,瞿麦 20g。

加减:气虚加黄芪、党参;痛甚加玄胡,川楝子,没药;结石日久加三棱莪术。服法:水煎服,日 1 剂,15 天为一疗程。

中医治疗尿石病,大多以攻邪为主,然攻邪疗法应结合患者结石的具体情况,灵活掌握不能墨守成规,若一味行攻,容易耗伤正气。因此,本人在行攻法之前,适当地使用一阶段溶化尿石的方法,目的在于使尿石松散溶解易于排出。继而加重攻下之药,一举中的。收效之后,不忙于停药,而采用相应的预防结石复发措施,以兼其后,环环紧扣,从而提高排石率和治愈率降低复发率。

第五章 神经系统疾病

第一节 蛛网膜下隙出血

蛛网膜下隙出血是统指血液流入蛛网膜下隙的一种临床综合征,即脑表面或颅底的血管破裂,血液直接流入蛛网膜下隙,引起脑膜刺激症状及血性脑脊液者,称为蛛网膜下隙出血,包括外伤性和自发性两种。自发性蛛网膜下隙出血是本节讲述的主要内容。本病可发生于任何年龄,但以30~40岁最多见,其人口发病率约5/10万,仅次于脑梗死和脑出血,占脑血管病的第三位。与其他血管疾病比较,其特点是死亡率最高,致残率最低,有较高的临床治疗价值。

一、病因病机

(一)中医学认识

本病可纳入中医学头痛范畴。其病位在脑。脑为髓海,亦为精气之所,脑髓之充主要依赖肝肾之阴血及脾胃生化之精微以滋养。故本病与肝脾肾的关系尤为密切。气血亏虚,肝肾不足为发病之内因;骤然用力、情志过激、思虑过度、起居失常、寒热剧变为本病之诱因。其病机不外虚、火、风、痰、瘀五端。病机为情绪紧张,饮食失节,劳累为诱因,脾不健运,聚湿生痰,痰瘀化热,热极生风,风火夹痰,阻塞经络,气血逆乱,清窍闭塞,神为所扰,或痰瘀阻窍,气血不畅导致本病。

(二)现代医学认识

比较明确及多见的病因主要有3类。①动脉瘤破裂:包括先天性和动脉硬化性两类。②脑动静脉血管畸形:多见于青少年。③其他少见原因:烟雾病、各种感染引起的脑动脉炎、结缔组织病、肿瘤破坏血管、血液病等。

二、临床表现与诊断

(一)临床表现

1.一般情况

年龄:发病的年龄多与病因有关,40~50岁发病由先天性动脉瘤引起,60岁以上发病多由动脉硬化性动脉瘤引起,脑血管畸形多发生10~40岁,烟雾病常见于青少年。

性别:差异不大。男性多于女性。

起病方式:多在数分至数十分钟内达高峰。多在活动中发病。

诱因:如体力劳动、屏气大便、情绪激动、用力咳嗽和饮酒之后。

先兆征象:常见者为全头痛、局限性头痛、嗜睡、眼球运动障碍、三叉神经分布区头痛及项背疼痛等。

2.症状

头痛:突然剧烈头痛,难以忍受。

呕吐:恶心、呕吐,多呈喷射状、反复性。

意识障碍:轻者淡漠,失定向,谵妄,嗜睡及短暂神志模糊,重者昏迷逐渐加深,呈深昏迷,预后极差。

癫痫发作:本病并发癫痫者,尤其是癫痫持续状态者病死率甚高,可达 61.5%。

3.体征

脑膜刺激征:约 86%项强阳性;约 63%克氏征阳性。

脑神经损害征:一侧动眼神经麻痹最多见,亦可发生面神经、三叉神经、蜗神经的损害。

眼底改变:视网膜出血或视盘水肿,这种出血在发病 1 小时内即可出现。玻璃体膜下出血是其具有特征性意义的征象。

发热:在出血后第 2～3 天可有发热(38～39℃),一般认为属出血后吸收热。另外,以下几种情况临床极易引起误诊。①老年人头痛、恶心、脑膜刺激征等均可不出现或不典型,易漏诊。②极重型患者发病后很快进入深昏迷,并伴有去皮质强直及脑疝,很快死亡,易误诊为脑出血。

4.再出血征象

蛛网膜下隙出血有反复多次出血的倾向,再次出血则可使病死率和致残率增高。再出血以病后 1～3 周为高峰期。再出血的临床特征为:在病情好转的情况下突然发生剧烈头痛、频繁呕吐、意识障碍恶化、瞳孔不等大、眼底出血、脑脊液有新鲜出血、CT 扫描发现新的高密度影像。

5.辅助检查

(1) CT 扫描:目前已将 CT 列为蛛网膜下隙出血必须做的检查项目,必要时可连续观察。CT 扫描时间是越早越好,但在发病当时至 1 个月内均有意义。可清楚显示蛛网膜下隙积血的厚度,显示病变的部位与范围,有否脑血肿、脑梗死、脑积水等。

(2)脑脊液:脑脊液是常规检查项目之一,但不是最后的诊断手段。要注意脑脊液的外观颜色、颅内压力、细胞数量及种类、蛋白含量。

(3)脑血管造影:脑血管造影是确定病因的重要手段,对证实动脉瘤和动静脉畸形最有价值,对指导手术治疗有帮助。造影一般在出血后 1～2 周进行。

(4)磁共振成像(MRI):MRI 与 CT 在显示蛛网膜下隙出血方面各有所长,急性期(7 天以内)在 CT 上可清晰显示脑沟脑裂或脑池脑室的高密度影,而 MRI 远不如 CT 敏感。在 7 天以后 MRI 在显示蛛网膜下隙出血方面优于 CT,部分患者会因脑血管痉挛而引起局限性脑梗死,在 MRI 上可清晰显示,比 CT 优越。MRI 还可显示 CT 显示为等密度的血肿和隐形血管瘤。

（二）诊断要点

（1）发病急骤，数分钟内达到高峰。

（2）剧烈头痛、频繁呕吐、意识障碍、初期不伴有发热。

（3）项强、克氏征阳性。无其他神经系统定位体征。

（4）眼底可见玻璃膜下出血。

（5）腰穿 CSF 呈均匀一致的血性 CSF。

（6）脑血管造影、脑 CT 及 MRI 可明确诊断。

三、治疗

（一）中药内治

1.辨证要点

本病无意识障碍及肢体功能障碍者，可以头痛进行辨证施治。本病属本虚标实之候，故辨证首先辨明标本缓急。本病在急性期主要表现为风火相煽，痰浊上涌，血随气升，逆乱于上，溢出脉道的标实证，应给予祛邪；在恢复期，以本虚为主要表现，但标实之证未尽，为虚实夹杂之证。

2.治疗原则

本病急性期以标实为主，故急则治其标，首重祛邪，法用镇肝息风、清热涤痰、化痰通腑、止血、活血化瘀等。恢复期以本虚为主，邪气未尽，治当标本兼顾，扶正祛邪。

3.辨证分型

（1）阳明火炽

症状：头痛剧烈，以前额为主，亦可扩展至全头，颈强，面红，口气秽臭。恶心呕吐，口干口苦，渴喜冷饮，小便短黄，大便秘结，舌质红，苔黄，脉弦或弦滑。

治法：清胃泻火。

方药：泻心汤加减。黄芩、黄连、大黄、枳实、郁金、生甘草、知母、竹茹、牛膝。兼见痰热，舌苔黄腻者加胆南星、天竺黄；若见烦躁不宁加生地黄、牡丹皮。

（2）肝肾阴虚

症状：头痛，以空痛为主，目眩干涩，口干咽燥，颈强，五心烦热，腰膝酸软，舌红少苔，脉弦细或弦数。

治法：滋补肝肾。

方药：杞菊地黄汤加减。熟地黄、枸杞子、菊花、山茱萸、山药、牡丹皮、泽泻、生蒲黄、茯苓、墨旱莲、女贞子。若阴虚火旺者，加知母、黄柏；若兼见血瘀，舌暗或有瘀点，加川芎、桃仁。

（3）瘀血阻络

症状：头痛如针刺，固定不移，伴头昏目眩，颈强，舌质紫暗或有瘀斑，脉细涩。

治法：活血化瘀。

方药：通窍活血汤加减。当归、怀牛膝、川芎、赤芍、桃仁、红花、地龙、羌活、生地黄、蒲黄。若兼有痰浊加半夏、陈皮；若见血虚加女贞子、墨旱莲。

（4）痰浊蒙窍

症状：头痛昏重，眩晕呕吐，甚则突然昏仆，喉中痰鸣，或半身不遂，舌淡胖，苔白腻，脉弦滑。

治法：化痰开窍。

方药：涤痰汤加减。胆南星、半夏、白术、竹茹、枳实、陈皮、山药、茯苓、石菖蒲、远志、甘草。湿重者加薏苡仁；兼见痰热，舌苔黄腻加天竺黄；若见烦躁不宁加生地黄、牡丹皮。

（二）中药外治

（1）菊花药枕菊花，或薄荷，或桑叶，或绿豆适量装入枕芯内，睡时枕之，每日用枕头时间不少于 8 小时，1 个月为 1 疗程。

（2）吴茱萸研末，醋调敷足心，每日换 1 次，7 天为 1 疗程。适用于肝阳上亢者。

（三）针灸治疗

1.体针

急性蛛网膜下隙出血，针刺手法不宜过强，取穴亦少而精。无意识障碍者，取合谷、太冲、曲池、三阴交、足三里、丰隆、阳陵泉，用泻法或平补平泻法。口噤不开加颊车、地仓、下关；舌强加廉泉、通里；有意识障碍者，取十二井穴、人中、太冲、涌泉、内关、劳宫、丰隆、风池，以毫针轻刺，十二井穴以三棱针放血。

2.头针

一般选取病灶侧运动区、感觉区。感觉性失语、感觉障碍取对侧感觉区的下 2/5；下肢运动、感觉障碍者取对侧运动区、感觉区的上 2/5 及足运动区；面瘫、运动性失语取对侧运动区下 2/5；上肢运动、感觉障碍取对侧运动区、感觉区的 2/5。

3.耳针

穴取皮质下、脑点、肝、神门、三焦、瘫痪相应部位，每次取双侧 2～3 穴，中度刺激，隔日 1 次，也可以用王不留行籽胶布固定贴穴位，每次持续 2～3 天。每天用手揉搓穴位 4～5 次。

（四）饮食疗法

1.地黄粥

生地黄 20g，粳米 100g，煎粥温服，适用于肝肾阴虚者。

2.竹沥粥

淡竹沥、粟米各半，粥成加入竹沥，搅匀即食。适用于肝阳上亢，痰火偏盛者。

第二节　脑出血

脑出血（ICH）又称脑溢血，系指脑实质内的出血，可由脑内动脉、静脉或毛细血管破裂而引起，尤以动脉破裂者居多。高血压、脑动脉硬化是其最主要病因，其他还有脑梗死继发性脑出血、血液疾病、抗凝或溶血栓治疗、颅内肿瘤和脑血管畸形等因素。概括为损伤性和非损伤性两大类。非损伤性脑出血又称原发性或自发性脑出血，是由脑内血管病变引起的出血，其中绝大部分是高血压病伴发的脑小动脉病变血管破裂出血所致，称高血压性脑出血。损伤性脑出血可参看其他书籍,本节主要叙述高血压性脑出血。临床以突然发病,头痛呕吐、昏迷、肢体瘫痪、口角㖞斜、言语不利等为主要表现。脑出血是临床上常见的急性脑血管病之一,多见于50～70岁中老年人,男性略多于女性,寒冷季节或气温骤降时发病较多。

中医学认为脑出血为出血性中风,属中风病中的重症,其发病特征与自然界"善行而数变"的风邪特征相似,故以中风命名,临床多从中脏腑的闭证、脱证等进行辨证治疗。

一、病因病机

(一)中医学认识

目前,中医学认为脑出血(中风病)的发生与气血逆乱而导致阴阳失调密切有关,而下列因素是构成气血、阴阳失调的重要方面。

1.五志过极

由于情绪激动,未能自我调摄,可使脏腑受损,尤以心火、肝火上亢为甚。如暴怒使肝阳上亢,心火暴盛,血随气逆,上冲于脑。忧思悲恐又可使精耗血枯,甚则阴不敛阳,内风旋动。

2.饮食肥甘

膏粱厚味,味过于咸,或味过于甘,均为本病易患因素。如膏粱厚味,助湿蕴热,易生痰化火,致疖疮、消瘅、中风诸疾。嗜酒者,心火重,脾湿盛,湿蕴热,风阳升,故酒后致中风者,也屡见不鲜。

3.内伤积损

年老正气衰弱是发病的主要因素。年老气血本虚,加之内伤积损,或纵欲伤精,或久病气血耗伤,或劳倦过度,阴血亏虚则阴不制阳,风阳动越,挟气血痰火上冲于脑,蒙蔽清窍而发病。阳气者,烦劳则张,烦劳过度,易使阳气升张,引动风阳,致气血上逆而发病。

总之,本病是由于脏腑功能失调,正气虚弱,在情志过极,劳倦内伤,饮食不节,用力过度,气候骤变的诱发下,致瘀血阻滞,痰热内生,心火亢盛,肝阳暴亢,风火相煽,气血逆乱,上冲犯脑而形成本病。其病位在脑,与心、肝、脾、肾密切相关。其病机归纳起来不外风、火、痰、瘀、虚为主。

(二)现代医学认识

动脉粥样硬化有的也波及小动脉,使管壁变性,动脉周围组织缺血、坏死,在血压升高时可破裂出血。高血压与脑动脉硬化往往同时存在,互相促进,构成脑出血的主要病因,称为高血压动脉硬化性脑出血。高血压是脑出血最常见的病因,持续性高血压导致的动脉和小动脉硬化是脑出血最重要的原因。但不同部位和年龄的患者病因也会有所不同,如脑淀粉样血管病是老年人脑出血的重要原因,其他病因包括血液病(白血病、再生障碍性贫血、血小板减少性紫癜、血友病、红细胞增多症和镰状细胞贫血等)、动脉瘤、动静脉畸形、Moyamoya病、脑动脉炎、硬膜静脉窦血栓形成、夹层动脉瘤、原发或转移性肿瘤、梗死性脑出血、抗凝或溶栓治疗等。

二、临床表现与诊断

(一)临床表现

1.症状和体征

(1)头痛:60%～70%的患者有急性起病的头痛,开始头痛位于出血部位,以后可满头痛,如果破入脑室或蛛网膜下隙均有剧烈头痛。

(2)呕吐:50%～60%的患者起病有呕吐,少数患者为喷射样呕吐,严重者常合并胃肠道出血,呕吐咖啡色样胃内容物,随后有黑粪。

(3)头晕、眩晕:小脑出血或第四脑室出血者头晕、眩晕常为首发症状。如果伴有剧烈头痛,无意识障碍者,是比较典型的单纯小脑出血合并蛛网膜下隙出血。

(4)偏瘫:是脑出血最常见的症状,壳核、外囊出血病灶对侧也现不完全性偏瘫,进展型者和内囊后脑出血出现完全性偏瘫。

(5)偏身感觉障碍:病灶对侧偏身感觉障碍是内囊部位出血最常见的症状。

(6)偏盲:壳核、外囊出血者常出现病灶对侧偏盲,偏盲常常是由于脑出血或脑水肿压迫视放射所致,因而在壳核、外囊出血的局限型中偏盲发生率较少,而且在急性期过后,有时还可自行改善。

(7)失语症:优势半球壳核、外囊出血常常出现失语症,丘脑出血很少发生失语症,重症脑出血出现完全性失语,多数患者为运动性失语,少数患者出现感觉性失语。

(8)脑膜刺激征:基底核区出血破入脑室,多数患者可引出脑膜刺激征,深度昏迷者脑膜刺激征消失。

(9)意识障碍:不同部位的脑出血,出血量和出血速度不同,意识障碍的程度也不同。一般来讲,血肿大,波及丘脑、丘脑底部和脑干网状结构者,意识障碍都比较严重,脑室出血和脑干出血常为中至深度昏迷。大多数脑出血患者都有不同程度的意识障碍,轻者嗜睡、昏睡,严重者深度昏迷。

(10)眼底视盘水肿:大灶脑出血,特别是破入脑室者,脑水肿严重,颅内压增高,70%～80%的患者可出现眼底视盘水肿。早期出现视盘水肿者往往提示预后不良,在发病后1～3小时即出现视盘水肿者病死率100%,在48小时内出现视盘水肿者病死率约71%。

2.并发症

(1)消化道出血:消化道出血是脑出血严重的并发症,其发生率和病死率均高,脑出血并发消化道出血的发生率为14.69%～61.8%,呕血一般发生在1周之内,以1～3天为多,便血发生在7～15天者为多。

(2)肺部并发症:脑出血后1～5天主要危险是肺部并发症,病死率很高,应高度重视。脑出血后肺部并发症的发生率为8.2%～67.0%,以肺部感染最为常见,发生肺部感染后,患者体温升高,呼吸困难,肺部可听到大量湿性啰音。

(3)心脏并发症:脑出血患者常并发心肌梗死即脑心综合征,还有因短期内应用大量脱水药物引起急性左心功能不全和急性肺水肿的表现。

（二）诊断

多数患者发病年龄在 50 岁以上；有高血压病史，本次起病血压明显升高；起病急骤，常在兴奋状态时发病，如情绪激动、过度疲劳和用力大便等；多数患者有剧烈头痛和频繁呕吐。严重时伴胃肠道出血，呕吐咖啡色样胃内容物或黑粪；病灶对侧有偏瘫、偏身感觉障碍，可能有偏盲，或其他神经系统局灶症状和体征；优势半球出血还有言语功能障碍；可有脑膜刺激征；多数患者有意识障碍，严重时昏迷；如破入脑室和蛛网膜下隙则为血性脑脊液；头颅 CT 扫描有肯定诊断价值，可见出血灶。

脑出血应与其他常见急性脑血管疾病如脑血栓、脑栓塞和蛛网膜下隙出血鉴别（表 5-1）。

表 5-1　脑出血与急性脑血管疾病鉴别诊断

项目	缺血性脑血管病		出血性脑血管病	
	脑血栓形成	脑栓塞	脑出血	蛛网膜下隙出血
发病年龄	多在 60 岁以上	青壮年多见风湿性	59～65 岁多见	各组年龄均有
常见病因	动脉粥样硬化	心脏病	高血压及动脉硬化	动脉瘤、动脉畸形、高血压动脉硬化
TIA 史	常有	可有	多无	无
起病时状况	多在安静、血压下降、血流缓慢时	不定，常由静态到动态时	多在活动、情绪激动、血压上升时	同脑出血
起病缓急	缓慢（时、日）	最急（分、秒）	急（分、时）	急骤（分）
	脑血栓形成	脑栓塞	脑出血	蛛网膜下隙出血
昏迷	常无或较轻	少，短暂	常有，持续较深	少，短暂较浅
头痛	多无	少有	常有	剧烈
呕吐	少	少	多	最多
血压	正常或增高	多正常	明显增高	正常或增高
瞳孔	多正常	多正常	患侧有时大	多正常
眼底	动脉硬化	可能见动脉栓塞	动脉硬化，可能见到视网膜出血	可见玻璃体膜下出血
偏瘫	多见	多见	多见	无
颈项直	无	无	多见	无
脑脊液	多正常	多正常	压力增高，含血	压力增高，血性
CT 检查	脑内低密度灶	脑内低密度灶	脑内高密度灶	蛛网膜下隙高密度影
MRI	可见低密度灶	可见低密度灶	有高密度灶	蛛网膜下隙高密度灶

三、治疗

(一)中药内治

1.辨证论治

(1)中经络

①络脉空虚,风邪入中

症状:手足麻木,肌肤不仁,或突然口眼㖞斜,语言不利,口角流涎,甚则半身不遂。或兼见恶寒发热、肢体拘急、关节酸痛等症。舌苔薄白,脉浮弦或弦细。

治法:祛风通络,养血和营。

方药:大秦艽汤(《医学发明》)加减。秦艽12g,当归尾12g,赤芍12g,川芎15g,生地黄20g,牛膝15g,羌活15g,防风10g,熟地黄20g,茯苓15g,生石膏30g,黄芩12g。

加减:若仅见口眼㖞斜而无半身不遂等症者,可用牵正散加荆芥、防风、白芷以散风邪;兼表热者加金银花、连翘、薄荷以疏散风热,必要时加红花以活血化瘀。

②肝肾阴虚,风阳上扰

症状:平素头晕头痛,耳鸣目眩,膝酸腿软,突然发生口眼㖞斜,舌强语謇,半身不遂,舌质红或苔黄,脉弦细而数或弦滑。

治法:滋阴潜阳,镇肝息风。

方药:镇肝息风汤(《医学衷中参西录》)加减。怀牛膝10g,龙骨24g,生白芍24g,天冬24g,麦芽12g,代赭石30g,牡蛎24g,玄参15g,川楝子12g,茵陈蒿12g,甘草3g,龟甲15g。

加减:面红口干,舌红少苔者,加生地黄、熟地黄、何首乌、枸杞子;头目眩晕者加珍珠母、夏枯草。

(2)中脏腑

①闭证

a.风火激荡,痰浊壅闭

症状:突然昏仆,口噤目张,气粗息高,或两手握固,或躁扰不宁,口眼㖞斜,半身不遂,昏蒙不知人,颜面潮红,大便干燥,唇舌红、苔黄腻,脉弦滑数。

治法:凉肝清脑息风,佐以化痰开窍。

方药:首先灌服(或鼻饲)至宝丹以辛凉开窍,继用羚羊角汤(《医醇剩义》)加减。羚羊角粉(另冲)2g,龟甲2g,生地黄15g,牡丹皮15g,白芍15g,柴胡12g,薄荷3g,蝉蜕8g,菊花15g,夏枯草15g,石决明12g。

加减:便结者加大黄。

b.风盛湿郁,痰浊壅闭

症状:突然昏仆,不省人事,牙关紧闭,口噤不开,面白唇淡,痰涎壅盛,静而不烦,四肢欠温,苔白滑腻,脉沉滑。

治法:辛温开窍,豁痰息风。

方药:急用苏合香丸灌服(或鼻饲)以辛温开窍,并用涤痰汤(《奇效良方》)加减。制半夏

12g,胆南星 6g,陈皮 12g,枳实 12g,茯苓 12g,党参 12g,石菖蒲 9g,竹茹 12g,甘草 3g,生姜 6g。

加减:若痰涎壅盛,亦可加入蛇胆陈皮末、皂角炭以强化痰之力;若风盛,可加天麻、钩藤、僵蚕以平肝息风。

c.痰热腑实,风痰上扰

症状:突发神昏,半身不遂,口舌㖞斜,言语謇涩或失语,腹胀便秘,痰多口臭,舌红苔黄腻,脉弦滑。

治法:清热化痰,通腑开窍。

方药:黄竹清脑颗粒。黄连 6g,半夏 10g,陈皮 10g,茯苓 15g,枳实 10g,竹茹 10g,大黄 3g,当归 15g。

加减:若痰涎壅盛,可加胆南星、菖蒲。

②脱证

a.阳脱

症状:突然昏仆,不省人事,目合口开,鼻鼾息微,手撒肢冷,汗多不止,二便自遗,肢体软瘫,舌痿,脉微欲绝。

治法:益气回阳,扶正固脱。

方药:参附汤(《妇人良方》)加减。本方以人参大补元气,附子回阳救逆,干姜助附子阳气,炙甘草益气温中解毒。共奏回阳救逆之功。

加减:如汗多不止,可重用山萸肉、煅龙牡、五味子,以敛汗固脱。

b.阴脱

症状:面赤足冷,虚烦不安,脉极弱或浮大无根。

治法:峻补真阴,佐以扶阳。

方药:生脉散加味。生地黄 15g,麦冬 12g,石斛 12g,巴戟天 2g,肉苁蓉 12g,五味子 9g,石菖蒲 9g,远志 6g,附子(制)3g,肉桂 1g,人参 15g。

加减:必要时可加黄芪益气护卫。

c.阴阳两脱

症状:猝倒,痰涎壅盛,喉间痰鸣如拽锯,汗出如雨而味咸,神昏不语,口开,目合,遗尿,手足懈弛不收,脉细微。

治法:摄纳真阴,固护元气。

方药:参附汤和大定风珠去麻仁。以参附汤救阳,大定风珠救阴,去麻仁之滑泄,以免伤正,意在救脱。

加减:高热、抽搐加安宫牛黄丸。

2.中成药

(1)安宫牛黄丸:适用于中脏腑痰热闭证,每次口服 1 丸,每日 1~2 次。

(2)至宝丹:适用于中脏腑的阳闭证候者,每次 1 丸,每日 2 次。

(3)苏合香丸:适用于中脏腑的阴闭证候者,每次 1 丸,每日 1~2 次。

(4)醒脑静注射液:适用于中脏腑闭证和脱证,每次 40~60mL 加 5％葡萄糖注射液 250~500mL 静脉滴注,每日 1 次或分 2 次静脉滴注。

(5)清开灵注射液：适用于脑出血各种类型，每次 40～60mL 加 5％葡萄糖生理盐水注射液 500mL 静脉滴注，每日 1 次。

（二）针灸疗法

1.头痛

选太阳、头维、风池、列缺、合谷、百会等穴。

2.头晕、眩晕

选列缺、合谷、三阴交、风池、内关等穴。

3.呕吐

选中脘、足三里、合谷等穴。

（三）物理治疗

1.脑部理疗

如碘离子直流电导入法；超声波疗法。

2.肢体理疗

超短波疗法；痉挛肌电刺激疗法；方波脊髓下行通电疗法；生物反馈疗法；中频电疗法；热水浴疗法。

第三节 三叉神经痛

一、概述

三叉神经痛是指三叉神经分支范围内反复剧烈疼痛为主要症状的疾病。常因说话、吞咽、刷牙、洗脸及冷热等刺激而诱发，疼痛多从上颌支或下颌支开始。急骤出现阵发性电击样剧痛，或痛如刀割火灼，往往反复发作。中医典籍无此病名，属"面痛""头痛"范畴。

二、病因病机

本病的发生，与手足阳明经及足少阴经密切相关。手足阳明经与足少阴经均循绕侧面头部，与三叉神经在面部分布区域相近。诸如风寒、风热之邪外袭，循阳明、少阴经上扰头面，或阳明胃火与肝胆郁火上犯，阻遏经络，经气不通则痛。又痰浊内盛者，痰郁而化火，痰随火气上升，阻滞阳明，少阴经脉，以致名痛不愈，邪入血络，瘀血内阻等亦可引起头面疼痛。

此外，三叉神经痛患者，常可见到牙痛。中医学认为肾主骨，齿为骨之余。面属肾，若肾精亏损，真阴不足，阴虚火旺，或阴虚不能制阳，虚阳独亢，上冲头面，也可致头面疼痛。

三、辨证论治

1.风寒外袭型

症状：常因受风受凉等因素引发，发作时头侧面呈刀割样剧痛，面肌紧束。畏惧风寒刺激，局部喜暖,遇凉则痛剧,口淡不渴,舌苔薄白,脉浮紧。

治法:疏风散寒,通络止痛。

方药:用川芎茶调散为主。防风、荆芥、羌活、独活、川芎、白芷、藁本、苍耳子、细辛、制川乌、荜茇等。

或用面痛二号方:川芎、白附子、桂枝、半夏、防风、白芷、羌活、细辛、当归、丹参、地龙、甘草。

2.风热上犯型

症状:常因遇风及热等因素诱发,其疼痛势如火灼,或胀且痛,遇热加重,得凉稍舒,口干喜冷,大便干、小便黄,舌边尖红,苔薄黄,脉浮数或浮弦。

治法:疏风清热,活络止痛。

方药:用清空膏《兰室秘藏》方加减。升麻、葛根、钩藤、薄荷、蔓荆子、蝉蜕、柴胡、川芎、羌活、黄连、黄芩、银花、连翘、芦根等。或用面痛一号方《中医症状学》:川芎、菊花、荆芥、半夏、陈皮、蝉衣、赤芍、丹皮、丹参、地龙、当归、甘草。

3.胃火上冲型

症状:常因进食辛热炙煿食物诱发,症见面颊呈阵发性剧痛,痛如火灼,或伴牙龈肿痛,口气热臭,口渴喜冷饮,大便干结,舌质鲜红,苔黄厚,脉洪数。

治法:清胃泻火,通腑止痛。

方药:用清胃散或玉女煎加减。生石膏、知母、玄参、生地黄、麦冬、芦根、黄连、牡丹皮、淡竹叶、升麻、蜂房等,若大便不通加大黄、玄明粉。

4.肝火上炎型

症状:常因忧思愤怒等情志刺激而诱发。症见患侧面部突作阵发性灼热疼痛,或电击样闪痛,伴面红目赤烦躁易怒,夜寐不宁,胁肋胀痛,口苦咽干,溲赤便秘,舌质红,苔黄脉弦数。

治法:清肝泄火,活络止痛。

方药:用龙胆泻肝汤加味。龙胆草、山栀子、黄芩、夏枯草、决明子、柴胡、生地黄、车前子、木通、苦丁茶。

或用面痛三号方:柴胡、郁金、山栀子、青黛、丹参、地龙、当归、赤芍、川芎、陈皮、丹皮、甘草。

5.痰火上攻型

症状:常因进食时发作,多见于体丰形胖的患者。症见患侧头面呈胀闷剧痛,局部喜冷,口干不欲饮,头昏头重,胸脘痞闷,口吐痰涎,舌苔黄厚而腻,脉弦滑。

治法:化痰泄热,活络止痛。

方药:半夏、白术、天麻汤加减。法半夏、陈皮、茯苓、白术、胆南星、竹茹、天麻、枳壳、白僵蚕、地龙、黄连、栀子。

6.阴虚阳亢型

症状:常因睡眠不足或守夜、劳倦诱发。症见患侧头面抽掣样剧痛,伴两颧红赤五心烦热,或失眠健忘,头晕耳鸣,腰疲乏力,舌红少苔,脉弦细数。

治法:育阴潜阳,镇静止痛。

方药:镇肝熄风汤加减。生地黄 30g,天冬、玄参、白芍、知母、白蒺藜各 15g,龟板、怀牛膝、女贞子、僵蚕各 15g,甘草 6g,生龙骨、生牡蛎各 30g。

7.瘀血阻络型

症状:颜面阵发性剧痛,经久不愈,痛如锥刺,入夜尤甚,痛处拒按,舌质紫黯或有瘀点,脉细涩。

治法:祛痰、通络、活血止痛。

方药:通窍活血汤加减。当归、郁金、赤芍、柴胡各 12g。川芎、玄胡各 15g,泽兰叶 15g,三七、桃仁、红花、甘草各 10g,炮甲珠 10g。

三叉神经痛发作时,常使患者坐卧不安,痛苦难忍。而中医治疗本病疗效确切。本病发于头面部,依"高巅之上,唯风可到"之理。治疗方面,往往在辨证论治的基础上加祛风药,如川芎、白芷、细辛、羌活、升麻、钩藤、薄荷、蔓荆子等引药上行,能更好地起治疗作用。其次,本病常是经久不愈,反复发作。根据"久病入络"原理,在辨证用药的同时,可选用一些搜风通络之品。如僵蚕、全蝎、地龙、炮甲珠、蜈蚣等以加强疗效。

附:三叉神经痛验方数则备用

1.四味芍药汤

主治:三叉神经痛。

处方:生牡蛎 30g,生白芍 30g,甘草 15g,丹参 30g,玄胡 15g。日 1 剂,水煎服,以愈为度。

加减:胃火盛者加葛根、生石膏各 30g,黄连 10g,蒲公英 30g,蒲黄 10g;阴虚火旺者加生地黄 20g,麦冬 10g,丹皮、山栀各 10g,肝火旺盛加龙胆草、黄芩各 10g,夏枯草 30g,苦丁茶 15g。

2.柔肝解痉汤

主治:三叉神经痛。

处方:生白芍 30~60g,生甘草 15g,全蝎 6~10g,全蜈蚣 3 条,川芎 30g。日1剂,水煎服,饭后服。

加减:肝胃热盛者加生石膏 30g,龙胆草 10g;遇风痛重者加白芷、荆芥、细辛;病久痛甚加制马前子粉 0.3g 冲服;瘀血阻络者加红花、丹参、玄胡。

按语:本病多由情志内伤、肝失调达郁而化火上扰清窍,或肝阴亏虚,筋脉失养,肝风内动而致。本虚标实为本病之机。故以养血柔肝、息风止痉为治疗大法。重用白芍养血柔肝,缓急止痛;全蝎、蜈蚣熄风解痉,通络止痛;日久病入络,易致血瘀。外风尤易诱发故重用川芎活血行气,祛风止痛;甘草和中缓急,调解诸药,通经脉,利气血;与白芍配用增强缓急止痛之效。诸药伍用,养血柔肝;活血通络,息风镇痛,标本兼治,使久病获愈。

3.选奇汤

主治:眉棱骨痛。

处方:防风、羌活、黄芩、甘草、各 10g。

本病阳明头痛或少阳头痛伴见。若单独难见者,多为风热外束,痛时目不能开,用本方有奇效。

加减:如痛甚者可加僵蚕 15g,白蒺藜 15g,玄胡 15g。

4.上海曙光医院"三叉神经痛方"

主治:三叉神经痛及枕神经痛。

处方:荆芥炭 9g,生石决明 30g,玄胡 15g,白蒺藜 15g,嫩钩藤 30g,白僵蚕 15g,白芷 10g,炒蔓荆子 15g,陈皮 10g,全蝎粉 3g(吞)。水煎服,日 1 剂,7 天为1疗程。

第四节　高血压脑病

高血压脑病(HE)是由于血压骤然急剧升高引起的一种一过性急性全面脑功能障碍综合征。其主要临床表现为起病急骤,头痛、恶心、呕吐、黑矇、视物模糊、烦躁、意识模糊、嗜睡和癫痫发作等,还可出现一过性偏瘫、半身感觉障碍、脑神经瘫痪、失语等神经系统局灶体征,及时降血压治疗后所有症状在数分钟至数日内完全消失,不留后遗症。

一、病因病机

(一)中医学认识

1.肝阳上亢

素体阳盛,肝阳上亢,发为眩晕,或因长期忧郁恼怒,气郁化火,使肝阴暗耗,风阳升动,上扰清空,发为眩晕。或肾阴素亏,肝失所养,以致肝阴不足,肝阳上亢,发为眩晕。

2.气血亏虚

久病不愈,耗伤气血,或失血之后,虚而不复,或脾胃虚弱,不能健运水谷以生化气血,以致气血两虚,气虚则清阳不展,血虚则脑失所养,皆能发生眩晕。

3.肾精不足

肾为先天之本,藏精生髓,若先天不足,肾阴不充,或老年肾亏,或久病伤肾,或房劳过度,导致肾精亏耗,不能生髓,而脑为髓之海,髓海不足,上下俱虚,发生眩晕。

4.痰湿中阻

嗜酒肥甘,饥饱劳倦,伤于脾胃,健运失司,以致水谷不化,聚湿生痰,痰湿中阻,则清阳不升,浊阴不降,引起眩晕。

眩晕的病因虽如上述,但往往彼此影响,互相转化。如肾精亏虚本属阴虚,若因阴损及阳,可转为阴阳俱虚之证。有如痰湿中阻,初起多为湿痰偏盛,日久可痰郁化火,形成痰火为患。失血过多每使气随血脱,出现气血两亏的眩晕。

(二)现代医学认识

高血压是最基本的病因,任何类型高血压或任何原因引起的血压急剧过度升高均可引起高血压脑病。临床上以急进性高血压引起者最常见,尤其是并发肾功能衰竭或脑动脉硬化的患者,其次为急性或慢性肾小球肾炎、肾盂肾炎、子痫、原发性高血压、嗜铬细胞瘤等;原发性醛固酮增多症及主动脉狭窄也可引起,但临床上少见。

二、临床表现与诊断

（一）临床表现

（1）发病年龄与病因有关，平均为 40 岁左右，急性肾小球肾炎引起者多见于儿童或青年，慢性肾小球肾炎引起者则以青少年及成年人多见，子痫常见于年轻妇女，恶性高血压 30～50 岁最多见。

（2）成人舒张压＞140mmHg，由于儿童、孕妇或产后妇女的初始血压较低，当血压＞180/120mmHg 即可发病。眼底检查可见呈Ⅳ级高血压眼底改变，视盘水肿，视网膜出血。

（3）起病急骤，病情发展十分迅速，一般出现高血压脑病需经 12～48 小时，短则数分钟。主要临床表现为剧烈头痛、呕吐、黑矇、烦躁等先兆症状。发病后以脑水肿症状为主，大多数患者具有头痛、抽搐和意识障碍的高血压脑病三联征。头痛常是 HE 的早期症状，多数为全头痛或额枕部疼痛明显，咳嗽、活动用力时头痛加重，伴有恶心、呕吐，当血压下降后头痛可得以缓解。随着脑水肿进行性加重，于头痛数小时至 1～2 天后多出现程度不同的意识障碍，如嗜睡、昏睡、意识模糊、木僵、躁动不安、谵妄、定向力障碍、精神错乱，甚至昏迷。若视网膜动脉痉挛时，可出现视物模糊、偏盲或黑矇。有时还可出现一过性偏瘫、半身感觉障碍、脑神经瘫痪，甚至失语；亦可见全身性或局限性抽搐等神经系统症状。有些患者可有阵发性呼吸困难。少数病例于脑病后出现肾功能不全、尿毒症。及时降血压治疗后所有症状在数分钟至数日内完全消失，不留后遗症；否则可导致严重损害，发生昏迷和循环衰竭而死亡。

（4）头颅 CT 可见脑水肿所致的弥漫性脑白质密度降低，脑室变小。CT 和 MRI 显示的顶、枕叶水肿是高血压脑病的特征，偶见小灶性缺血或出血灶。脑电图可显示双侧同步的弥散性慢波活动，但无特异性。

（二）诊断要点

按照 1995 年全国第四届脑血管病学术会议通过的《各类脑血管疾病诊断要点》制定标准。

（1）有原发或继发性高血压病史，血压骤然升高（舒张压＞140mmHg）。

（2）出现颅内压增高症状及癫痫样发作，或有短暂的神经系统局灶体征。

（3）眼底可见高血压视网膜病变，头颅 CT 或 MRI 显示特征性顶、枕叶水肿。

（4）降压治疗后症状和体征在数小时内消失。

三、治疗

1.辨证论治

本病在临床上可分为急性期和恢复期。急性期主要是指起病急骤，病情在短时间内明显加重，经及时合理治疗，一般在 3 天至 1 周明显好转者；恢复期指急性期过后的一段时间，此时症状相对较轻，病情趋于恢复，时间长短因人而异。病机属性总以内生诸邪，邪实壅盛为标，肝脾肾亏虚，尤以肝肾阴虚为本。治疗上，前者重在祛邪，后者重在扶正，兼顾通络、利络、护络等。

（1）急性期

①肝阳上亢

症状：头胀痛而眩，遇劳、恼怒加重，心烦易怒，失眠多梦，胁痛，口苦，或颜面潮红，舌红苔薄黄，脉沉弦有力或脉弦细数。

治法：平肝潜阳，降气舒络。

方药：天麻钩藤饮加减。天麻10g，钩藤12g，石决明15g，代赭石15g，黄芩9g，栀子9g，川牛膝10g，杜仲10g，桑寄生15g，茯神15g，首乌藤15g，益母草10g。

加减：若见胁痛时作，伴口苦、恶心欲吐者，可配伍茵陈10g，柴胡9g，青皮9g，以理气疏肝，宣气通络。

②气火上逆

症状：头痛且胀，因情绪因素加重，面红目赤，口苦咽干，心中烦热，急躁易怒，失眠多梦，耳鸣嗡响或耳内如窒，或胸闷胁痛，便干尿黄，舌红苔黄，脉弦数有力。

治法：平肝顺气，降火宣壅。

方药：龙胆泻肝汤加减。龙胆草6g，栀子12g，黄芩10g，玄参10g，赤芍10g，牡丹皮10g，车前子9g，泽泻9g，当归6g，生地黄9g，柴胡6g，甘草6g。

加减：头痛甚者，可酌加天麻10g，钩藤10g以平肝气，潜肝阳，止头痛；烦躁明显者，可酌加石决明15g以镇肝潜阳，重坠肝气，降逆平冲，并重用黄芩15g、栀子15g以清肝泻火，直折气火上逆；大便干结者，系气火有余，充斥三焦，内灼大肠，耗伤津液所致，可酌加大黄9g、芦荟6g以清热泻火，导滞开结。

③痰热腑实

症状：头痛较重，面红目赤，躁扰不宁，神昏或昏聩，半身不遂，鼻鼾痰鸣，肢体强痉拘急，项背身热，频繁抽搐，舌质红绛，舌苔黄厚腻，脉弦滑数。

治法：清热化痰，通腑醒神。

方药：黄连温胆汤加减。黄连6g，枳实10g，竹茹12g，陈皮10g，茯苓15g，黄芩9g，栀子9g，大黄6g，赤芍10g，天竺黄10g，石菖蒲9g，草决明10g，夏枯草12g，神曲15g，生甘草3g。

加减：躁扰不宁或神昏者，应紧急配合灌服或鼻饲安宫牛黄丸；若鼻鼾痰鸣持续不减，可加竹沥10～20mL、胆南星6g、全瓜蒌15g以增强豁痰之力；神昏重者加郁金10g以加强开窍醒神之功。

（2）恢复期

①痰瘀互阻

症状：头痛如蒙如刺，经久不愈，时有眩晕，视物黑矇，胸脘满闷，时有呕恶，兼见健忘，失眠，心悸，精神不振，耳鸣耳聋，面唇紫暗，舌暗淡或紫或有瘀斑、瘀点，苔白腻，脉弦滑、沉细或细涩。

治法：通窍活络，祛痰化瘀。

方药：通窍活血汤合半夏白术天麻汤加减。当归9g，赤芍6g，川芎6g，桃仁9g，红花9g，郁金6g，制半夏9g，天麻9g，茯苓12g，老葱6g，生姜3g，大枣6g，甘草3g，人工麝香0.3g，黄酒 20mL。

加减:病程较长,头痛经久不愈者,可加入全蝎 1g、蜈蚣 1g 等虫类药搜逐络道,活络止痛;痰湿阻遏中气而现脘闷,纳呆,腹胀者,宜加白术 9g、砂仁 6g 以理气化湿健脾;若伴见神疲乏力、少气自汗等气虚证者,加用黄芪 30g 以补气行血。待病缓,可以四君子汤善后调服,以健脾益气,阻断生痰之源。

②肝肾阴虚

症状:头痛且眩,隐隐不舒,绵绵不愈,两目干涩,视物昏花,或有黑矇,耳鸣,少寐健忘,心烦口干,神疲乏力,腰酸腿软,舌红苔薄或少苔,脉弦细或沉细无力。

治法:滋养肝肾,养阴填精。

方药:左归丸加减。熟地黄 12g,山茱萸 9g,山药 15g,枸杞子 12g,菟丝子 12g,鹿角霜 15g,怀牛膝 10g,龟甲胶 10g。

加减:若阴虚生内热,五心烦热,舌红,脉弦细数者,可加炙鳖甲 9g、知母 9g、盐黄柏 9g、牡丹皮 9g 以滋阴降火;若心肾不交,失眠,多梦,健忘者,加阿胶 9g、鸡子黄 1 个、炒酸枣仁 12g、柏子仁 12g 以交通心肾,养心安神;若子盗母气,肺肾阴虚,而见形体消瘦,时有干咳,心烦盗汗者,可加沙参 12g、麦冬 12g、玉竹 12g 以滋养肺肾;若水不涵木,肝阳上亢者,可加清肝、镇肝之品,如石决明 12g、钩藤 9g、地龙 12g。

2.中成药

(1)培元通脑胶囊:每次 3 粒,每日 3 次。适用于肾元亏虚,瘀血阻络证,症见偏身麻木,眩晕耳鸣,腰膝酸软,脉沉细者。

(2)醒脑静注射液:20mL 加入 0.9%氯化钠注射液 250mL 中,静脉滴注,10 天为 1 个疗程,适用于火壅毒盛,脑神受损者。

(3)牛黄清心丸:每次 1 丸,每日 1~2 次。适用于神志混乱,言语不清,痰涎壅盛,头晕目眩,癫痫惊风,痰迷心窍,痰火痰厥者。

(4)灯盏花注射液:50~100mg 加入 0.9%氯化钠注射液 250mL 中,静脉滴注。10 天为 1 个疗程,适用于脑络结滞,瘀象明显者。

(5)丹参酮注射液 20~60mg 加入 0.9%氯化钠注射液 250mL 中,静脉滴注。10 天为 1 个疗程,适用于脑络结滞,伴有心血瘀阻者。

(6)血塞通滴丸:每次 10 丸,每日 3 次。适用于脑络瘀阻者。

3.针灸治疗

(1)体针

①急性期采用醒脑开窍针法

取穴:人中、内关、极泉、三阴交、十二井穴、太冲、丰隆、劳宫。

操作:人中穴强刺激,至患者落泪为佳,余穴采用泻法,或点刺井穴放血,针刺时每次留针 20 分钟,每日 1 次,直至病情缓解。

②恢复期

a.肝肾阴虚:针刺太溪、肾俞、京门、三阴交、肝俞以滋阴补水,侠溪以平肝潜阳,用泻法。

b.痰瘀互阻:针刺足三里、丰隆、解溪、太白以健脾化痰,血海、三阴交活血化瘀,用平补平泻法;太渊、中脘、内关、章门以健胃理脾,用补法,且针刺中脘穴后予悬灸法。

(2)刺血疗法

取穴:大椎、百会、十宣、委中、太阳、降压沟。

操作:将三棱针和欲刺部位常规消毒,局部皮肤绷紧,拇、示、中三指持针,露出针尖,迅速、平稳、准确地点刺穴位,深度1~2分,大椎、太阳点刺出血加拔罐,十宣、降压沟点刺挤压出血,委中点刺缓慢放血,放血量10~15mL,共治疗1次。

(3)耳针

取穴:神门、肾、脾、心、肝、胆、耳尖、降压沟。

操作:每次取3~5穴,用毫针中等刺激,配合耳尖放血,留针15分钟,每日1次,直至病情缓解。

第五节　阿尔兹海默病

阿尔茨海默病(AD)是病因未明的原发性退行性神经系统变性疾病。临床特征为隐袭起病、进行性智能减退,多伴有人格改变。病理改变主要为老年斑、神经元纤维缠结、海马锥体细胞颗粒空泡变性和神经元缺失等病变。起病在65岁以前者(老年前期),多有同病家族史,病变发展较快,颞叶及顶叶病变较显著,常有失语和失明。

本病约占全部痴呆患者的55%,流行病学资料显示,65岁以上人群中痴呆患病率约为5%,并随年龄增长而增高,80岁以上老人的患病率约为20%左右。

一、病因病机

(一)中医学认识

古代中医学中无"老年性痴呆"的病名,但类似痴呆症状的描述可散见于呆证、文痴、武痴、善忘、语言颠倒、痴呆、癫病、狂病等病证。

现代中医学家对痴呆病因病机的认识不离虚实两端,本虚标实兼挟多见。虚主要包括肾精亏虚和气血衰少;实则包括痰湿蒙蔽、瘀血痹阻。病机责之肾肝心脾等脏腑功能失调,肾精失充,气血不足,脑髓失养,痰瘀互结,蒙蔽清窍。

痴呆之虚,虽广泛累及肾、脾、心、肝诸脏,但肾虚为其根本。肾精亏虚,脑髓不足始终贯穿该病的全过程。

在长期的临床实践中,中医药学不仅对痴呆的病因病理及证候特点有较全面和深入的认识,同时在治疗、保健及预防等方面也形成了较为系统的理论,总结了补肾填精、益气养血、涤痰、活血、开窍等治疗法则,以及许多行之有效的保健与预防方法和措施。

(二)现代医学认识

AD的病因目前尚不清楚。一般认为是各种致病因素相互作用的结果,主要与遗传和环境因素有关。

二、临床表现及诊断

（一）临床表现

AD起病缓慢，表现为进行性智能衰退而无缓解，60岁以后发病率高，女性多于男性。

1.记忆认知功能障碍

早期有健忘，逐渐表现记忆障碍。

2.精神症状

情感常淡漠或抑郁倾向，也可表现欣快、焦虑或抑郁。

3.其他

行为被动，动作单调刻板、笨拙。进食过多，随便乱吃等。睡眠节律常紊乱，夜间兴奋不眠甚至吵闹，白天精神萎靡、昏昏欲睡。少数患者的神经系统损害可导致失语、失用等，也可出现帕金森病和强握、吸吮等原始反射。严重者可大小便失禁，癫痫发作。

（二）诊断要点

（1）符合器质性精神障碍的诊断标准；

（2）全面性智能性损害；

（3）无突然的卒中样发作，疾病早期无局灶性神经系统损害的体征；

（4）无临床或特殊检查提示智能损害是由其他躯体或脑的疾病所致。

阿尔茨海默病与血管性痴呆鉴别见表5-2。

表5-2　AD与VD鉴别诊断

鉴别点	AD	VD
高血压病史或反复卒中史	无	有
病程特点	起病缓慢进行性发展	病情波动阶梯式恶化
早期症状	人格改变和记忆障碍	脑衰弱综合征
核心症状	全面性痴呆	以近记忆为主的部分痴呆
人格和自知力	早期丧失	保持一定时间
早期神经系统局灶症状和体征	无	有
脑影像等检查	弥散性脑皮质萎缩	多发性梗死、腔隙性梗死和软化灶
Hanchinski 缺血指数	低于4分	高于7分

三、治疗

（一）中药内治

1.辨证论治

（1）肝肾亏虚

　　症状:记忆力减退,健忘,表情呆钝,头昏耳鸣,懒惰思卧,齿枯发焦,腰酸腿软,步履不稳。偏阴虚可伴颧红盗汗,舌质红,少苔,脉细数。偏阳虚伴怕冷、小便不利,舌淡而胖,脉虚弱。

　　治法:肝肾阴虚者滋养肝肾;肾阳虚者补肾助阳。

　　方药:阴虚选大补阴丸化裁。熟地黄 30g,龟甲 30g(先煎),黄柏 12g,知母 10g,怀山药 15g,枸杞子 15g,山萸肉 15g,黄精 10g,远志 6g,绞股蓝 10g;阳虚选金匮肾气丸化裁:熟地黄 24g,山药 12g,山茱萸 12g,泽泻 9g,茯苓 9g,牡丹皮 9g,淫羊藿 15g,巴戟天 15g,刺五加 12g。

　　(2)心脾两虚

　　症状:反应迟钝,善忘,神情呆滞,或不辨方向等,伴头昏沉或头重如裹,嗜卧懒动,神疲倦怠,气短乏力,面色苍白或萎黄,手足不温,纳呆,便溏,舌质淡,苔腻,脉细弱。

　　治法:健脾养心,补益气血。

　　方药:归脾汤化裁。熟地黄 12g,枸杞子 12g,山茱萸 12g,肉苁蓉 9g,黄芪 30g,白术 12g,白芍 15g,茯苓 15g,山药 30g,石菖蒲 9g,远志 6g,五味子 6g,大枣 3 枚。

　　(3)痰火扰心

　　症状:患者呆滞明显,可伴情感性格改变,虚烦不得眠,躁扰不安,头晕目眩,手足心热,口气臭秽或口苦口黏,恶心呕吐,痰多黄黏,胸闷痞满,头昏头胀,不寐,大便秘结,舌红苔黄腻,脉滑数。

　　治法:清热解毒,化痰定志。

　　方药:黄连解毒汤化裁。黄连 9g,山栀子 9g,淡竹叶 9g,川芎 12g,远志 6g,丹参 15g,郁金 12g,知母 12g,酸枣仁 15g。

　　(4)痰浊蒙窍

　　症状:记忆力减退,智力衰退,表情呆滞,寡言少语,倦怠嗜卧,头重如裹,或口多涎沫,舌质淡,苔白,脉濡滑。

　　治法:健脾化痰,豁痰开窍。

　　方药:温胆汤合半夏白术天麻汤化裁。半夏 12g,白术 12g,陈皮 15g,茯苓 15g,竹茹 12g,枳实 15g,天麻 10g,郁金 6g,菖蒲 15g,丹参 15g,远志 6g。

　　2.中成药

　　(1)六味地黄丸

　　每次 8 丸,每日 2 次。适于肝肾阴虚证。

　　(2)金匮肾气丸

　　每次 8 丸,每日 2 次。适于肾阳虚证。

　　(3)归脾丸

　　每次 8 粒,每日 2 次。适用于心脾两虚者。

　　(4)八珍颗粒

　　每次 1 袋,每日 2 次。适于气血不足证。

　　(5)安脑丸

　　每次 1~2 丸,每日 2 次。适于痰热蒙窍证。

　　(6)牛黄清心丸

每次 1 丸,每日 2 次。适于痰热蒙窍证伴烦躁不安者。

(7)苏合香丸

每次 1 丸,每日 2 次。适于痰浊蒙窍证。

(二)针灸治疗

1.体针疗法

主穴:百会、四神聪、神庭、神门、风池、人中等。

辨证配穴:

(1)肝肾亏虚:肾俞、绝骨、太冲、足三里等。补法,每次 30 分钟,每日 1 次,治疗 1 月为 1 疗程。亦可接电针,断续波,30 分钟。

(2)心脾两虚:中脘、丰隆、内关、太溪、三阴交、通里等。补法,每次 30 分钟,每日 1 次,治疗 1 月为 1 疗程。亦可接电针,断续波,30 分钟。

(3)痰浊阻窍:四关、足三里、丰隆、内庭、郄门等。平补平泻,每次 30 分钟,每日 1 次,治疗 1 月为 1 疗程。亦可接电针,断续波,30 分钟。

(4)痰火扰心:太冲、丰隆、阳陵泉、血海、内关等。泻法,每次 30 分钟,每日 1 次,治疗 1 月为 1 疗程。亦可接电针,断续波,30 分钟。

2.头针

顶中线、额中线及额旁 1～3 线、颞前线、颞后线。以 28 号毫针,沿头皮 15°～30°斜刺进针至帽状腱膜下,进针深度 3cm,得气后留针 30 分钟,或可接电针。

3.耳针

神门、心、脑点、肝、肾、肾上腺等。每次取 3～5 穴,双侧用毫针中等量刺激,隔日 1 次,15 次为 1 疗程。

(三)康复治疗

康复是指综合、协调地应用各种非药物治疗、护理、心理支持、训练等措施和手段,以减少伤残者身心和社会功能障碍,提高生活质量,回归社会。对于痴呆患者,目的是使他们能够自理生活,进行一些简单的工作或家务,防止疾病进展,延缓痴呆恶化。

四、预后与调摄

该病确诊后病情常呈进行性加重,通常病程 5～10 年。患者多死于并发症,如压疮、肺部感染和深静脉血栓形成。在调护方面,主要注意以下几点:注意饮食、营养、水电解质平衡,鼓励患者适当活动和锻炼,预防感染,尤其肺和尿道感染。心理治疗、社会干预、适合患者及家属的健康教育应贯穿整个治疗过程。

第六节　多发性硬化

多发性硬化(MS)是一种可能由慢性病毒感染诱发自身免疫异常导致中枢神经系统多灶性受累引起的,以语言、视力、运动、感觉障碍和脑神经病症为主要表现的,具有自发缓解和复发特点的脱髓鞘疾病。MS 的发病年龄多在 20～40 岁,高峰在 30 岁左右。女性多于男性,临床表现十分复杂,几乎所有的神经症状均可包括,而且多变,由于症状多种多样,临床上很容易误诊。该病属于中医"痿病""痹病""风痱"等病症范畴。有些患者后期还可以出现间发性四肢抽搐、昏迷或智力减退,则可按"癫痫"和"痴呆"辨证论治。

一、病因病机

(一)中医学认识

中医无多发性硬化这一病名,就其临床表现而言与中医多个病症相关,中医主要将该病归属于传统医学中的"痿证",认为是由于正气不足,邪毒内侵,侵犯髓海,伤及经络,神机失用而导致。

五脏皆可致痿,而该病多责之于肝肾亏虚,湿毒内侵。虽皆属于痿,但有虚实之分,虚证多因肺脾虚弱,肝肾精血亏虚所致;实证常由寒、热、湿毒所犯。一般来说,本病单一症候者少见,多为数种症候并见的虚实夹杂证,且多属本虚标实。

治疗时一定要从整体观念出发,审证求因,辨证论治。治则为调和阴阳,培元固本,利湿化浊,解毒祛邪。中医药治疗,标本兼治,与西医治疗相比,预后良好,疗效稳定,不易复发。

(二)现代医学的认识

MS 的病因至今尚不明确,多数学者认为该病是一种自身免疫性疾病,病毒感染在发病过程中起一定作用,遗传因素和环境因素决定了个体易感性。

二、临床表现及诊断

(一)临床表现

1.症状

可急性、亚急性或慢性起病,我国 MS 患者急性或亚急性起病较多,部分患者可有头痛、眩晕、恶心、呕吐、上呼吸道感染、发热等前驱症状。MS 症状和体征多种多样,包括了从脊髓到大脑皮层的中枢神经系统任何部位损伤所致的表现。MS 病情多为反复加重和缓解,常出现首发症状后完全缓解,但也有不出现缓解或缓解不完全的趋势,总的病情呈逐渐加重趋势。在大多数病例临床病程保持 1～10 年或数十年,但极少数病例在发病数月内死亡,还有极少数病例一次缓解而持续终生。主要的临床症状如下。

(1)语言障碍:说话缓慢,语音含混,吐词不清,可伴吞咽困难。多因小脑病损或(和)假性球麻痹,引起构音肌共济失调或痉挛,而构音不清,语言轻重不一。严重时可有声带瘫痪。

(2)视力障碍:单侧或双侧视力减退或消失,复视,视野有暗点。

(3)颅神经病症:面瘫,复视,旋转性眼球震颤,视神经萎缩或视神经盘水肿,三叉神经痛,听力障碍等。

(4)感觉障碍:往往由脊髓后柱或脊髓丘脑束病损引起。病灶多见于颈髓。呈传导束型或节段型分布,以肢体疼痛、麻木、束带感、神经根性疼痛、烧灼或寒冷感为多,深感觉障碍明显,严重时可出现感觉性共济失调。疼痛作为早期症状也是常见的,多见于背部、小腿部与上肢。

(5)运动障碍:最常见。表现为不全或完全性截瘫或四肢瘫,从下肢无力开始,逐渐发展为痉挛性截瘫,可出现同侧上下肢中枢性瘫痪。常有非对称性肢体疲劳及沉重感,继之僵硬无力、瘫痪,可伴肌力降低,肌张力过高,腱反射亢进。小脑病损时出现意向性震颤、眼球震颤和分节性言语,称为 Charcot 三征,占 MS 的 10%～20%,发生在疾病的晚期。

(6)智力减退:智力或情绪发生改变,晚期出现智能低下和情感障碍。

(7)其他表现:少数患者起病时有尿频、尿急,后期常有尿潴留或尿失禁。部分患者有阳痿与性欲减退。体象障碍与顽固性呃逆等罕见。

2.并发症

多发性硬化常见并发症有继发感染、心血管疾病及恶性肿瘤等。

3.辅助检查

脑脊液(CSF)、诱发电位、磁共振成像(MRI)三项检查对 MS 的诊断具有重要意义。

(二)诊断要点

1.发病特点

多发于 20～40 岁,女性略多;起病多缓慢,也有急性起病者;一般多灶性症状体征先后出现或同时出现,同时在整个病程中缓解与加重交替出现,并且每次加重必将导致一定程度的永久性损害。

2.临床确诊

(1)病程中两次发作和两个分离病灶临床证据。

(2)病程中两次发作,一处病变临床证据和另一部位病变亚临床证据。

3.实验室检查支持确诊

(1)病程中两次发作,一个临床或亚临床病变证据,CSF 寡克隆带(＋)或 CSF-IgG 指数增高。

(2)病程中一次发作,两个分离病灶临床证据,CSF 寡克隆带(＋)或 CSF-IgG 指数增高。

(3)病程中一次发作,一处病变临床证据和另一病变亚临床证据,CSF 寡克隆带(＋)或 CSF-IgG 指数增高。

三、治疗

(一)中药内治

1.辨证论治

(1)痰热阻络

症状:病起发热,或热后突然出现肢体痿软不用或麻木偏瘫,口渴不欲饮,言语不清,痰多色黄而黏稠,舌苔黄或黄腻,脉滑数。

治法:清热化痰,开窍通络。

方药:黄连温胆汤加减。黄连 3g,半夏 10g,陈皮 10g,茯苓 15g,枳实 10g,竹茹 12g,大黄

6g,赤芍 10g,神曲 15g,焦山楂 15g,生甘草 3g。

加减:若热象明显者加栀子、黄芩;痰盛者加竹沥、胆南星;瘀甚者加丹参、当归、鸡血藤、桃仁、红花、生山楂;头晕明显者,加天麻、菊花、钩藤。

(2)脾肺亏虚

症状:肢体痿弱,肌肉消瘦,畏寒怕冷,经常感冒,头昏视糊,平时纳差,腹胀便溏,面色无华,舌质淡,苔薄白,脉沉细。

治法:补益脾肺。

方药:参苓白术散合玉屏风散加减。黄芪 18g,党参 12g,白术 15g,山药 12g,茯苓 15g,桔梗 8g,当归 12g,桂枝 10g,防风 12g,薏苡仁 15g,莲子 15g,陈皮 10g,砂仁 5g,甘草 6g。

加减:若病久体虚,气血不足,伴面色少华,心悸气短者,加黄芪至 20g,龙眼肉 15g,丹参 15g;若气阴两虚,伴有少气懒言,动则气喘者,加黄芪至 45g,麦冬 15g,五味子 10g。

(3)肝肾亏虚

症状:肢体痿软,腰膝酸软,形体消瘦,视物昏花,视力减退,咽干耳鸣,五心烦热,耳鸣耳聋,遗精或月经不调,舌质红少苔,脉细数。

治法:补益肝肾,强筋壮骨。

方药:虎潜丸加减。龟甲 30g,知母 15g,熟地黄 15g,白芍 15g,狗骨 10g,锁阳 10g,干姜 6g,陈皮 10g,桃仁 12g,伸筋草 15g,黄柏 9g,阿胶 10g(烊化),甘草 5g。

加减:热甚者,可以去干姜、锁阳,加玄参 15g,生地 20g;若视物模糊者,可加石斛夜光丸;若久病阴阳俱虚,可加仙灵脾 15g、补骨脂 15g、巴戟天 12g、鹿角片 12g;或用鹿角胶丸、地黄饮子滋肾阴,补肾阳。

(4)湿热浸淫

症状:肢体困重,痿软无力,麻木不仁或有肿胀,胸腹胀满,不思饮食,小便短黄,舌质红苔黄腻,脉滑数或濡滑。

治法:清热利湿。

方药:二妙丸加味。黄柏 12g,苍术 12g,防己 12g,萆薢 12g,桑枝 12g,鸡血藤 12g,木通 10g,泽泻 10g,薏苡仁 15g,牛膝 15g,甘草 3g。

加减:若湿偏盛者,可加厚朴 10g,茯苓 15g;若肢体麻木者,可加赤芍 12g,桃仁 10g,红花 12g,丹参 15g。

(5)气血瘀阻

症状:四肢痿软无力,手足麻木不仁,筋脉抽掣,甚则萎枯不用,手足麻木不仁,视力下降或视物成双,肌肤甲错,舌紫唇青或舌有瘀点、瘀斑,脉细涩。

治法:行气活血,化瘀。

方药:血府逐瘀汤加减。当归 15g,柴胡 12g,桃仁 10g,红花 12g,枳壳 9g,川芎 12g,熟地黄 18g,赤芍 12g,黄芪 20g,川牛膝 15g,鸡血藤 15g,炙甘草 9g。

加减:若手足麻木,舌痿不能伸缩,加穿山甲 9g,地龙 12g,三七 3g,橘络 12g;肢体疼痛者,还可酌加秦艽 10g,威灵仙 15g;若肌肤甲错,形体消瘦,手足痿弱,为瘀血久留,可服用大黄䗪虫丸以缓中补虚。

(6)脾肾阳虚

症状:肢体无力,吞咽发呛,胸闷气短,抬头困难,形寒肢冷,面色苍白,小便清长,大便稀溏或完谷不化,舌淡胖,脉沉弱。

治法:温补脾肾。

方药:右归丸加减。熟地黄24g,山药12g,山茱萸12g,枸杞子10g,杜仲12g,当归12g,菟丝子10g,锁阳12g,鹿角胶12g(烊化),补骨脂15g,炙甘草6g。

加减:若尿失禁加益智仁12g,覆盆子12g,桑螵蛸10g;若见肌肤甲错,手足萎弱,可用圣愈汤加减;手足麻木舌苔厚者,加木瓜12g,陈皮10g,防风12g。

2.中成药

(1)杞菊地黄丸,每次1丸,每日3次,适用于肝肾亏虚,风阳上扰型之痿病。

(2)石斛夜光丸,每次1丸,每日3次,适用于肝肾亏虚,精亏目暗型之痿病。

(3)知柏地黄丸,每次1丸,每日3次,适用于肝肾亏虚,阴虚火旺型之痿病。

(4)人参养荣丸,每次1丸,每日3次,适用于气血俱虚型之痿病。

(5)二妙丸,每次6~9g,每日2次,适用于湿热浸淫型之痿病。

(二)针灸治疗

1.体针

处方:上肢取肩髃、曲池、外关、合谷、八邪;下肢取环跳、阳陵泉、三阴交、足三里、解溪、八风穴。

随证配穴:肺热重加尺泽、鱼际、肺俞;胃热重加内庭、中脘;湿热重加阴陵泉、脾俞;肝肾阴虚加肝俞、肾俞、悬钟、太溪;发热加大椎;口眼㖞斜加地仓、颊车、四白。

刺法:治以清热化湿,疏通经络,调和气血。取阳明经穴为主。实证用泻法,虚证用补法。初期针用泻法,清泄湿热,疏导气血;后期宜针灸并用,补气和血,舒筋通络。

2.头皮针

处方:选取顶中线,顶颞前斜线,顶旁1线。

刺法:将针斜刺于帽状腱膜下,当达到所需深度时,快速捻转针体,持续行针2~3分钟,留针15分钟。反复操作2~3次,每日或隔日1次,10天为1个疗程。

3.穴位注射

处方:根据体征选穴,每次选1~2个穴位。

刺法:每次选2~4个穴位,采用维生素B_1或维生素B_{12}注射液,每穴注入药液0.5mL,每日1次,10次为1疗程。

4.耳针

处方:脾、胃、肝、肾、交感、神门、肾上腺。

刺法:用毫针弱刺激,每次留针15~20分钟。隔日1次,或用压丸法,嘱患者每日捻压3~5次,每次5~10分钟,使耳穴部稍有胀感即可。

第六章　内分泌及代谢系统疾病

第一节　甲状腺功能亢进症

甲状腺功能亢进症,简称"甲亢",归属于甲状腺毒症范畴,甲状腺毒症是指血循环中甲状腺激素过多,引起以神经、循环、消化等系统兴奋性增高和代谢亢进为主要表现的一组临床综合征。其中由于甲状腺腺体本身功能亢进,合成和分泌甲状腺激素增加所导致的甲状腺毒症称为甲状腺功能亢进症。临床表现以高代谢综合征、神经兴奋性增高、甲状腺弥漫性肿大、不同程度的突眼为特征,是内分泌系统常见的一大类疾病。各年龄段均可发病,尤以 20～40 岁女性多发,据统计本病发病率为 0.5%～1%。随着我国经济的迅速增长,社会竞争激烈、家庭及工作压力的不断增大,以及饮食结构的改变,本病发病率呈日益上升趋势。

甲亢属于中医的瘿病范畴,但两者之间并不相等。临床上可根据相关突出症状将其归为"心悸"(伴甲亢性心脏病者)、"自汗"(伴泌汗功能异常者)、"消渴"(伴多饮、多食、形体消瘦者)等,更符合辨证论治的需要。甲亢病机复杂,临床表现多样,目前提倡采用中西医结合的治疗方法,取长补短,可收到较为满意的疗效。

一、病因病机

本病虽归于"瘿病"范畴,但中医的"瘿"是指甲状腺肿大。宋《三因方·瘿瘤证治》将"瘿"分为石、肉、筋、血、气五瘿。文中描述的五种瘿病形态既包括甲亢性甲状腺肿,也有其他颈部肿瘤,故治疗时应注意辨析。

历代医家多把"瘿病"责之于肝,强调气滞、痰浊、瘀血等邪实因素为瘿病的主要病机。近年来随着对甲亢的研究不断深入,越来越多的医家认为,先天禀赋不足,如素体阴亏,阴虚阳亢,加之情志刺激导致人体气血阴阳平衡紊乱为诱因,变生阴虚火旺、气阴两虚、阴损及阳等诸症,病程可夹杂痰瘀为患。其病位涉及肝、肾、心为主;初起多实,病久则由实致虚,尤以阴虚、气虚为主,以致成为虚实夹杂之证。

1.先天肝肾阴虚

先天禀赋不足、肝肾阴虚是甲亢发病的内在基础。由于先天肝肾不足,脏腑失养,故阴虚之人尤易徒生虚火,扰神动怒,日久便灼津成痰,从而痰凝气结血瘀,发为瘿病。甲亢中期随着病情的发展,肝郁化火,或痰郁结火,阴伤阳亢;痰气、瘀血及火热之邪,与阴液耗伤互为因果,阴虚则痰火愈结愈炽,进一步耗伤阴液,形成恶性循环。如《证治汇补·惊悸怔忡》记载:"有阴气内虚,虚火妄动,心悸体瘦,五心烦热,面赤唇燥,左脉微弱,或虚火无力者是也。"而妇人之所以好发,是以肝血为先天,若先天天癸亏虚,冲任失充,更兼妇人经、带、胎、产、乳等影响肝经气血,每遇情志不遂等诱因,更易发病。《临证指南医案》云:"女子以肝为先天,阴性凝结,易于怫郁。"现代西医研究证实,甲亢与甲状腺的自身免疫反应及遗传因素密切相关,与此甚为契合。

2.情志失调

甲亢的发生,其后天因素多由患者恼怒忧思,久郁不解,或突受精神刺激,情志不遂,肝失疏泄,气郁痰凝;或肝气横逆犯脾,脾失健运,聚湿成痰,痰气交阻;而五志过极易化火伤阴,灼津成痰,气血不畅,则痰瘀互结,交阻颈前,渐起瘿肿。而甲亢病情进退又与情志变化密切相关。《诸病源候论·瘿候》言:"瘿者,由忧恚气结所生";《圣济总录》言:"瘿病,妇人多有之,缘忧恚有甚于男子也。"由于女性容易受到情绪的影响,故其较男性更易罹患甲亢。

3.饮食水土失宜

长期嗜食肥甘厚味,或偏嗜辛辣刺激之物,一则脾胃受损,聚湿生痰;二则辛辣之品,助生胃火,肝胃火盛,灼津成痰,终致瘿病发生。瘿病发生与水土因素也有极为密切的关系,对此古人亦有观察。《吕氏春秋·尽数篇》载曰,"轻水所,多秃与瘿人";《诸病源候论·瘿候》曰,"诸山水黑土中,出泉流者,不可久居,常食令人作瘿气,动气增患",以上各论均说明本病的发生与地理环境有一定关系。

4.失治误治,他病转化

甲亢也可由其他医源性因素导致,如过用益火伤阴药物,而致肝肾阴虚阳亢;或甲减治疗用药过度;也可因过用高碘中药,或长期服用抗心律失常、慢性咽炎的高碘药物等而诱发。这在用药泛滥的当今社会并不少见,需加强关注。他病转化者,如甲状腺炎早期未得到正确治疗,或甲减过度治疗等,均可导致甲亢。

二、临床表现

(一)甲亢典型临床表现

甲亢症状和体征主要由循环中甲状腺激素过多引起,其严重程度与病史长短、激素升高的程度和患者年龄等因素相关。临床表现如下。

1.甲状腺毒症

(1)高代谢综合征:由于 T_3、T_4 分泌过多,促进物质代谢,患者常有疲乏无力,怕热多汗,皮肤温暖潮湿,体重下降。TH 加速糖的吸收利用和糖原分解等,可致糖耐量异常,或使原有糖尿病加重;TH 促使脂肪分解与氧化,胆固醇合成、转化及排出,常致血中总胆固醇降低;蛋白质代谢加速,负氮平衡,尿肌酸排出增多。

(2)精神神经系统:TH 导致大脑皮质兴奋,患者表现多言好动,紧张多虑,焦躁易怒,不安失眠等;患者对儿茶酚胺类敏感性增加,故有手、眼睑和舌肌细震颤,腱反射亢进;精神狂躁,或有幻觉。

(3)心血管系统:TH 对心肌细胞有直接兴奋作用,且能增强儿茶酚胺作用,导致患者心悸气短,心动过速,第一心音亢进,收缩压升高、舒张压降低,脉压增大。严重者可继发甲亢性心脏病,其中心律失常表现最常见,房颤为主,伴心室率增快(>120 次/分);心脏增大;部分患者可有心力衰竭,右心衰多见。

(4)消化系统:因 TH 促进代谢消耗增加,患者常有食欲亢进,多食消瘦;由于肠蠕动增加,消化吸收不良,患者排便次数增多,便中含较多不消化残渣;严重者长期腹泻。

(5)年老或病久者可合并甲亢性肝损害:临床症状较轻微,多表现为轻度的消化障碍,如厌油、纳差、肝区不适;或无症状,仅肝功能检查提示异常;严重者可出现黄疸。

(6)肌肉骨骼系统:由于机体负氮平衡,磷酸肌酸分解增强,临床 30%～50% 患者出现肌无力。甲亢也可影响骨骼钙含量,导致骨质疏松,尿钙增多,但血钙一般正常。严重者并发甲亢性肌病:急性甲亢性肌病,罕见,可迅速发展为延髓麻痹,表现为迅速发展的严重肌无力,无明显肌肉萎缩;慢性甲亢性肌病,多见,表现为肌无力进行性加重,甚至肌萎缩,无肌肉瘫痪和感觉障碍;甲亢伴周期性麻痹,多见于亚洲青壮年男性,表现为发作性肌无力,呈弛缓性瘫痪,伴血钾降低,但尿钾不高;甲亢伴重症肌无力,罕见,临床表现同一般重症肌无力。另有 Graves 肢端病,罕见,表现有增生性骨膜下骨炎,外形似杵状指或肥大性骨关节病变。

(7)生殖内分泌系统:TH 常导致女性月经减少或闭经;男性有阳痿,偶有乳腺发育,催乳素水平增高。影响内分泌系统可见垂体肾上腺轴功能早期反应增强,久病反应下降,储备功能下降。

(8)造血系统:白细胞总数偏低,但淋巴细胞比例增加,单核细胞偏高,血小板寿命缩短,有时出现血小板减少性紫癜。

(9)皮肤及肢端:下肢黏液性水肿,多为对称性、非凹陷性,好发胫前,早期皮肤增厚,呈淡红或淡紫色,病久皮肤粗厚,如树皮样,皮损融合。

2.甲状腺肿

视诊:甲状腺多呈弥漫性、对称性肿大,肿大程度与甲亢轻重无明显关系;触诊:甲状腺随吞咽动作上下移动,扪之震颤,质软,久病者较韧;听诊:左右叶上下级可闻及动脉收缩期杂音,为特征性表现。另有极少数甲状腺位于胸骨后纵隔内,需要同位素或 X 线检查确定。

3.眼征

(1)非浸润性突眼:为轻度突眼,突眼度<18mm,由于 TH 所致交感神经兴奋性增高有关,使眼外肌与上睑肌群张力增高,球后及眶内软组织改变不大,甲亢控制后可自行恢复,预后良好。其特征性表现有:瞬目减少,双目炯炯(Stellwag 征);向下看时,上眼睑不能随眼球下落(VonGraefe 征);向上看时,前额皮肤不能皱起(Joffroy 征);两眼看近物时,眼球辐射不良(Mobius 征)。

(2)浸润性突眼:约占 5%,突眼程度与甲亢无明显关系。眼球可显著突出,突眼度一般在19mm 以上,两侧常不对等,有时仅一侧突眼。患者自诉异物感明显,眼球胀痛,畏光、流泪、复视,视力减退。查体:眼睑肿胀,结膜充血水肿、眼球活动受限,视野缩小。重者伴发角膜溃疡、全眼球炎,甚至失明。

(二)甲亢特殊临床表现

1.甲状腺危象

多发生于甲亢较重,治疗不充分患者,由感染、手术、创伤、精神刺激等诱发。临床表现有高热大汗,心动过速(140 次/分以上),烦躁谵妄,恶心呕吐,严重者可并发心力衰竭,休克及昏迷,死亡率为 20% 以上。

2.T_3 型甲亢

患者 T_3 和 T_4 的比例失调,T_3 产生量显著多于 T_4,发生机制尚不清楚。临床表现同一般甲亢。实验室检查 TT_3、FT_3 升高,但 TT_4、FT_4 正常。

3.T_4 型甲亢

仅 T_4 升高见于两种情况,一是碘甲亢,大约有 1/3 碘甲亢患者的 T_3 是正常的;另一种是甲亢伴其他严重性疾病(又称"假 T_4 型甲亢"),此时 T_4 在外周转变为 T_3 障碍,T_3 主要来自甲状腺的分泌,故 T_3 正常。临床表现同一般甲亢。实验室检查 TT_4、FT_4 升高,但 TT_3、FT_3 正常。

4.亚临床甲亢

患者不伴或伴有轻微的甲亢症状。实验室检查见血清 TSH 水平低于正常值下限,而 TT_3、TT_4 在正常范围,部分患者可发展为临床型甲亢。

5.妊娠合并甲亢

指原有甲亢妇女怀孕后甲亢复发。除了一般甲亢表现外,孕妇体重不能随妊娠月数增加而增长,重者发生早产、流产、妊娠高血压综合征、畸胎等。注意此型需与"妊娠剧吐型甲亢"鉴别,其由于 HCG 病理性升高,刺激 TSHR 出现甲状腺毒症表现。

6.淡漠型甲亢

患者无典型甲亢症状,实验室检查同一般甲亢表现。主要症状为纳差、消瘦、精神抑郁,甲状腺常不大,也无典型突眼,起病隐匿,老年人多见,易漏诊误诊。

7.桥本甲亢

指桥本甲状腺炎与 Graves 病同时存在,甲状腺穿刺活检结果兼具两者特征。血清 TG-Ab 和抗甲状腺过氧化物酶抗体(TPO-Ab)高滴度。当 TS-Ab 占优势时,临床表现为 Graves 病;当 TPO-Ab 占优势时,临床表现为桥本甲状腺炎和(或)甲减。

三、辅助检查

(一)甲状腺功能测定

1.血清游离甲状腺素(FT_4)与游离三碘甲状腺原氨酸(FT_3)

FT_3、FT_4 是循环血中甲状腺激素的活性部分,不受血中甲状腺素结合球蛋白(TBG)变化的影响,直接反映甲状腺功能状态,有较高的敏感性和特异性。

2.血清甲状腺素(TT_4)与血清总三碘甲状腺原氨酸(TT_3)

二者受 TBG 变化影响,故分析时必须注意。TT_4 是判定甲状腺功能最基本筛选指标。TT_3 为诊断甲亢初起,或治程中疗效观察与治后复发先兆的敏感指标,特别是诊断 T_3 甲亢的特异指标。

3.血清反 T_3(rT_3)

rT_3 一般与 T_4 变化一致,部分甲亢初期或复发早期仅有 rT_3 升高,可作为较敏感的指标。

在严重营养不良或某些全身疾病状态时,rT_3明显升高,为诊断低 T_3 综合征的重要指标。

4.促甲状腺激素免疫放射测定分析

有很高的灵敏度,可作为单一指标进行甲亢筛查,广泛用于甲亢诊断及治疗监测。一般甲亢患者 TSH<0.1mIU/L。但垂体性甲亢 TSH 不降低或升高。

（二）甲状腺自身抗体测定

1.甲状腺刺激性抗体(TS-Ab)测定

TS-Ab 作用于 TSHR 是目前公认导致 GD 的根本原因。TS-Ab 阳性率在 GD 患者中可达 80％～95％以上,对本病不但有早期诊断意义,也被作为判断 Graves 病预后和抗甲状腺药物停药的指标。因 TS-Ab 可以通过胎盘导致新生儿甲亢,所以对新生儿甲亢也有预测作用。

2.TSH 受体抗体(TR-Ab)测定

临床上检测为简便,往往通过检测 TR-Ab 推断 TS-Ab 水平,意义基本同 TS-Ab 测定。

3.甲状腺球蛋白抗体(TG-Ab)和甲状腺过氧化物酶抗体(TPO-Ab)

二者阳性反映甲状腺自身免疫状态的存在,在 Graves 病时其滴度不及桥本氏病高,经治疗多可下降。

（三）甲状腺摄^{131}I 率测定

主要是对引起甲状腺毒症原因有鉴别意义。甲状腺功能本身亢进时,^{131}I 摄取率增高,高峰前移(在 3～6 小时出现)。注意本法不能反映甲亢病情严重程度。

（四）甲状腺 B 超

B 超已作为甲状腺疾病诊断的常规辅助检查,用以确定结节位置、外形、大小等。二维声像图见甲状腺对称均匀肿大,腺体回声弥漫性减低,甲状腺上下动脉内径可增宽。彩色多普勒见腺体满布搏动性的彩色血流信号,即"火海征"。病久或反复发作者可能无典型表现,仅为血流信号较正常丰富。

（五）甲状腺核素扫描

非常规检查,主要用于可触及的甲状腺结节性质的判定,可根据结节摄取核素能力的不同分为热结节、温结节、冷结节,对多结节性甲状腺肿伴甲亢和自主高功能腺瘤的诊断意义较大。

（六）甲状腺穿刺细胞学检查

非常规检查,在甲亢病因诊断困难时,可明确甲状腺细胞病变性质,排除恶变可能。

四、诊断与鉴别诊断

（一）甲亢的诊断程序

(1)先明确甲状腺毒症的诊断。

(2)再确定甲状腺毒症是否源于甲状腺功能亢进。

(3)最后确定引起甲亢的原因。

（二）临床甲亢的诊断标准

(1)临床高代谢的症状和体征。

(2)甲状腺体征:甲状腺肿大和(或)甲状腺结节。少数病例无甲状腺体征。

(3)血清激素：TT_4、FT_4、TT_3、FT_3 增高，TSH 降低，一般＜0.1mIU/L。T_3 型甲亢时仅有 TT_3、FT_3 升高。

（三）Graves 病的诊断标准

(1)临床甲亢症状和体征。

(2)甲状腺弥漫性肿大(触诊和 B 超证实)，少数病例可以无甲状腺肿大。

(3)血清 TSH 浓度降低，甲状腺激素浓度升高。

(4)眼球突出和其他浸润性眼征。

(5)胫前黏液性水肿。

(6)甲状腺 TSH 受体抗体(TRAb 或 TSAb)阳性。

以上标准中，(1)、(2)、(3)项为诊断必备条件，(4)、(5)、(6)项为诊断辅助条件。

（四）鉴别诊断

中医应与瘰疬、消渴、虚劳、惊悸等相鉴别。

五、治疗

（一）一般治疗

1.健康教育

因甲亢是需长期调理的疾病，有必要对患者进行健康教育，使之充分了解相关知识，树立正确的抗病信念，提高患者诊疗的依从性。

2.情志调节

鼓励患者树立乐观向上的人生态度，保持心情愉悦，减轻心理压力，控制焦虑抑郁等不良情绪。

3.饮食治疗

补充足够热量和营养，包括糖、蛋白质和 B 族维生素；适量增加钙、磷的供给；控制高碘食物的摄入；忌辛辣刺激之品和浓茶、咖啡。

（二）辨证论治

1.气郁痰阻

症状：颈前正中肿大，质软不痛；颈部觉胀，胸闷，喜太息，或兼胸胁窜痛，病情的波动常与情志因素有关，苔薄白，脉弦。

治法：理气舒郁，化痰消瘿。

方药：柴胡疏肝散合二陈汤加减。方用柴胡、陈皮各 6g,炒枳实、白芍、制香附、法半夏、夏枯草、白芥子、象贝各 10g,牡蛎(先煎)30g。柴胡、香附、白芍疏肝柔肝以解郁，贝母、白芥子、陈皮、法半夏化痰散结，夏枯草平肝清热散结。咽颈不适加桔梗、木蝴蝶、射干利咽消肿。气郁甚者，加川楝子、佛手加强疏肝理气之功。

2.肝胃火旺

症状：面赤烘热，心悸失眠，烦躁不安，汗出怕热，多食善饥，口渴，颈脖肿大，喉堵塞感明显，眼球突出。舌红、苔黄，脉弦数。

治法:清泄肝胃之火。

方药:龙胆泻肝汤合白虎汤加减。方用龙胆草、丹皮、栀子、黄芩、丹参、赤芍、知母、生地黄各 10g,瓜蒌 15g,珍珠母、生石膏各 20g。方中龙胆草、黄芩、山栀子苦寒清热泄肝,石膏、知母清泻胃火,配合生地、丹皮、赤芍清热凉血,珍珠母平肝宁神。失眠久者加酸枣仁(炒)、柏子仁以养心安神。头晕手颤者加石决明、天麻以平肝潜阳息风。但需注意本方针对的阳亢化火的高代谢症状,火盛伤阴,且方中清火药较多,易苦寒化燥,更伤津液。当中病即止,并配合养血滋阴之品。

3.痰结血瘀

症状:颈前肿块,按之较硬或有结节,肿块经久未消,胸闷,纳差,声嘶,舌黯苔白腻,脉弦或涩。

治法:理气活血,化痰消瘿。

方药:三棱化瘿汤加减。方用三棱、莪术、青皮、陈皮、法半夏、贝母、当归、川芎各 10g,连翘 15g,生甘草 5g。方中三棱、莪术破瘀消肿,青皮、陈皮、半夏、贝母理气化痰散结,当归、川芎养血活血,稍佐连翘、生甘草清热解毒散结。结块较硬难消者,可酌加露蜂房、山甲片、丹参等,以增强活血软坚作用。郁久化火者,加夏枯草、丹皮、玄参以清热泻火。吞咽不利者,可加代赭石、旋覆花以镇逆下气。

4.心肝阴虚

症状:瘿肿或大或小,质软,心悸不宁,心烦少寐,急躁易怒,眼干,目眩,乏力,汗多,舌质红,少苔,脉弦细数。

治法:滋养阴精,宁心柔肝。

方药:天王补心丹合一贯煎加减。方用生地、玄参、麦冬、天冬、枸杞、太子参、五味子、当归、丹参各 10g,茯苓、酸枣仁各 20g,远志、川楝子各 6g。生地、玄参、麦冬、天冬养阴清热生津,太子参、当归益气养血,丹参、酸枣仁、柏子仁、远志养心安神。大便稀溏,便次增加者,加白术、苡仁、淮山健运脾胃。病久肝肾不足,精血耗伤者,可酌加龟板、桑寄生、牛膝、山茱萸等补益正气、滋养精血之品。

5.阴虚风动

症状:瘿肿可大可小,头晕目眩,耳鸣咽干,五心烦热,腰膝酸软,手指震颤,甚则猝然昏仆,手足拘急;常有男子遗精,女子月经量少,舌体颤动,质红少苔,脉细数。

治法:滋阴养血,柔肝息风。

方药:阿胶鸡子黄汤合大定风珠加减。方用阿胶(烊化)、白芍、天麻各 10g,熟地 12g,钩藤 20g,生龙骨(先煎)、生牡蛎(先煎)各 15g,夜交藤 20g,青蒿 15g,鸡子黄 1 枚。方中熟地滋肾填精,龙骨、牡蛎潜阳镇逆,天麻、钩藤平肝息风,鸡子黄、阿胶、白芍育阴柔肝,青蒿清肝解郁。肾虚耳鸣者,加龟板、牛膝滋肾潜阳。男子遗精早泄者,加知母、黄柏、金樱子滋阴降火固精。女子闭经者,加丹参、泽兰、益母草活血通经。

6.气阴两虚

症状:颈部瘿肿日久,神疲乏力,口干,气促,汗多,头晕失眠,纳谷不香,五心烦热;阴虚重者有急躁易怒,两颧潮红。舌偏红,苔薄白,脉沉细数。

治法:益气养阴,散结消瘿。

方药:生脉散合牡蛎散加减。方用黄芪、生麦芽 15g,麦冬、太子参、白芍、生地各 12g,白术、陈皮、夏枯草各 10g,酸枣仁 15g,生牡蛎 30g(先煎)。方中黄芪、太子参益气生津,生地、麦冬、白芍酸甘化阴,白术、陈皮运脾开胃,生麦芽、牡蛎、夏枯草消积散结。口渴喜饮者,酌加乌梅、天花粉生津止渴。脾虚便溏者,去生地滋腻,加山药、炒扁豆、建曲以健脾止泻。

(三)中成药

1.夏枯草膏

组成:夏枯草。辅料为蜂蜜。用法用量:口服,一次 9g,一日 2 次。适应证:肝火亢盛甲亢。

2.甲亢灵胶囊

组成:夏枯草、墨旱莲、丹参、山药、煅龙骨、煅牡蛎等。用法用量:口服,一次 4 粒,一日 3 次。适应证:阴虚阳亢型甲亢。

3.抑亢丸

组成:羚羊角,白芍,桑葚,天竺黄,香附,延胡索(醋灸),玄参,黄精,黄药子,女贞子,天冬,地黄,青皮等十四味。用法用量:口服一次 1 丸,一日 2 次。适应证:心肝火旺型甲亢。

4.昆明山海棠片

组成:卫矛科植物昆明山海棠的干燥根的浸膏制成的片剂,外包糖衣。用法用量:每次 2 片,日 3 次。适应证:因本品有免疫抑制、解热、抗炎作用,主要针对 Graves 甲亢初发。但本药有较强肾毒性和抗生育作用,肾功能不全、年轻女性慎用,且普通患者服药不宜过久。

5.瘿气灵片

组成:太子参、麦冬、五味子、黄芪、玄参、牡蛎、酸枣仁、浙贝母、夏枯草、赤芍、猫爪草等。用法用量:每次 5 粒,每日 3 次。适应证:气阴两虚型甲亢。

(四)针灸疗法

1.针刺疗法

主穴:a.气瘿、三阴交、复溜;b.上天柱、风池。

配穴:a.痰热甚者,加丰隆、合谷、脾俞;阴虚火旺者,加间使、神门、太冲、太溪;气阴两虚者,加内关、足三里、关元、照海;阴阳两虚者,加命门、肾俞、关元、太溪。b.攒竹、丝竹空、阳白、鱼腰。

操作方法:①主穴和配穴之 a 组用于甲亢之高代谢症状。每次选用 3~4 穴,气瘿穴进针后,针体作倾斜 45°角,刺入腺体 1/2 以上,再在两侧各刺 1 针;四肢穴根据病情虚实需要决定提插补泻手法。②主穴和配穴之 b 组用于甲亢性突眼。刺入上天柱穴和风池穴,针尖向鼻尖作 70°内斜,进针 1.3~1.5 寸,用徐出徐入手法,使针感到达眼区;攒竹、丝竹空、阳白三针齐刺,透向鱼腰。以上各穴留针 15~30 分钟,每日或隔日 1 次,50 次为一疗程。

(注:气瘿穴位置,相当于天突穴,视甲状腺肿大程度而稍有出入;上天柱穴位置,天柱穴直上 5 分。)

2.电针疗法

主穴取阿是穴(肿大甲状腺外侧),配穴随症加减。如心悸失眠者,配以太阳、内关、神门。

针刺后针尾接上电脉冲理疗仪的电极板,以直流电 25V 对阿是穴行强刺激。各配穴予中等强度刺激。每次刺激时间为 30～40 分钟。每日 1 次,18 次为一疗程,疗程间隔 7 天。

3.穴位注射

针对甲亢性突眼治疗。可取双侧上天柱穴,用透明质酸酶 1500U 加醋酸可的松 25mg 为单次注射量,进针后逐步向前送针至 1～1.5 寸深,略加提插,待针感向同侧眼部或头部放射,缓慢推入药液。隔日 1 次,10 次为一疗程。停治 10 天后,再作下一疗程,一般用 1～3 个疗程。

4.艾灸疗法

主要是针对甲亢日久,阴损及阳,阴阳两虚者。艾灸可补阳益阴。取背部相应俞穴,如肝俞、肾俞等,以及命门、关元、气海等,施以艾条温和灸或隔附子饼灸,每次 5～7 壮。

5.埋线疗法

(1)简易埋线法:适于心肝火旺,偏实证的患者。

操作方法:取双侧肝俞、心俞穴。常规消毒后局麻,用 12 号腰椎穿刺针穿入羊肠线 1.5～2cm,刺入穴位得气后埋入羊肠线,以无菌干棉球按压片刻,外敷创口贴,两周 1 次,4 次后,间隔两个月再埋线 4 次。

(2)挑筋割脂埋线法:适于甲亢症状顽固,西药治疗疗效不佳,或副反应明显者。

操作方法:主穴:阿是穴、喉 2、喉 3、喉 4、喉 6、喉 7、肝俞、鸠尾;配穴:心悸者加膻中、巨阙,消谷善饥者加中脘(注:喉 2 点的位置:颈部正中线上,从甲状软骨结节上的凹陷正中至胸骨柄上切迹正中上 1 寸处的连线上 1/3 折点处;喉 3 点的位置:颈部正中线上,从甲状软骨结节上的凹陷正中至胸骨柄上切迹正中上 1 寸处的连线下 1/3 折点处;喉 4 点的位置:即胸骨柄上切迹正中上 1 寸处;喉 6 点的位置:人迎穴直下,与喉 2 点相平;喉 7 点的位置:人迎穴直下,与喉 3 点相平)。

6.挑筋法

患者仰卧,上述穴位常规消毒局麻后,用专用针具(如 I 型针挑针)横刺表皮,翘高针尖,抬高针体,左右摇摆,拉断挑起表皮,再挑出一些有黏性的皮下纤维,反复多次,直至把针口半径为 0.25cm 范围内的纤维挑完为止。操作完毕,创口涂上碘酊,外贴无菌小纱垫。

7.割脂埋线法

取鸠尾穴时患者仰卧,取肝俞穴时患者俯卧。穴位常规消毒后局麻,铺洞巾,先用手术刀于矢状方向切开皮肤长约 1cm,再用止血钳分离刀口周围皮下组织,范围 2～3cm,割去少许皮下脂肪;然后将准备好的 2 号羊肠线 4～5cm,打成小结放入穴位皮下,缝合刀口,消毒后外贴无菌纱块,5 天后拆线。

挑筋每次取 1～2 个主穴或配穴,开始每日挑 1 次,待常规点挑完后,可隔 3～5 日挑 1 次,10 次为一疗程,第一及第二疗程结束时,分别于鸠尾穴和肝俞穴做割脂埋线疗法 1 次。一疗程末改善者,休息 10 天再行下一疗程。

(五)推拿治疗

1.甲亢瘿肿治疗

(1)气郁痰阻型:点按肝俞、心俞,揉拿手三阳经,点按内关、合谷,分推胸胁,点按天突、天鼎、天容。

（2）痰瘀互结型：揉拿手三阴经，点按内关、神门，推脾运胃，点按天突、水突、天容，提拿足三阴经，点按三阴交、丰隆。

（注：可采用逆经重按手法，达到泄热益阴，调节阴阳的目的。点按天突穴时，配合频咽唾液 3 分钟。）

2.甲亢伴周期性麻痹治疗

上肢拿肩井筋，揉捏臂臑、手三里、合谷部位肌筋，点臂臑、曲池等穴，搓揉臂肌来回数遍。下肢拿阴廉、承山、昆仑筋，揉捏伏兔、承扶，殷门部肌筋，点腰阳关、环跳、足三里、委中、解溪、内庭等穴，搓揉股肌来回数遍（注：手法刚柔并济，以深透为主。每日 1 次，7 日为一疗程）。

3.甲亢足部推拿

（1）足底部反射区：头部（大脑）、脑垂体、小脑及脑干、三叉神经、颈项、眼、甲状腺、甲状旁腺、肝、心、脾、肾上腺、肾、输尿管、膀胱、胃、胰、十二指肠、盲肠（阑尾）、回盲瓣、升结肠、横结肠、降结肠、乙状结肠及直肠、小肠、肛门、生殖腺。可用拇指指端点法、食指指间关节点法、钳法、拇指关节刮法、示指关节刮法、双指关节刮法、拳刮法、拇指推法、擦法、拍法、拳面叩击法等手法刺激。

（2）足内侧反射区：颈椎、尿道及阴道。可用拇指推法、示指外侧缘刮法等手法刺激。

（3）足外侧反射区：生殖腺。可用示指外侧缘刮法、拇指推法、叩击法等手法刺激。

（4）足背部反射区：上身淋巴结、下身淋巴结、胸部淋巴结（胸腺）、扁桃体。可用拇指指端点法、示指指间关节点法、示指推法等手法刺激。

（六）中药外治法

1.湿敷法

针对瘿病痰瘀互结者，热毒较盛者，本方有活血化瘀，清热散结之功。药用：黄药子 30g，生大黄 30g，全蝎 10g，僵蚕 10g，土鳖虫 10g，蚤休 15g，明矾 5g，蜈蚣 5 条。上药共研细末，备用。用时以醋、酒拌敷于患处，保持湿润，每 3 日换药 1 次，7 次为一疗程。

2.膏贴法

针对瘿肿硬结，顽固不消者，本方有温经通络，活血散结之功。药用川乌 60g，草乌 50g，乳香 60g，没药 60g，急性子 160g，三七 30g，麻黄 30g，肉桂 30g（后下），全蝎 30g，白芷 60g，川芎 30g，生马钱子 30g，丁香 30g，紫草 30g。将上药置于 3600mL 芝麻油中煎至药枯，滤净，加热至 240℃撤火，兑入加热之章丹 1200g，搅匀，凝结后放入冷水中浸 15～20 日，每日换水一次。用时加温摊纸或布上，大者5～6g，小者 2～3g，做成膏药，外贴，5～7 日换药一次。

（七）气功治疗

1.气郁痰结型

外气治疗：取天突、天鼎、足三里、翳风各穴。用点法发凉气，以调肝理脾、解郁散结；用抓法抓甲状腺 10 次；用导引法作全身性导引，以疏通经络、散结消瘿。

辨证施功：肝郁化热则心烦急躁，用剑指站桩功调和气血；"嘘"字功，吸短呼长，以泻肝火；逍遥步，配以"嘘"字口型长呼气，做慢步行功，以解郁散结；伴血压高者做降压功，每晚盘坐腹式调息一次,60分钟。

2.肝胃火旺型

外气治疗:取天突、天容、天鼎、合谷、足三里。用点法发凉气,以清泻肝胃之火;用抓法抓甲状腺10次,再用剑指向甲状腺发凉气;然后以剑指导引,沿肩、臂到手,反复6次以上。

辨证施功:肝胃火旺则伤阴,用月华功以养阴清热,每晚练功40～60分钟;练"嘘"字功,以呼为主,泻肝火;"呵"字功,以呼为主,清心火,意在泻其子;逍遥步,以疏肝泄热;伴血压高者做降压功,早晚盘坐腹式调息各40分钟。

3.心肝阴虚型

外气治疗:取曲泽、天突、天容、翳风、合谷、足三里,用点法发凉气,以滋养心肝之阴;用抓法抓甲状腺10次以上,再用剑指向甲状腺发凉气;然后以剑指导引,沿肩、臂到手,反复6次以上。

辨证施功:以剑指站桩功40分钟,合用月华功60分钟,以养心肝之阴。合"嘘"字功,以平肝火;"呵"字功、"吹"字功以补肾宁心;逍遥步,以"嘘"字功口型长呼气,做慢步行功。

4.阳亢风动型

外气治疗:用点法对百会发凉气,配合呼气,意守下丹田或涌泉;用全身导引,泻亢阳从四肢而出;再以双手导引,配"嘘"字功口型大口吐气,连续导引10～15分钟,再用剑指站桩功、"嘘"字功、"吹"字功,以潜阳息风。

辨证施功:阳亢津伤则风动,以剑指站桩功、八段锦、"嘘"字功为主,可达滋水涵木、平肝息风之效;见手足抖动或肢体搐搦等症,应以逍遥步"吹"字功为主;血压升高时,可意守丹田或涌泉,以收濡养筋脉、除烦息风之功。

5.肝郁脾虚型

外气治疗:取内关、肝俞、章门、魂门、足三里、建里,发放热气,以理脾运,用导引法进行全身性导引。

辨证施功:以逍遥步、"嘘"字功,可调肝解郁。肝木侮土见腹泻、纳差者,则应以"呼"字功,吸长呼短,补益脾气;再以"嘘"字功口型长呼气,顿足跟,搓胁肋,可收疏肝健脾、条达气机之功。

6.阴虚火旺型

外气治疗:以揉按法向肾俞、三阴交、期门、内关、涌泉发热气;向心俞、申脉用点法发放凉气;用导引法进行全身性导引。

辨证施功:阳盛灼阴,以月华功补心肾之阴;逍遥步,配以"呵"字口型长呼气,作慢步行功,泻心火;松静功,每日2次,一次30～40分钟;"吹"字功,八段锦,以期滋阴降火,水火既济。

7.气阴两虚型

外气治疗:以揉按法向肝俞、脾俞、足三里、神门、中脘发热气,益气养阴;用双掌同时发热气,一掌对百会,一掌对气海、关元,培补真元之气。

辨证施功:早做日精功,晚作月华功,达到气阴双补;八段锦、静坐深调息功、逍遥步(以呼字口型长呼气、慢步行功)可益气健脾,化生气血。

8.痰结血瘀型

外气治疗：用揉按法向膻中、心俞、足三里、间使、劳宫、脾俞发放热气，以补气活血；肝俞、太冲穴用点法发凉气以泻肝火；再配作全身性导引。

辨证施功：瘿肿结节致胸闷发憋者，做日精功以益气健脾；练剑指站桩功、八段锦、"嘘"字功、"呼"字功等，均以呼为主，以祛痰散结，活血化瘀；静坐深调息，每天早晚各一次，每次 30～40 分钟。

第二节　甲状腺功能减退症

甲状腺功能减退症（简称甲减）是指组织的甲状腺激素作用不足或缺如的一种病理状态，即是指甲状腺激素的合成、分泌或生物效应不足所致的一种内分泌疾病。它是内分泌系统的一种常见病，其临床常常表现为乏力、畏寒、记忆力减退等，病理特征主要是黏多糖在组织和皮肤堆积，严重时可表现为黏液性水肿。其中 99％以上的甲减为原发性甲减，继发性甲减不足1％。甲减更多见于女性，男女比例为 1∶5～1∶10。甲减在青少年期的发病率较低，随着年龄增长发病率增加。白色及拉丁人种相对较为易患。

中医学中尚没有与甲减相对应的病名，根据甲减常见临床表现可将之归为气血亏虚、脏腑虚损等一类证型，故现代一般将其归属为"虚劳"之疾。如果因放射碘或手术等创伤所致，则应归为"虚损"范畴。根据《黄帝内经》，甲状腺肿大或结节称为"瘿病"，故如果因地方性缺碘、桥本甲状腺炎等所致的伴有甲状腺肿大或结节的甲减，可称之为"瘿病·虚劳证"。

一、病因病机

甲减属于"虚劳"或"虚损"之疾，大多由先天禀赋不足或后天失摄而致脏腑功能失调。主要病机是阳气不足，命火虚衰，脏腑功能降低，气血生化不足。病变脏腑以肾为主，常累及脾、心、肝三脏。同时可因气虚不运而产生痰湿瘀血等病理产物。

肾为先天之本，藏人体命火，亦为元阳所居，甲减有发于幼儿者，因肾失于主骨生髓而可见智力低下、发育迟缓。发于成人者，因阳气温煦失司而常见怕冷畏寒。神倦、记忆力减退、毛发脱落、性功能减低等也与肾阳不足有联系。脾为后天之本，气血化生之源，主肌肉，脾阳虚可见肌无力，此外甲减还可有厌食、腹胀等表现，也与脾阳不足有关，妇女还可因脾阳虚出现闭经，或因脾失统摄而导致崩漏、溢乳等。又可因肾阳不足，心阳失助，而表现为心动过缓、脉沉迟等心阳虚表现。阳虚不运，则水湿不得以化，聚于体内，而可表现为黏液性水肿，或可致血行涩滞而为瘀血。肝气内郁，气滞痰凝，交阻于颈可发展为瘿肿。此外，病久及阴，阴阳两虚，可以见到少汗、皮肤粗糙、便秘等表现。

总之，甲减以阳虚为本，肾阳虚衰，命火不足为阳虚之关键，常常累及脾、心、肝三脏。常见脾肾阳虚、心肾阳虚等证，甚或阳损及阴，阴阳两虚。同时可伴有肝气郁滞或肝阳上亢等证候，亦可因阳虚凝滞产生瘀血、痰湿等病理产物。

二、临床表现

临床表现主要根据发病年龄而不同,成年型的甲减主要是内分泌代谢紊乱,而发病于婴幼儿甚至于胎儿的主要是影响其大脑、骨骼的生长发育,为呆小病或幼年型甲减。成年型甲减一般主要表现为易疲劳、怕冷、体重增加、记忆力减退、反应迟钝、嗜睡、精神抑郁、厌食、腹胀、便秘、月经不调、肌肉痉挛等。体检可见表情淡漠,面色苍白,皮肤干燥发凉、粗糙脱屑,颜面、眼睑和手皮肤水肿,声音嘶哑,毛发稀疏、手脚皮肤呈姜黄色。女性常有月经过多或闭经,或可有溢乳。

三、辅助检查

(一)血清甲状腺激素和 TSH

血清 TSH 增高,TT_4、FT_4 降低是诊断本病的必备指标。在严重病例血清 TT_3 和 FT_3 也可以减低。亚临床甲减仅有血清 TSH 增高,但血清 T_4 或 T_3 正常。

(二)甲状腺自身抗体

血清 TPOAb 和 TGAb 阳性提示甲减是由于自身免疫性甲状腺炎所致。

(三)甲状腺彩超

桥本氏病时甲状腺回声弥漫性减低,可见条索状、网格状改变,可伴结节。部分甲减患者甲状腺血流明显增加,也可出现类似"火海"征。也可以发现甲状腺血流减少,甲状腺缩小。

(四)甲状腺放射性核素扫描

对有甲状腺肿大的甲减,观察甲状腺放射性核素的分布有一定的临床价值。例如,在桥本氏甲状腺炎,甲状腺放射性核素摄取分布不均。此外对甲状腺异位和缺如有确诊价值。

(五)血红蛋白

多为轻、中度正细胞正色素性贫血。

(六)生化检查

血清三酰甘油、总胆固醇、LdL-C 增高,HdL-C 降低,同型半胱氨酸增高,血清 CK、LDH 增高。

(七)TRH 刺激试验

主要用于原发性甲减与中枢性甲减的鉴别。静脉注射 TRH 后,血清 TSH 不增高者提示为垂体性甲减;延迟增高者为下丘脑性甲减;血清 TSH 在增高的基值上进一步增高,提示原发性甲减。

四、诊断与鉴别诊断

(一)诊断

1.病史

详细地询问病史有助于本病的诊断。如甲状腺手术史、甲亢[131]I 治疗史;Graves 病、桥本甲状腺炎病史和家族史等。

2.临床表现

本病发病隐匿,病程较长,不少患者缺乏特异症状和体征。症状主要表现以代谢率减低和交感神经兴奋性下降为主,病情轻的早期患者可以没有特异症状。典型患者畏寒、乏力、手足肿胀感、嗜睡、记忆力减退、少汗、关节疼痛、体重增加、便秘、女性月经紊乱或者月经过多、不孕。

3.体格检查

典型患者可有表情呆滞、反应迟钝、声音嘶哑、听力障碍,面色苍白、颜面或眼睑水肿、唇厚舌大、常有齿痕,皮肤干燥、粗糙、脱皮屑、皮肤温度低、水肿、手脚掌皮肤可呈姜黄色,毛发稀疏干燥,跟腱反射时间延长,脉率缓慢。少数病例出现胫前黏液性水肿。本病累及心脏可以出现心包积液和心力衰竭。重症患者可以发生黏液性水肿昏迷。

4.实验室诊断

血清 TSH 和甲状腺激素水平是诊断甲减的一线指标。原发性甲减血清 TSH 增高,甲状腺激素水平降低。亚临床甲减仅有 TSH 增高,甲状腺激素水平正常。自身抗体的升高有助于确定甲减的病因。

（二）鉴别诊断

1.贫血

需与恶性贫血、缺铁性贫血或再生障碍性贫血等其他原因贫血相鉴别。贫血患者心率较快、脉压差大和基础代谢率偏高,而甲减患者则对寒冷更为敏感,且伴唇厚舌大,音调低沉、心率缓慢、基础代谢率降低、FT_4 及 FT_3 降低、TSH 升高等,可以帮助鉴别。

2.垂体瘤

原发性甲减时 TRH 分泌增加可以导致高 PRL 血症、溢乳及蝶鞍增大,酷似垂体催乳素瘤。可行 MRI 鉴别。

3.慢性肾炎

慢性肾炎肾功能不全的患者除表现出皮肤苍白、水肿、贫血等症状外,常常还会出现甲状腺激素测定异常,主要是血清 T_3 下降,但血清 TSH 是正常的,而甲减患者的血清 TSH 是明显升高的。

4.低 T_3 综合征

低 T_3 综合征也称作甲状腺功能正常的病态综合征,指非甲状腺疾病原因引起的伴有低 T_3 的综合征。严重的全身性疾病、创伤和心理疾病等都可导致甲状腺激素水平的改变,它反映了机体内分泌系统对疾病的适应性反应。主要表现在血清 TT_3、FT_3 水平减低,血清 rT_3 增高,血清 T_4、TSH 水平正常。疾病的严重程度一般与 T_3 降低的程度相关,疾病危重时也可出现 T_4 水平降低。

五、治疗

历来认为,甲减的病机主要为阳虚,病位主要在肾,因此患者常常可出现肾阳虚所致的神疲、记忆力减退、嗜睡、毛发脱落、性功能减低等临床表现。临证之时,除明显阳虚见症外,甲减患者多见情绪低落、心烦失眠、颈前肿大等表现,说明甲减亦有肝郁气滞、兼夹痰瘀之病理存在。因此,在处理甲减本虚与标实的关系时,要把握肾虚为本、邪实为标的原则,视病因、病位、病性之不同而灵活论治。

(一)辨证论治

1.肾阳虚证

症状:腰膝酸软,神疲乏力,畏寒肢冷,动作迟缓,反应迟钝,毛发稀疏脱落,性欲减退,男子可见阳痿、滑精、早泄,女子可见宫寒不孕、白带清稀量多、月经不调,小便清长或遗尿,大便溏,舌淡苔白,脉沉细无力等。

治法:温肾助阳,益气驱寒。

方药:桂附八味丸化裁。黄芪 15g,党参 20g,熟附子 9g,肉桂 9g,肉苁蓉 9g,熟地黄 15g,山茱萸 15g,山药 15g,茯苓 15g,泽泻 15g。

加减:若有血瘀征象,可加丹参、桃仁活血通脉;若有少许湿象,可加少许泽泻、车前子等。

2.脾肾阳虚证

症状:见形寒肢冷,腰腹冷痛,神疲乏力,少气懒言,嗜睡健忘,肢体浮肿,表情淡漠,反应迟钝,耳鸣耳聋,五更泄泻或完谷不化,舌淡胖有齿痕,苔白滑,脉沉细无力等。

治法:温中健脾,扶阳补肾。

方药:补中益气汤或香砂六君丸合四神丸加减。黄芪 15g,党参 10g,白术 12g,茯苓 15g,熟附子 9g,补骨脂 15g,吴茱萸 6g,升麻 6g,当归 10g,砂仁 3g(后下),陈皮 6g,干姜 4 片,大枣 4 枚。

加减:临床应用如腹胀食滞者,可加大腹皮、焦三仙等;纳食减少,可加木香、砂仁;黏液性水肿患者脾肾阳虚证多见,此时可用茯苓、泽泻、车前子等,但需在补肾健脾的基础上应用,不可猛然攻逐水饮,可加白芷、柴胡;妇女月经过多,可加阿胶、三七。

3.心肾阳虚证

症状:神疲乏力,畏寒肢冷,胸闷气促,心悸心慌,蒙眬昏睡或是失眠,肢体浮肿,腰膝酸软,小便不利,舌质淡,舌体胖大,苔白滑,脉沉细或脉迟缓等。

治法:温补心肾,强心复脉。

方药:真武汤合炙甘草汤加减。黄芪 15g,党参 12g,熟附子 9g,桂枝 9g,茯苓 15g,白芍药 15g,猪苓 15g,杜仲 12g,生地 10g,丹参 15g,生姜 30g,甘草 15g。

加减:对心动过缓者,可酌加麻黄 6g、细辛 3g;若脉迟不复,或用参附汤、生脉散,并酌加细辛用量。

4.阳虚湿盛

症状:除具有脾肾阳虚的证候外,又见周身负重,双下肢为甚,小便量少,胸腹满闷,周身沉重、酸软乏力,舌体胖大而淡嫩,苔白腻,脉沉迟无力。

治法:温阳益气,化气行水。

方药:真武汤合五苓散化裁。党参 15g,黄芪 60g,白术 15g,茯苓 30g,茯苓皮 30g,猪苓 30g,陈皮 9g,厚朴 9g,车前子 30g(包煎),干姜 10g,桂枝 10g,熟附子 12g,淫羊藿 15g,白芍

12g,炙甘草 6g。

加减:小便不利,全身肿甚,气喘烦闷,可加葶苈子、川椒目、泽兰;如腰膝酸软,神疲乏力,可合用济生肾气丸。

5.阴阳两虚

症状:畏寒肢冷,眩晕耳鸣,视物模糊,皮肤粗糙,小便清长或遗尿,大便秘结,口干咽燥,但喜热饮,男子阳痿,女子不孕。舌淡苔少,脉沉细。

治法:温润滋阴,调补阴阳。

方药:以六味地黄丸、左归丸等化裁。熟地黄 15g,山药 15g,山萸肉 12g,黄精 20g,菟丝子 9g,仙灵脾 9g,肉苁蓉 9g,何首乌 15g,枸杞子 12g,女贞子 12g,茯苓 15g,泽泻 15g。

加减:若大量滋阴药物使用后,大便仍干结难下者,可酌加火麻仁、枳实;若阳虚明显者,可加附子、肉桂;阴虚明显者,加生地黄、生脉散等;本方阴柔滋腻之品较多,久服恐易滞碍脾胃,故宜加入陈皮、砂仁。

(二)中成药

1.心脑血脉宁

此药系全国第三、四批老中医药专家学术经验继承工作指导老师张曾謦自行研制,以健脑宁心、益气养血通络为法则,从而改善脑疲劳,调节脑垂体功能。心脑血脉宁为纯中药制剂,主要由黄芪、丹参、茺蔚子、当归、川芎、赤芍、水蛭等组成,具有益气、养血、通络之功效,临床见效快且佳。

2.扶正消瘿合剂

主要由仙茅、仙灵脾、黄芪、柴胡、浙贝、当归、云苓、泽泻、杭芍、牛膝等药物组成。每次服用 20mL,每日 3 次。可温补肾阳,益气调肝,温通泄浊。

3.抑减胶囊

由仙茅、仙灵脾、泽泻、巴戟天、炙黄芪各 15g,夏枯草、茯苓各 30g 等药物组成,每次 3 粒,日 3 次。可补肾壮阳、活血化瘀,主要用于治疗肾阳虚型甲减。

4.金匮肾气丸

由干地黄、山药、山茱萸、泽泻、茯苓、丹皮、桂枝、炮附子所组成。功效温补肾阳。适用于甲状腺功能减退症之各种证型。用法:每次 10g,日 2 次,开水或淡盐汤送下。

5.右归丸

由熟地黄、附子(炮附片)、肉桂、山药、山茱萸(酒炙)、菟丝子、鹿角胶、枸杞子、当归、杜仲(盐炒)组成,可温补肾阳,填精止遗,适用于肾阳虚或脾肾阳虚型甲减患者。

6.金水宝

由冬虫夏草的人工发酵菌丝体制成。能补虚损、益精气,服用方法为每天 3 次,每次 3 片。适用于脾肾阳虚证甲减,可增加临床疗效。

7.参鹿片

由鹿角片 4.5g,仙灵脾 30g,党参 12g,锁阳 12g,枸杞子 9g 等组成,1 日 3 次,每次 5 片,连续服用 3 个月为 1 个疗程。

8.温阳片

由制附子、干姜、肉桂、党参制成,适用于阳虚型甲减患者,经临床观察可提高甲状腺激素水平。

9.甲荣康片

由人参、仙灵脾、鹿角霜、肉桂、熟大黄、香附、当归、车前子、海藻、荷叶等组成,每次服用 5 片,每日 3 次,8 周为一个疗程。甲荣康片不仅可以有效地改善甲减患者的症状和体征,而且具有较好的提高甲减患者的基础代谢率(BMR)、升高血清 T_3、T_4、FT_3、FT_4,降低 TSH,降低血脂、改善血液流变学的作用,同时还具有改善皮质醇等其他内分泌激素紊乱的作用。临床研究结果显示甲荣康对甲减患者的临床总有效率为 83.3%。

(三)针灸疗法

1.传统针刺疗法

(1)体针针刺法:本病以肾脏虚损为其根本,主要累及脾、心、肝三脏,血瘀、痰湿是其病标。取穴:主穴取气海、脾俞、肾俞、心俞、足三里。畏寒、肢冷、乏力加灸大椎、命门、身柱;水肿、尿少加针刺关元、阴陵泉、丰隆、灸关元、神阙;腹胀、便秘加天枢、上巨虚、大肠俞;反应迟钝、智力低下加百会、四神聪、太溪;心律不齐、心动过缓加内关、神门;肌肉关节疼痛加合谷、阳陵泉、太冲、曲池;月经不调加三阴交、血海;性功能障碍加大敦、秩边、环跳;食欲减退加公孙、内关、中脘;郁闷、心烦加曲泽、膻中、肝俞;病久阴阳两虚者,加行间、太溪。取穴均为双侧,毫针补法为主。

(2)针刺人迎穴:针刺人迎穴,每周 3 次。手法选用迎随补泻和《神应经》中论述的"三飞一进"的补法,按下列方法操作:进针至人迎穴部位后,静候 5 秒钟;用指甲轻弹针柄 3 次;以喉头为中心,往喉头方向向上向内搓针三下(名为飞);再把针推进 0.5~1cm,将针向喉头方向拨一下(此为一进)。治疗本病需要得气,即患者甲状腺要有明显胀感。同时,注意针此部位,不能用呼吸补泻法,否则会因喉头上下起伏,导致刺破血管而形成血肿。此法可有效缓解临床症状。

2.艾灸疗法

(1)艾条灸大椎穴:准备艾灸条,将其一端用火点燃,待烟去尽,将燃烧端由远至近靠向大椎穴,直到患者感到热度适宜(一般距皮肤 1.5~3cm),固定在这一部位,来回轻轻摆动艾灸条(需充分暴露皮肤,并注意防止明火烫伤),每天 1 次,每次灸 15~20 分钟(局部皮肤发红),15~30 天为一疗程,共治疗 2 个疗程,中间可休息数天。艾叶组成之艾条温灸大椎穴,能起温煦气血,透达经络,改善脏器功能,对提高机体免疫力,增加氧耗,促进代谢有明显作用。在药物治疗各种甲减症时,加用艾灸大椎穴能起到满意的协同作用。

(2)隔药粉艾炷灸:选用肾俞、脾俞、命门 3 穴,用二味温补肾阳的中药研粉,将药粉铺在穴位上,厚度为 1cm 左右,然后将直径约 5cm 的空心胶木圈放在药粉上,以大艾炷(艾炷底直径约为 4cm)在药粉上施灸,温度以患者舒适为宜,或自感有热气向肚腹内传导为度。每周灸治 3 次,每次灸 3 穴,每穴灸 3~5 壮,4 个月为一疗程。此法不仅对原发性甲状腺功能低下者有效,而且对垂体功能低下所致甲状腺功能减退亦有良好效果。

3.中药内服配合穴位埋线疗法

取双侧肾俞、膀胱俞常规消毒局麻后,用 12 号腰椎穿刺针穿入羊肠线 1~1.5cm,刺入穴位得气后埋入羊肠线,以无菌干棉球按压片刻,外敷创口贴。2 周 1 次,6 次为 1 疗程。同时口服抑减胶囊,每次 3 粒,每日 3 次;加衡片(左旋甲状腺素钠)每日晨服 2 片。45 天后减为每日 1 片,以后根据甲状腺功能测定结果逐渐减量,直到停药。内服中药可温阳利水益气,并配合肾俞、膀胱俞埋入羊肠线,通过对穴位的长久刺激起到巩固疗效的目的。

4.耳针疗法

耳针疗法取穴神门、交感、肾上腺、皮质醇下、内分泌、肾,均取双侧。以上穴位可分为两组,交替使用,留针 30 分钟,每隔 10 分钟运针 1 次。

5.五十营针刺合用穴位注射疗法

五十营针刺疗法:所有患者均采用五十营循环疗法针刺任脉中脘和关元穴,肺经太渊,大肠经合谷,胃经足三里,脾经三阴交,心经神门,心包经大陵,肾经太溪以及肝经太冲等穴位。针刺方法采用迎随补泻法,穴位顺序根据经气在十二经脉的循环流注按顺序依次进针,留针时间为 3 分钟。核酪注射液局部注射:治疗 30 分钟后取出毫针,以核酪注射液穴位注射双侧手三里和足三里。常规消毒皮肤后,选用一次性无菌注射器和长五号针头,采用提插法进针直刺手三里和足三里穴,每个穴位分别注射 1mL。10 次为 1 个疗程,隔日 1 次,连续治疗 6~7 个疗程。五十营针刺循环疗法配合核酪注射液穴位注射治疗,在调节机体免疫功能的同时,亦使甲状腺功能趋于正常,充分体现了中医辨证论治、标本兼顾、整体调理的特点。

6.针药并用疗法

中药基本方:黄芪 30g,党参 20g,附子(先煎)、肉桂各 12g,仙茅 9g,淫羊藿、薏苡仁各 30g,枸杞子 12g。随症加减,脾虚消化欠佳,加鸡内金 9g。焦山楂、神曲各 12g,陈皮 6g。贫血加当归 9g,红枣 15g;便秘加瓜蒌、火麻仁各 30g;浮肿加泽泻、茯苓、车前子(包)各 15g;甲状腺肿大加鳖甲 15g(先煎),龙骨 20g,牡蛎 25g;心率减慢加麻黄 10g。同时配用小剂量甲状腺片,并辅以黄芪注射液穴位注射。取穴:人迎、大椎、肾俞、脾俞、太溪、足三里、关元、曲池等穴。随症加减:肾阳虚甚加命门、气海穴;浮肿少尿加阴陵泉、三阴交穴;甲状腺肿大加气舍、水突、阿是穴;痴呆加大钟、百会、心俞穴。每次选 4 个穴,常规消毒,每穴注入 0.5mL 药物,隔 2 日 1 次。此法可增强机体免疫力,活跃甲状腺功能。

(四)饮食调护

(1)甲减患者机体代谢降低,产热减少,故饮食应适当增加富含热量的食物,如乳类、鱼类、蛋类及豆制品、瘦肉等。平时可多食些甜食,以补充热量。

(2)甲减患者胃肠蠕动功能下降,常有脾虚表现,口淡无味,消化不良,因此饮食应以易于消化吸收的食物为主,生硬、煎炸及过分油腻的食品不宜食用。

(3)阳虚症状明显时可用龙眼、红枣、莲子肉等煮汤服用,妇女可在冬令配合进食阿胶、核桃、黑芝麻等气血双补。

第三节　甲状腺肿

甲状腺肿主要指良性甲状腺上皮细胞增生形成的甲状腺肿大。单纯性甲状腺肿,也称为非毒性甲状腺肿,是指非炎症和非肿瘤原因,不伴有临床甲状腺功能异常的甲状腺肿。单纯性甲状腺肿患者约占人群的5%,本病散发,女性发生率是男性的3～5倍。如果一个地区儿童中单纯性甲状腺肿的患病率超过10%,称之为地方性甲状腺肿。

本病属中医学"瘿病"范畴,战国时期《庄子·得充符》即有"瘿"的病名,而"瘿病"的病名首见于《诸病源候论·瘿候》,其引用《养生方》所言"诸山水黑土中,出泉流者,不可久居,常食令人作瘿病,动气增患。"在中医文献里,又有称为"瘿、瘿瘤、瘿囊、影袋"等名称。

一、病因病机

中医认为本病病位在颈前,与肝、脾、肾有关,发病的主要原因是情志内伤、饮食失调以及居处环境、水土失宜等,但与体质因素,先天禀赋不足密切相关。最终导致邪聚于体内,以致气滞、痰凝、血瘀壅结颈前而成瘿肿。

1.体质因素

女性具有经、孕、产、乳等生理特点,与肝经气血关系密切,先天禀赋不足,天癸虚弱,于女性易导致肝血暗耗,冲任亏虚,阴精不足,津液失养。此时遇情志、饮食等致病因素,常常会引起气郁痰结、气滞血瘀及肝郁化火等病理变化,故女性更易患瘿病。素体阴虚之人,痰气郁滞之后易于化火,更加伤阴,常常使病情缠绵。

2.饮食失调

饮食不节,容易损伤脾胃功能,脾失健运,不能运化水湿,水湿内聚成痰,土壅木郁,气机不畅,导致痰气瘀结颈前,发为瘿病。

3.水土失宜

本病的发生与水土因素有密切关系,如《杂病源流犀浊·颈项病源流》说"西北方依山聚涧之民,食溪谷之水,受冷毒之气,其间女性,往往生结囊如瘿"。居处高山地区,水土失宜,不仅影响脾胃的功能,还影响气血的正常运行,最终导致痰气瘀结颈前,则发为瘿病。

4.情志内伤

正如《诸病源候论·瘿候》所言"瘿者,由忧恚气结所生"。长期精神忧郁或恼怒,使气机郁滞,肝气失于调达。而津液的正常循行及输布均有赖于气的功能正常。气机郁滞,津液易于凝聚成痰。气滞痰凝,搏结于颈前,则形成瘿病。痰气凝滞日久,影响血液的运行,又可产生瘀血,在临床上可表现为瘿肿较硬或有结节。

总之,瘿病的基本病理为气滞痰凝壅结颈前,疾病初期多实,病情日久可引起血脉瘀阻,最终气、痰、瘀三者合而为患。病程进展,由于痰气郁结化火,火热伤阴又可导致阴虚火旺的病理变化,病情则由实转虚,多表现为阴虚、气虚,遂成为虚实夹杂之证。

二、临床表现

（一）症状与体征

临床上一般无明显症状。甲状腺常呈现轻、中度肿大，表面平滑，质地较软。重度肿大的甲状腺可引起压迫症状，出现咳嗽、气促、吞咽困难或声音嘶哑等。胸骨后甲状腺肿可使头部、颈部和上肢静脉回流受阻。

（二）实验室检查

血清总 T_4（TT_4）、总 T_3（TT_3）正常，TT_4/TT_3 的比值常增高。血清甲状腺球蛋白（Tg）水平增高，增高的程度与肿的体积呈正相关。血清 TSH 水平一般正常。

三、诊断与鉴别诊断

血清 TT_4、TT_3 正常，TT_4/TT_3 的比值常增高。血清甲状腺球蛋白水平增高，增高的程度与肿的体积呈正相关。血清 TSH 水平一般正常。早期的自身免疫甲状腺炎主要表现为甲状腺肿，长时期可以没有甲状腺功能的改变或表现为亚临床甲状腺功能减低或（和）血清甲状腺自身抗体阳性。

甲状腺肿可以分为三度：外观没有肿大，但是触诊能及者为Ⅰ度；既能看到，又能触及，但肿大没有超过胸锁乳突肌外源者为Ⅱ度；肿大超过胸锁乳突肌外源者为Ⅲ度。B超是确定甲状腺肿的主要检查方法。

四、治疗

（一）中医辨证分型治疗

1.气郁痰阻

症状：颈前正中肿大，有胀感，质软不痛，胸闷、喜太息，或兼胸胁窜痛，病情变化与情志因素有关，苔薄白，脉弦。

治则：理气舒郁，化痰消瘿。

方药：四海舒郁丸（木香、陈皮、昆布、海带、海藻、海螵蛸、海蛤壳）。

加减：胸闷胁痛者，加柴胡、郁金、香附疏肝解郁；咽颈不适加桔梗、牛蒡子、射干、木蝴蝶利咽消肿。

2.肝火旺盛

症状：颈前肿大，质地柔软，烦热，容易出汗，性情急躁易怒，眼球突出，手指颤抖，面部烘热，口苦，舌质红，苔薄黄，脉弦数。

治则：清泻肝火。

方药：栀子清肝汤加减（柴胡、芍药、茯苓、当归、川芎、栀子、丹皮、牛蒡子、甘草）。

加减:肝火亢旺,烦躁易怒,可加夏枯草、龙胆草;兼见胃热内盛而多食易饥者,加生石膏、知母;热郁生风手指颤抖者,宜加石决明、白蒺藜、珍珠母、钩藤等。

3.痰结血瘀

症状:颈前肿块,质地较硬或有结节,肿块经久难消,胸闷,纳差,舌质暗红苔薄白或白腻,脉弦或涩。

治则:理气活血,化痰消瘿。

方药:海藻玉壶汤加减(昆布、海带、海藻、青皮、陈皮、半夏、贝母、连翘、当归、川芎、独活、甘草)。

加减:结块较硬及有结节者,可酌加黄药子、三棱、莪术、丹参、炮甲;胸闷不舒加郁金、香附;郁久化火见烦热、气急目赤、舌红、苔黄、脉数者,加夏枯草、丹皮、玄参;纳差便溏者加党参、茯苓、白术等。

4.心肝阴虚

症状:颈前肿大,质地柔软,起病缓慢,心悸汗出,心烦少寐,手指颤动,眼干,头晕乏力,舌质红,舌体颤动,脉弦细数。

治则:滋养阴精,宁心柔肝。

方药:天王补心丹加减(生地黄、玄参、麦门冬、天门冬、人参、茯苓、五味子、当归、丹参、酸枣仁、柏子仁、远志、桔梗、辰砂)。

加减:肢动手颤,舌体颤动者,加钩藤、白蒺藜、白芍药;阴血内热,见烦热汗出者,酌加丹皮、栀子、知母等;病久正气损伤,精血不足见消瘦乏力,女性月经量少或经闭,男子阳痿者,可加黄芪、山茱萸、制首乌、熟地黄、枸杞子等。

5.气阴两虚

症状:颈前肿大,心悸气短,神疲乏力,声低懒言,自汗或盗汗,渴不欲饮,饥不欲食,大便溏薄,舌质红,或淡红,苔少;脉细而无力,或细数无力,或结代促。

治则:益气养阴。

方药:生脉散加味(人参、麦门冬、五味子)。

加减:气虚明显者可加黄芪、党参、白术;偏于阴虚者,可加生地黄、玄参,合六味地黄丸、二至丸等;汗多者酌加浮小麦、糯稻根。

(二)中成药治疗

1.夏枯草膏或胶囊

清热散结。适于肝火旺盛者,每次15g或2粒,每天2次。

2.小金丸

消肿拔毒。适用于痰瘀互结者,每次1小包,每天2次,口服。

(三)古今效验方治疗

1.消瘿汤

组方:玄参12g,海浮石12g,海藻10g,昆布10g,土贝母10g,天葵子10g,当归6g,川芎6g,乌药6g,八月札9g。

服法:水煎服。

功效:化痰理气,活血化瘀,软坚散结。

2.甲瘤丸

组方:夏枯草 30g,当归 30g,珍珠母 30g,生牡蛎 30g,昆布 15g,丹参 15g。上药研成粉,加蜜制丸,每丸 9g。

服法:每天 2 次,每次 1 丸。

功效:清热活血,软坚散结。

(四)外治

1.针刺疗法

选穴:水突、人迎、扶突、合谷、天突、曲池。

操作:采用平补平泻法,得气后留针 15 分钟,每日 1 次。颈部血管神经较多,进针要注意避开,且不能进针过深。

2.膏药贴敷法

(1)将五倍子炒黄,研粉后用米醋调成膏状子临睡前敷于患处,次日早上洗去,7 天为一个疗程,主要适用于单纯性甲状腺肿。

(2)柳叶浸膏外敷:将柳叶洗涤切碎,加水 2～5 倍,煎煮 6 小时以上,可复煎一次,然后将滤液用文火浓缩成膏。外用时可加黄醋调匀,敷于甲状腺,每 2～3 天换药一次。主要用于单纯性甲状腺肿大。

第四节　糖尿病

糖尿病是一种与遗传因素和多种环境因素相关联的以慢性血葡萄糖(简称血糖)水平增高为特征的代谢紊乱综合征,是由于体内胰岛素分泌缺陷和(或)胰岛素作用的缺陷所引起。糖尿病是临床的常见病、多发病,其患病率日益增高。据世界卫生组织(WHO)估计,全球目前有约 1.75 亿糖尿病患者。中国糖尿病患病率亦在急剧增加,估计现有糖尿病患者超过 4000万。2 型糖尿病的发病正趋向低龄化,儿童及青少年的发病患者数在不断增加。糖尿病已成为严重威胁人类健康的世界性公共卫生问题。

现代医学的糖尿病属中医学消渴病范畴。消渴是以多饮、多食、多尿、乏力、消瘦,或者尿有甜味为主要临床表现的一种疾病。消渴病名最早见于公元前 4 世纪的《黄帝内经》,《金匮要略》对消渴的证治进行阐述,立有白虎汤加人参汤、肾气丸等方剂。《丹溪心法·消渴》提出消渴治应"养肺、降火、生血为主"。

一、病因病机

糖尿病按其临床表现,隶属于中医学"消渴"的范畴。但消渴并不等于糖尿病,因消渴的含义较广。所谓消渴,渴系指口渴引饮,小便频数,尿如脂膏;消则指消谷善饥,形体消瘦为特征的病症。

唐代《外台秘要》中引《古今录验》论云:"渴而饮水多,小便数,无脂似麸片甜者,皆消渴病也……"该论系统地归纳了饮多、食多、小便数等消渴症状,并指出小便甜谓之消渴病。明代

《景岳全书》中指出消渴病当分虚实:"治消证而不辨虚实则未有不误矣。"

《黄帝内经》将消渴病的病因归于五脏"脏脆",开先天禀赋不足、五脏柔弱之先河。后世医家随着临症研究的不断深入,中医理论日趋完善,从情志、饮食、劳伤、外感等方面认识病因,而且从病因引起的脏腑的病理变化中认识到阴虚与燥热是消渴病的主旋律,两者互为因果,临床上表现出肺燥、胃热、肾虚的病理变化的特征。主要病因可分以下几点。

(一)禀赋不足,五脏柔弱

中医理论认为:"正气存内,邪不可干","邪之所凑,其气必虚"。说明中医学十分重视机体内在因素的作用。《灵枢·五变》说:"人之善病消瘅者,何以候之? 少俞答曰,五脏皆柔弱者,善病消瘅"(瘅读单音,比喻疾病症状像自然界的旱天一样)。《灵枢·本脏》曰:"心脆则善病消瘅热中","肺脆则苦病消瘅易伤","肝脆则善病消瘅易伤","脾脆则善病消瘅易伤","肾脆则善病消瘅易伤",又曰:"耳薄不坚者,肾脆。"指出之所以发消瘅,皆因五脏脆弱所致。清代张隐庵认为:"盖五脏主藏精者也,五脏脆弱则津液微薄,故成消瘅。"五脏柔弱易发消渴病的主要机制认为:五脏之中,肾为先天之本,起到主导作用,为元阴元阳之脏,水火之宅。肾的生理功能为:肾主津液,肾主藏精;五脏之精气皆藏于肾;五脏六腑之津均赖于肾精之濡养;五脏六腑之气皆赖于肾气之温煦。

(二)情志不调,郁久化火

多因长期情怀不舒,精神抑郁,肝失调达,气机不畅,肝郁气滞,久郁化火,肝火燔灼,耗伤阴液,而致消渴。《灵枢·五变》曰:"怒则气上逆,胸中蓄积,血气逆留,髋皮充肌,血脉不行,转而为热,热则消肌肤,故为消瘅。"《医宗己任篇》云:"消之为病,一原于心火炽炎……然其病之始,皆由不节嗜欲,不慎喜怒。"《外台秘要》曰:"消渴患者,悲哀憔悴,伤也。"刘河间在《三消论》中指出:"消渴者……耗乱精神,过违其度,而燥热郁盛之所成也。此乃五志过极,皆从火化,热盛伤阴,致令消渴。"叶天士在《临证指南医案·三消》中指出:"心境愁郁,内火自燃,乃消渴大病。"《世医得效方》云:"时常烦躁,因而思虑劳心,忧愁抑郁,……心火炎上,肺金受克,口干舌燥,渐成消渴。"《类证治裁》亦云:"心火消渴,小便赤涩者,清心莲子饮。"

(三)饮食不节,蕴热伤津

健康的饮食,通过脾胃运化精微,化生气血,濡养五脏,洒陈六腑,维系人体之处的新陈代谢。当饮食不节,素嗜酒醴肥甘,恣食辛辣,或饥饱无度,积食停滞,损伤脾胃,诸疾由生,发为消渴。正如《症因脉治》曰:"酒湿水饮之热,积于其内,时行湿热之气,蒸于其外,内外合受,郁久成热,湿热转燥,则三消乃作矣。"《症因脉治》曰:"多食易饥,不为肌肉,此燥火伤于胃,即中消症矣。"《外台秘要·消渴方》篇云:"饮瞰无度,咀嚼鲊酱,不择酸咸,积年长夜,酣兴不懈,遂使三焦猛热,五脏干燥,木石犹且干枯,在人何能不渴?"《丹溪心法·消渴》篇说:"酒面无节,酷嗜炙……于是炎火上熏,腑脏生热,燥热炽盛,津液干焦,渴饮水浆而不能自禁。"《素问·奇病论》又言:"消渴者必数食甘美而多肥也,肥者令人内热,甘者令人中满,故其气上溢,转为消渴。"说明饮食不节与其发病有密切的关系。

(四)外感六淫,化热伤阴

素体禀赋虚亏,肾气不充,气血两亏。尤以少年儿童为稚阳之体,五脏柔嫩,易感外邪,如

《灵枢·五变》说："余闻百病之始期,必生于风雨寒,外循毫毛而入腠理……或为消瘅"。又如《灵枢·本脏》说："肺脆则苦病消瘅易伤","心脆则善病消瘅热中",说明心肺功能柔弱,易外感燥火发为消渴。正如《症因脉治》所云："燥火三消之因,或赫羲之年,燥气从令,或干旱之岁,燥火行权,或秋令之月,燥气太过,燥火伤人,上则烦渴引饮。"

(五)劳逸失度,房劳伤肾

适度的活动、休息,有助于机体对水谷精微的转运和输布,达到疏通气血,强壮筋骨,增强体质。如《素问·上古天真论》云："起居有常,不妄作劳,故能神与形俱",阐明了生活起居必须有规律,不能过度操劳,方能形神俱备,身体健壮。《世医得效方》云："因思虑劳心,忧愁抑郁……心火炎上,肺金受克,口干舌燥,渐成消渴",说明劳心过度可致消渴的道理。宋代陈无择在《三因极一病证方论》中指出："消病有三,日消渴,消中,消肾。消肾属肾,盛壮之时,不自谨惜,快情纵欲,极意房中,年长肾衰,多服丹石。"《景岳全书·十八卷》中进一步阐明肾阳虚、肾气不足为消渴的机制,曰："阳不化气则水精不布,水不得火则有降不升,所以直入膀胱而饮一溲二"。《外台秘要·消渴消中》篇说："房事过度,致令肾气虚耗故也,下焦生热,热则肾燥,肾燥则渴"。

二、临床表现

(一)1型糖尿病

1型糖尿病主要发生在儿童及青少年,成年人发病率较低。通常有典型的多尿、多饮、多食和体重减轻的症状,简称"三多一少"症状。部分患儿消瘦伴疲乏、精神萎靡。如果有多尿、多饮、又出现恶心、呕吐、厌食或腹痛、腹泻等症状则可能并发糖尿病酮症酸中毒。酮症酸中毒时可有呼吸困难,表现呼吸深长、呼气有酮味、伴脱水及水电解质紊乱,有高钾或低钾血症时可有心律不齐。晚期患者可出现白内障、视网膜病变,甚至双目失明。还可以有蛋白尿、高血压等糖尿病肾病的表现,甚至导致肾衰竭。

(二)2型糖尿病

2型糖尿病是一种慢性进行性疾患,病程漫长。本病可以发生在任何年龄,但多见于中老年。早期轻症2型糖尿病患者常无明显自觉症状,到症状出现或临床确诊时已是发病较长时间,甚至可达数年至几十年不等。也有一部分患者始终无症状,而在常规体格检查或因糖尿病慢性并发症就诊时被发现。根据2型糖尿病的自然病程,可将其分为三期。

1.高血糖前期

2型糖尿病高血糖前期的患者多为中年以上,可有糖尿病家族史,多数体态肥胖,特别是中心性肥胖,自我感觉无异,往往因体格检查或因其他疾病就诊发现餐后尿糖阳性,饭后2小时血糖高峰可超过正常,但空腹尿糖阴性;空腹血糖正常或稍高,糖耐量曲线往往呈现糖耐量减低。

2.高血糖期

此期患者在早期时,大多数患者并无症状。随后糖尿病的"三多一少"症状轻重不等,且常伴有某些并发症和伴随症。中年病者可先有尿路感染、外阴瘙痒、肺结核、皮肤疖痈或某些外科情况如胆囊炎、胰腺炎等症状出现,也可因劳累、饮食不当(包括禁食、过食、饮酒等)和应激导致酮症酸中毒为首发症状。总之此期症状可分为两部分:无并发症者可有单纯典型糖尿病症状,有并发症者则两者兼有或以并发症的症状为主。一般有下列典型症状。

(1)口渴、多饮、多尿:2型糖尿病患者口渴、多饮、多尿症状多较轻,其中以喝水增多作为主诉较为多见,但增多程度不大,有相当部分患者此类症状不明显。

(2)多食:为补充损失的体内糖分以维持机体活动,常出现易饥多食。

(3)体重改变和疲乏:由于胰岛素分泌的绝对减少或组织对胰岛素的敏感性降低,机体对葡萄糖的利用下降,脂肪和蛋白质分解代偿性增加,以弥补能量的不足,使体内脂肪等组织日见消耗,蛋白质合成不足,负氮平衡,机体遂逐渐消瘦。

(4)皮肤瘙痒:多见于女性阴部,由于尿糖刺激局部所致。有时并发白念珠菌等真菌性阴道炎,瘙痒更严重,常伴以白带分泌增加。失水后皮肤干燥亦可发生全身瘙痒,但较少见。

(5)低血糖:2型糖尿病患者可在早期的较长一段时期内以反复低血糖为主要表现,是由于胰岛素分泌时相的异常,分泌高峰延迟,在餐后4~5小时可因为不适当的胰岛素分泌过多而出现低血糖症状。

(6)其他症状:有四肢酸痛、麻木、腰痛、性欲减退、阳痿不育、月经失调、便秘、视力障碍等。糖尿病还有下述不典型症状:经常感到疲乏、劳累;视力下降、视物不清;皮肤瘙痒;手、足经常感到麻木或者刺痛;伤口愈合非常缓慢;反复发生感染。

3.慢性并发症期

2型糖尿病患者慢性并发症的发生与遗传、高血糖、高血压、高血脂、高胰岛素血症等因素有关,多在5~10年后发生,但因为2型糖尿病的发病时间难以确定,有相当部分患者在诊断时就有糖尿病肾脏病变、神经病变、视网膜病变的相关表现。

(1)大血管病变:糖尿病可导致大、中动脉粥样硬化,主要侵犯主动脉、冠状动脉、脑动脉、肾动脉和肢体外周动脉,引起冠心病、缺血性或出血性脑血管病、肾动脉硬化、肢体动脉硬化等。

(2)微血管病变:微循环障碍、微血管瘤形成和微血管基底膜增厚是糖尿病微血管病变的典型改变,主要表现在视网膜、肾、神经、心肌组织,其中主要是糖尿病肾病和视网膜病。

(3)神经病变:病变部位以周围神经为主,通常为对称性,下肢较上肢严重,病情进展缓慢,临床上先出现肢端感觉异常,如袜子或手套状,伴麻木、针刺、灼热或如踏棉垫感。随后有肢痛,夜间及寒冷季节加重,后期可有运动神经受累,出现肌张力减弱,肌力减弱以至肌萎缩和瘫痪。

(4)眼的病变:主要病变是糖尿病视网膜病变。此外,糖尿病还可引起黄斑病、白内障、青光眼、屈光改变、虹膜睫状体病变等。

(5)糖尿病足:糖尿病患者因末梢神经病变,下肢动脉供血不足,以及细菌感染等多种因素,引起足部疼痛、皮肤深溃疡、肢端坏疽等病变,统称为糖尿病足。

(6)糖尿病胃轻瘫:小部分患者存在早饱、恶心、呕吐、腹胀等,症状严重程度因人而异。严重者会出现反流性食管炎。另外,还可引起小肠和结肠排空异常,引起腹痛、便秘、腹泻等症状。

三、辅助检查

（一）尿糖测定

尿糖阳性是诊断糖尿病的重要线索，而非诊断依据。尿糖阳性只是提示血糖超过了肾糖阈，肾糖阈降低时，血糖虽正常，尿糖可呈阳性。并发肾脏病变时，肾糖阈升高，虽血糖升高，但尿糖阴性。

（二）血清（血浆）葡萄糖测定

血糖升高是诊断糖尿病的主要依据，是判断糖尿病病情和控制情况的主要指标。常用葡萄糖氧化酶法测定。诊断糖尿病时必须用静脉血浆测定血糖。当血糖高于正常范围却又未达到诊断糖尿病的标准时，应进一步做葡萄糖耐量试验（OGTT）。

（三）口服葡萄糖耐量试验（OGTT）

空腹血糖，尤其是餐后血糖升高时，糖尿病临床诊断并不困难。遇有下列可疑患者应进一步做 OGTT 检查，以确定诊断：①尿糖阳性，而空腹血糖正常；②餐后 2 小时血糖≥7.8mmol/L，但低于 11.1mmol/L；③有糖尿病的家族史，包括糖尿病孪生子；④女性患者妊娠过期，胎儿过大或有死产病史者；⑤有自发性低血糖反应者。OGTT 是检查人体血糖调节功能的一种方法。正常人一次摄入大量葡萄糖后（国际标准剂量为 75g，儿童剂量 1.75g/kg 体重，最大 75g）在摄入前和摄入后 2 小时分别检测血糖水平。

（四）糖化血红蛋白测定

糖化血红蛋白是血红蛋白生成后与糖类经非酶促反应结合而形成的产物，它的合成过程很缓慢，而且是相当不可逆的，持续 3 个月以上（接近红细胞生命期）。糖化血红蛋白所占比率能反映出测定前 1～3 个月内平均血糖水平，用于了解糖尿病患者的血糖水平；还可作为用药的监测指标之一。

（五）血浆胰岛素及 C 肽测定

胰岛素测定主要用于糖尿病的诊断与分型。正常人空腹血浆胰岛素浓度为 5～20mU/L，口服 75g 无水葡萄糖后，血浆胰岛素在 30～60 分钟达到最高值，峰值是基础值的 5～10 倍，3～4 小时恢复到基础水平。1 型糖尿病呈无峰值的低平曲线，2 型可呈高、正常及低的变化。

C 肽也反映基础和葡萄糖介导的胰岛素释放功能，且不受外源性胰岛素及其抗体的影响。高峰时间同上，峰值为基础值 5～6 倍。

（六）自身抗体测定

IAA、GAD65、ICA 等抗体的检测，1 型糖尿病患者发现血糖升高时，其中一种或多种抗体阳性。

（七）并发症检查

糖尿病患者根据病情需要应进行血脂、肝功、肾功等检查。急性代谢紊乱时应进行酮体、电解质、酸碱平衡、血气分析等检测。心、肝、肾、眼及神经系统等各项的辅助检查。

四、诊断与鉴别诊断

（一）诊断标准

1.临床症状

具备多饮、多尿、多食、消瘦等典型"三多一少"症状者。

2.实验室诊断标准

诊断标准:采用WHO(1999)糖尿病诊断标准,2007年《中国2型糖尿病防治指南》亦采用此标准。

（二）糖尿病分型

1.1型糖尿病

β细胞破坏,通常造成胰岛素的绝对缺乏。

2.2型糖尿病

可从胰岛素抵抗为主伴相对胰岛素缺乏,到胰岛素分泌缺陷为主或者不伴胰岛素抵抗。

3.其他特殊类型

包括β细胞功能遗传性缺陷、胰岛素作用遗传性缺陷、胰腺外分泌疾病、内分泌疾病、药物或化学品所致、感染、不常见的免疫介导糖尿病及其他遗传综合征有时伴发的糖尿病等。

4.妊娠糖尿病

妊娠糖尿病指妊娠前糖代谢正常或有潜在糖耐量减退,妊娠期才出现或确认的糖尿病。

（三）鉴别诊断

中医应与口渴症及瘿病相鉴别。

五、治疗

（一）基础治疗

1.糖尿病健康教育

使患者对糖尿病有充分的认识,提高患者的自我保健能力和自我护理,让其树立正确的抗病态度和信心。积极检测血糖。

2.饮食治疗

严格控制饮食,控制每天摄入的总热量、合理搭配营养成分,定量定时进餐,以控制血糖、血脂和体重。

3.运动治疗

糖尿病患者应进行有规律的合适运动。

（二）辨证论治

1.燥热伤津

症状:多食易饥,口渴多饮,形体消瘦,大便干结,苔黄,脉滑实有力。

治法:清热生津。

方药:白虎加人参汤加减。石膏 30g,知母、生地、麦冬、人参各 15g,黄连、栀子、粳米各 10g,甘草 5g。方中石膏、知母清肺胃二经气分实热而除烦止渴,两药合用,清胃火,滋阴液,共为主药。生地、麦冬养阴润肺,又有清热之功。黄连苦寒,直泄胃腑之火,栀子苦寒,通泄三焦之火,两药共治其胃火炽盛;人参、粳米、甘草甘温,既护卫脾胃之气,又滋养胃阴。消谷善饥重用生熟地、黄精;大便干加白芍、玄参、芒硝等润燥通便;口渴重加芦根、花粉。

2.气阴两虚

症状:口渴多饮,口干舌燥,少气无力,纳差腹胀,汗多,尿频量多,舌质淡红,苔白,脉弱或结代。

治法:益气养阴。

方药:生脉散合六味地黄丸加减。人参 20g,麦冬、五味子各 15g,熟地黄 20g,山萸肉、山药各 15g,丹皮、茯苓、泽泻各 10g。人参甘温,大补元气,可补五脏之气,尤擅补肺气;麦冬甘寒质润,养阴以润肺,清热以生津;五味子酸温,酸能收敛,既能益气固表止汗,又能滋阴生津敛汗,性温而润,滋补肾水,且甘以益气,酸能生津,有良好的益气生津止渴功效。三药合用,以益气养阴,生津止渴。六味地黄丸滋补肾阴。阴虚火旺明显者,加知母、黄柏;脾气亏虚明显者加黄芪、白术等。

3.阴阳两虚

症状:小便频数,浑浊如凝膏,甚则饮一溲一,面容憔悴,耳轮干枯,腰膝酸软,畏寒肢冷,男子阳痿或女子月经不调,舌淡苔白而干,脉沉细无力。

治法:滋阴温阳补肾。

方药:金匮肾气丸加减。附子(炮)、覆盆子、山茱萸、山药、茯苓各 15g,桑螵蛸、金樱子、泽泻、牡丹皮各 10g,肉桂(后下)5g,鹿茸(研磨嚼服)1g。方中附子温补一身之阳气,尤擅于温补脾肾之阳;肉桂温补肝肾,补火助阳,且能引火归原,益阳消阴;鹿茸补肾阳,益精血,助全身阳气之气化。三药合用,补壮肾中之阳。桑螵蛸、覆盆子、金樱子,三药均既壮补元阳,又可收敛阴精,防止精微物质下泄。六味地黄丸滋补肾阴,配合以上补阳药以阴中求阳,取其"擅补阳者,必于阴中求阳,则阳得阴助而生化无穷"之意,使阴阳互生。若肾气不足,摄纳无权而出现肾不纳气之虚喘时,可酌加蛤蚧、胡桃肉等;阳痿加锁阳、阳起石;耳聋失聪加灵磁石、桑寄生等。

4.瘀血阻滞

症状:口渴多饮,消瘦,面色黧黑,肢体麻木,刺痛不移,唇舌紫黯,或有瘀斑,舌下青筋显露为主症,伴手足发紫发冷,苔薄白或薄黄,脉沉细或脉涩不利。

治法:活血化瘀。

方药:桃红四物汤加减。桃仁、红花、川芎、熟地黄、桂枝、柴胡 10g,当归、白芍各 15g,甘草 5g。方中桃仁具活血祛瘀生新之功;红花活血祛瘀,消肿止痛;川芎辛散温通,主以活血,兼以行气,为血中之气药;三药合用,共起活血化瘀功效。柴胡芳香疏散,条达肝气,疏肝解郁;桂枝辛散温通,入心经走血分,流畅血脉而行滞。两药合用,以其辛香疏通之性,促进血液运行,使其瘀血化尽。当归甘辛温,辛温以活血化瘀,既补血又活血;熟地甘温,养血滋阴;白芍酸甘,甘以补血养肝体,酸以敛阴生津;甘草一则配合白芍以酸甘化阴,二则缓和药性。

以上方药,水煎服,每日1剂。

(三)中成药

1.消渴丸

由北芪、生地、花粉、格列苯脲组成。每次5~20粒,每日2~3次,饭前30分钟服用。滋肾养阴、益气生津。主治2型糖尿病。

2.降糖舒

由人参、生地、熟地、黄芪、黄精、刺五加、荔枝核、丹参等22种中药组成。每次6片,每日3~4次。益气养阴、生津止渴。主治2型糖尿病无严重并发症者。

3.降糖甲片

含生黄芪、黄精、太子参、生地、花粉。每次6片,每日3次。益气养阴,生津止渴。主治2型糖尿病。

4.甘露消渴胶囊

由熟地、生地、党参、菟丝子、黄芪、麦冬、天冬、元参、山萸肉、当归、茯苓、泽泻等组成。制成胶囊。每次1.8g,每日3次。滋阴补肾、益气生津。主治2型糖尿病。

5.参芪降糖片

主要成分是人参皂苷、五味子、山药、生地、麦冬等。每次8片,一日3次。益气养阴、滋脾补肾。主治2型糖尿病。

6.珍芪降糖胶囊

由黄芪、黄精、珍珠等多种名贵中药精心提炼而成。日服3次,每次4粒,饭后10分钟服用。滋阴补肾,生津止渴。治疗成人各类型糖尿病、老年型糖尿病、幼年稳定型糖尿病。预防糖尿病并发症。

7.糖脉康颗粒

黄芪、生地黄、赤芍、丹参、牛膝、麦冬、黄精。每次1包,每日3次。益气养阴,活血化瘀,主治非胰岛素依赖型糖尿病,对防治糖尿病并发症也有一定作用。

8.消渴灵片

由地黄、五味子、麦冬、牡丹皮、黄芪、黄连、茯苓、红参、天花粉、石膏、枸杞子组成。一次8片,一日3次。滋补肾阴、生津止渴、益气降糖。用于成年非胰岛素依赖性轻型、中型糖尿病。

9.消渴平片

含五味子、沙苑子、枸杞子、五倍子、天冬、知母、丹参、黄芪、黄连、人参、天花粉、葛根。每日3次,每次3片。益气养阴,健脾补肾,生津止渴。治疗糖尿病气阴两虚型。

(四)拔罐疗法

1.方法一

(1)取穴:①膀胱经:三焦俞、肾俞;②任脉:石门;③经外奇穴:华佗夹脊;④脾经:三阴交。

(2)治疗方法:①留罐法:以上穴位于拔罐后各留罐10~20分钟;②排罐法:于腰椎两旁行密排罐法并留罐;③针罐法:先用毫针针刺上穴得气后再行留罐。

2.方法二

(1)拔罐部位选穴:肺俞、脾俞、三焦俞、肾俞、足三里、三阴交、太溪穴。

(2)方法:取上穴,采用单纯火罐法吸拔穴位,留 10 分钟,每日 1 次。或采用背部腧穴走罐,先在肺俞至肾俞段涂抹润滑剂,然后走罐至皮肤潮红或皮肤出现瘀点为止,隔日 1 次。

(五)气功疗法

气功是通过有意识地自我调节心身活动,达到防病祛疾的锻炼方法。具有调和气血,平衡阴阳,疏通经络,延年益寿的功效,对胃、十二指肠溃疡,高血压,糖尿病,神经衰弱等慢性疾病都有较好的疗效。近年国内外不少报道采用气功治疗糖尿病取得较满意的疗效,尤其老年糖尿病效果更好。临床观察与实验研究都表明气功对内分泌系统有直接或间接的影响,对改善临床症状、降低血糖和尿糖均有一定作用。初学练功时需注意以下几点。

1.松静自然

做到心情稳定、体位舒适、全身放松后再调整呼吸。

2.意气相合

指练功时用意念活动去影响呼吸,逐渐使意念的活动与气息的运行相互配合,使呼吸随着意念活动缓慢进行。在松静自然的前提下,逐步地把呼吸锻炼得柔细匀长,如"春蚕吐丝",绵绵不断。

3.动静结合

气功偏静,还应配合其他体育疗法如太极拳、健身操等。只有动静相结合,才能相得益彰,从而真正达到平衡阴阳、调和气血、疏通经络的作用。

4.循序渐进

练功要靠自己努力,只有坚持不懈,持之以恒,才能逐渐达到纯熟的地步。开始练功时间可短些,以后逐渐加长,一般可加到 30~40 分钟,每日 1~2 次。具体练功方法:①松静功:松静功又名放松功,是古代用于修身养性的一种静坐功法,对老年糖尿病患者尤为适宜;②内养功:内养功是气功中静功法的一种。它的特点是通过特定的姿势,呼吸的意念的调练,以实现形体松适、呼吸调和、意念恬静等要求,从而达到静心宁神,平衡阴阳,调和气血,疏经活络,协调脏腑,防病祛病的作用。

以上介绍了两种不同气功的练法,均适用于无严重并发症患者,尤其松静功对糖尿病伴有高血压、冠心病者也较适用,若糖尿病伴冠心病者不宜采用内养功。

吕仁和、程益春、卢方等推荐习练气功十八段锦、内养功、强壮功、服日精月华功、消渴内养功、真气运行五步功等功法治疗糖尿病。沈稚舟等报道用鹤翔庄气功治疗糖尿病患者,具有降低血糖的作用,OGTT 各时相血糖均下降,其机制可能与保护胰岛 β 细胞及促进靶组织对糖的利用有关。湛剑飞认为气功治疗法宜益肺、健脾、固肾,运化功、调神功,鹤翔庄功及生转乾坤等交替练习,早晚各 1 次,每次0.5~1 小时。

(六)按摩疗法

1.自我按摩

通过自我按摩可达到调整阴阳,调和气血,疏通经络,益肾补虚,清泄三焦燥热,滋阴健脾等功效。糖尿病患者的自我按摩以胸腹部、腰背部、上下肢等部位的经络、穴位为主。一般采用先顺时针按摩 30～40 次,再逆时针按摩 30～40 次的方法进行。左右手交换进行或同时按摩。

(1)按摩肾区:清晨起床后及临睡前,取坐位,两足下垂,宽衣松带,腰部挺直,以两手掌置于腰部肾俞穴(第二腰椎棘突下旁开 1.5 寸),上下加压摩擦肾区各 40 次,再采用顺旋转、逆旋转摩擦各 40 次。以局部感到有温热感为佳。

(2)按摩腹部:清晨起床后及临睡前,取卧位或坐位,双手叠掌,将掌心置于下腹部,以脐为中心,手掌绕脐顺时针按摩 40 圈,再逆时针按摩 40 圈。按摩的范围由小到大,由内向外可上至肋弓,下至耻骨联合。按摩的力量,由轻到重,以患者能耐受、自我感觉舒适为宜。

(3)按摩上肢:按摩部位以大肠经、心经为主,手法以直线做上下或来回擦法为主,可在手三里(肘部横纹中点下 2 寸处)、外关(腕背横纹上 2 寸,桡骨与尺骨之间)、内关(腕横纹上 2 寸,掌长肌肌腱与桡侧腕屈肌腹之间)、合谷(手背,第一、二掌骨之间,约平第二掌骨中点处)等穴位上二各按压、揉动 3 分钟。

(4)按摩下肢:按摩部位以脾经、肾经为主,手法以直线做上下或来回擦法为主,可在足三里(外膝眼下 3 寸,胫骨前嵴外 1 横指处)、阳陵泉(腓骨小头前下方凹陷中)、阴陵泉(胫骨内侧踝下缘凹陷中)、三阴交(内踝高点上 3 寸,胫骨内侧面后缘)等穴位上各按压、揉动 3 分钟。

(5)按摩劳宫穴:该穴定位于第二、三掌骨之间,握拳,中指尖下。按摩手法采用按压、揉擦等方法,左右手交叉进行,每穴各操作 10 分钟,每天 2～3 次,不受时间、地点限制。也可借助小木棒、笔套等钝性的物体进行按摩。

(6)按摩涌泉穴:该穴定位于足底(去趾)前 1/3 处,足趾跖屈时呈凹陷处。按摩手法采用按压、揉擦等方法,左右手交叉进行,每穴各操作 10 分钟,每天早晚各 1 次。

2.吕仁和教授等提出将糖尿病分为三期辨证按摩施治

Ⅰ期:糖尿病隐匿期。无典型糖尿病症状,但血糖偏高,尿糖高或正常,以阴虚为主,有阴虚肝旺、阴虚阳亢、气阴两虚三种情况,治宜益气养阴、平肝潜阳,常用穴:脾俞、肾俞、足三里、太溪、合谷、劳宫,备用穴:中脘、中极、水泉,方法:根据部位不同,选用点法、按法、揉法、摩法,弱刺激,每日 2 次,每次按摩 15 分钟。

Ⅱ期:糖尿病(消渴病)期。"三多一少"症状明显,血糖、尿糖、糖化血红蛋白等均高,以阴虚燥热为特点,治宜滋阴润燥。常用穴:劳宫、脾热、水道、关元、三阴交、合谷、太冲、肾俞、胃俞、中脘、少商,备用穴:期门、涌泉、极泉、百会、大都,方法:可选点、按、摩等法,强刺激,用泻法,日 3 次,每次 15～20 分钟。

Ⅲ期:糖尿病(消渴病)并发症期。但严重程度可不尽相同,各并发症均按标准分为早、中、晚三期。早期(虚劳期),虽有并发症但较轻,中医属气阴两虚,经脉不畅,治宜益气养阴、疏通经络。常用穴:肾俞、胃俞、三阴交、血海,备用穴:内关、足三里,方法:补法,弱刺激,每次 20 分钟,每日 3 次,多用摩法、揉法。中期(劳损期),并发症加重,功能失代偿,病机多为血脉瘀阻、痰瘀互结、阴损及阳等,治宜活血化瘀、调和阴阳,常用穴:曲池、三阳络、足三里、肾俞,备用穴:三阳交、外关、太溪,方法:补法,弱刺激,每次 30 分钟,每日 2 次,多选揉法、摩法。晚期(劳衰期),并发症严重,脏器功能严重衰竭或致残,病机为气血阴阳俱虚、痰瘀郁瘀互结,治宜调补气血阴阳,化瘀祛痰利湿,参照中期(劳损期)的穴位方法加水沟、兑端以温肾助阳,配关冲、太白补气生津。

(七)自然因子疗法

1.矿泉疗法

矿泉水能减轻患者的自觉症状(如口渴、神经性疼痛),降低血糖值。本法与饮食疗法有协同作用,适合饮疗的矿泉有重碳酸钠泉、碳酸泉、氯化钠泉、硫酸镁泉等,每次 150～200mL,每日 3～4 次,4～6 周为一疗程。饮用矿泉水时应禁饮茶,并可与矿泉浴并用。

2.矿泉浴

目的在于调整自主神经系统功能,促进糖类的代谢,从而改善全身状况。浴温因人而异,以舒适感为宜。研究表明,当患者感到最佳浴温时降糖效果好,适合浴用的矿泉有重碳酸钠泉、碳酸泉、氧化钠泉、硫化氧泉、硫酸钠泉等,每日 1 次,每次 15～20 分钟为宜,12～15 次为一疗程。

(八)针灸疗法

1.针灸在治疗糖尿病的应用和一些常用穴位介绍

在传统的中医理论中,糖尿病属于"消渴"范畴,中医认为其主要病机为阴虚燥热,多为三焦同病。治疗也主要是围绕滋阴降火,活血化瘀等方面入手。依据经脉脏腑相关理论,消渴为三焦同病,而主要又在肝脾肾三脏,中医认为"胃火旺盛,则消谷善饥"、"肾水不足,则虚火上炎;肾气不足,则不能化水涩精,故小便甘而频数"、"肝木不调,克伐脾土"等理论;同时依据临床症状,选用三焦经穴位。选穴多如脾经的太白穴、三阴交穴;胃经的足三里穴、内庭穴;三焦经的阳池穴、外关、天井穴;肝经的太冲穴;肾经的太溪穴、复溜穴;另外背俞穴,如胰俞穴、脾俞穴、胃俞穴、肝俞穴、肾俞穴等。

2.具体方法

(1)中国中医药学会消渴病专业委员会制定的消渴病中医分期辨证标准将其分为 3 期针灸治疗。

Ⅰ期(糖尿病隐匿期)病机特点以阴虚为主,常见阴虚肝旺、阴虚阳亢、气阴两虚三种证候。治则以益阴为主。处方及手法:胰俞、膈俞、肺俞、脾俞、肾俞、足三里、三阴交、地机、尺泽。方中三阴交、地机、尺泽穴均用补法,得气后留针 30 分钟以上;其他各腧穴均用平补平泻法,得气为度,留针 15～30 分钟。

Ⅱ期(糖尿病期)阴虚化热为主,常见胃肠结热、湿热困脾、肝郁化热、燥热伤阴、气阴两虚等五种证候。治则以益阴泄热为主。处方及手法:胰俞、膈俞、肺俞、脾俞、肾俞、足三里、三阴交、地机、尺泽、外关、曲池、太溪、血海。各腧穴均用平补平泻之法,得气为度,留针 15～30 分钟。

Ⅲ期(糖尿病并发症期)由于个体差异,并发症的发生不完全相同,可单一出现,也可两种以上并见。常见的并发症有肢体疼痛或麻木、雀目或白内障、半身不遂、泄泻、阳痿、劳咳等。病机特点:气血阴阳俱虚,痰湿瘀郁互结。治则:益气温阳。处方:胰俞、膈俞、气海、中脘、足三里、照海、列缺、三阴交、关元、命门。诸穴均用平补平泻之法,得气后留针 30 分钟以上。关元、命门用灸法。

（2）以阴虚热盛、气阴两虚、阴阳两虚型辨证取穴治疗糖尿病。

阴虚热盛型：采用阳经穴方即膈俞、脾俞和足三里，均针刺双侧，得气后施泻法。

气阴两虚型：采用阴经穴方即双侧尺泽、地机和三阴交及中脘、气海，针刺施平补平泻法，留针 20 分钟，隔 10 分钟行针 1 次。

阴阳两虚型：采用阴经穴方针刺尺泽、地机、三阴交用补法，中脘、气海隔姜灸各 3 壮。各组均每日治疗 1 次，10 次为 1 个疗程，间隔 3 天进行下一疗程，最多治疗 4 个疗程。治疗后显效 14 例，有效 12 例，总有效率 76.48%，无效 8 例，血糖、尿糖降低，症状明显改善。

（3）主穴加减针刺治疗糖尿病：取穴以脾俞、膈俞、足三里为主，辨证酌加穴位。如多饮、烦渴、口干加肺俞、意舍、承浆；多食、易饥、便结加胃俞、丰隆；多尿、腰痛、耳鸣、心烦、潮热、盗汗加肾俞、关元、复溜；神倦乏力、少气懒言、腹泻头胀、肢体困重加胃俞、三阴交、阴陵泉等。手法平补平泻加指压，以针刺得气为度，待患者对针刺有较强反应时，留针 15 分钟，出针后重复运针一次再指压。每日针刺一次，12 次为 1 个疗程。每疗程间隔 3 天，共治疗 3 个疗程。共治疗 26 例，经针刺治疗后，（血糖降至正常范围，症状、体征基本消失，尿糖持续阴性者）显效 15 例（57.7%）；（血糖较治疗前下降 100mg/dL 以上，症状、体征明显好转，尿糖显著减少）良效者 3 例（11.5%）；（血糖较治疗前下降 50～100mg/dL，症状有所改善，尿糖减少）改善者 3 例（11.5%）；（症状、体征无改善，或有所改善但血糖下降在 50mg/dL 以下，或治疗后血糖又回升到治前水平）无效者 5 例（19.2%），总有效率 80.7%。有降血糖，促进胰岛素分泌，改善口服葡萄糖耐量试验和胰岛素释放试验指标等作用。

（4）按上、中、下三消辨证取穴治疗：①烦渴多饮、口干舌燥、小便频多、舌边尖红、苔薄黄，脉数属上消，治宜清热泻火，生津止渴，取手太阴、手阳明经穴及背俞穴为主，中刺激，选肺俞、少商、鱼际、合谷、膈俞为主，配胃俞、水泉、列缺、内庭穴；②消谷善饥、形体消瘦、大便秘结、舌苔黄燥、脉象滑实有力属中消，宜清胃泻火，取穴以足阳明胃经为主，中刺激，选脾俞、胃俞、足三里、内庭、合谷，配三阴交、中脘、曲池、隐白穴；③小便频数，尿如脂膏或尿甜、口干舌红，脉象沉细而数为下消，宜滋阴固肾，取足少阴经穴为主，弱刺激，以太溪、肾俞、三阴交、关元为主穴，配肝俞、足三里、气海、然谷穴。

（5）艾炷隔姜灸治疗：第一组取穴足三里、中脘。第二组取穴命门、身柱、脾俞。每三组取穴气海、命门。第四组取穴脊中、肾俞。第五组取穴华盖、梁门。第六组取穴大椎、肝俞。第七组取穴行间、中极、腹哀。第八组取穴肺俞、膈俞、肾俞。方法：以上八组穴每次用一组，轮换使用。鲜姜片 3～4mm，直径 2cm；艾炷直径1.5cm，高 2cm，重 0.5g。每穴灸 10～30 壮，隔日 1 次，50 天为 1 个疗程。治疗 13 例患者，经 2 个疗程治疗后血糖由(9.76±1.5)mmol/L 降为(7.27±0.88)mmol/L，平均下降(2.49±0.8)mmol/L，症状消失或改善。

（6）温和灸：第一组取穴气海、关元、列缺、照海、水道。第二组取穴命门、肾俞、会阴、脊中、委阳。方法：两组穴交换使用，每次每穴灸 15～30 分钟。隔日 1 次，10 次为 1 个疗程。

（7）耳穴治疗：选取耳穴胰、内分泌、肺、渴点、饥点、胃、肾、膀胱等穴，每次选 3～4 个穴点，常规消毒后针刺，中等或轻刺激，留针 20～30 分钟，取针后耳穴贴压王不留行子，隔日 1 次。

第五节　糖尿病足

糖尿病足(DF)是指糖尿病患者由于合并神经病变及各种不同程度末梢血管病变而导致下肢感染、溃疡形成和(或)深部组织的破坏。其临床特点为早期肢端麻木、疼痛、发凉和(或)有间歇性跛行、静息痛,继续发展则出现下肢远端皮肤变黑、组织溃烂、感染、坏疽。由于此病变多发于四肢末端,因此又称为"肢端坏疽"。DF溃疡使患者生活质量严重下降,且治疗相当困难,治疗周期长,医疗费用高。西方国家中,约有15%的糖尿病患者在一生中会发生足溃疡,美国每年有6.5%的DF病患者需要截肢,为非糖尿病患者的10倍以上。国内1992年回顾性调查显示DF患者占住院糖尿病患者的12.4%,截肢率为7.3%,近年来有增加趋势。

现代医学的糖尿病足属中医学"筋疽"、"脱疽"范畴,目前中医诊断病名为"消渴脱疽"。消渴脱疽早期临床表现多为肢端感觉异常,包括双足袜套样麻木,以及感觉迟钝或丧失。多数可出现痛觉减退或消失,少数出现患处针刺样、刀割样、烧灼样疼痛,夜间或遇热时加重。常有间歇性跛行、静息痛。而合并感染时可见足部或肢体远端局部软组织皮肤糜烂,初为水疱或浅溃疡,继之溃烂深入肌腱和肌层,破坏骨质,组织坏死腐烂,形成脓腔和窦道,排出秽臭分泌物,周围呈增生性实性肿胀。《内经》中称脱疽为脱痈。如《灵枢·痈疽》说:"发于足背,名脱痈。其状赤黑,死不治,不赤黑,不死。不衰、急斩之,不则死矣。"陈实功对脱疽的病因、病机、症状、治疗及其预后均有较详细的论述。《外科正宗·脱疽论》中提出:"夫脱疽者,外腐而内坏也。此因平昔厚味膏粱熏蒸脏腑,丹石补药消炼肾水,房劳过度、气竭精伤……多致阳精煽惑,淫火猖狂,其蕴蒸于脏腑者,终成燥热火症。其毒积于骨髓者,终为疽毒阴疮。"在该书中还描述脱疽的疮面特点以及疼痛的剧烈程度,治疗上,除内服药物外,还采用针灸、熏洗、外用药膏、药面等疗法。有关消渴并发痈疽的古代文献中,隋代巢元方所著的《诸病源候论》的论述和记载较为详尽和系统,文中对消渴并发痈疽的病因病机、临床表现以及分类、预后均做出比较详细的描述。

一、病因病机

消渴日久,耗伤气阴,五脏气血阴阳俱损,肌肤失养,血脉瘀滞,导致气机不畅,日久化热,灼伤肌肤和(或)感受外邪致气滞、血瘀、痰阻、热毒积聚,以致肉腐骨枯所致。糖尿病足的发病常与饮食不节、情志失调、正气亏虚、外邪侵袭等因素相关。

1.饮食不节,脾胃损伤

若过食肥甘、醇酒厚味,损伤脾胃,致湿浊内生,湿热互结,气血运行不畅,络脉瘀阻,四肢失养。或劳逸失度导致脾胃功能受损,脾运失常,痰湿内停,阻遏气机,气滞血瘀,久而化热,热盛肉腐。《素问·生气通天论》谓:"膏粱之变,足生大疔。"清·邹五峰《外科疮诊·卷上·足部》认为此病是因"膏粱、药酒及房术、丹石、热药,以致阳精煽惑,淫火猖狂,蕴蓄于脏腑,消烁阴液而成"。

2.情志过极,郁而化火

情志失调,肝失疏泄,气郁化火伤阴,肝阴亏虚,气血瘀滞,热瘀相合,筋烂肉腐。巢元方《诸病源候论·卷三十二》所述:"疽者,五脏不调所生也……若喜怒不测,饮食不节,阴阳不和,则五脏不调,营卫虚寒,腠理则开,寒客经络之间,经络为寒流所扰,则营卫稽留于脉,……营血得寒则涩而不行,卫气从之与寒相搏,亦壅遏不通……故积聚成疽……发于足趾,名曰脱疽。"冯鲁瞻的《冯氏锦囊秘录·卷十九》谓:"郁怒伤肝脾……气血难达,易致筋溃骨脱。"

3.正气亏虚,血行瘀滞

年高脏腑功能失调,正气不足,肝肾之气渐衰,水亏火炽,火毒炽盛,热灼营血;正气亏虚则气行无力,血行无助。气虚血瘀相互为因,日益加重,使经络阻塞,皮肉失养而枯槁坏死脱落而成脱疽之证。王清任在《医林改错·下卷》中也指出:"元气既虚,必不能达于血管,血管无气,必停留而瘀"。

4.外邪侵袭,热盛肉腐

感受外邪及外伤等诱因,致皮肤经脉受损,局部瘀血阻滞,瘀久化火,蕴热湿毒灼烁脉肉、筋骨而发为坏疽、溃疡。

二、临床表现

(一)糖尿病足临床表现

(1)早期皮肤瘙痒,干燥,蜡样改变,弹性差,汗毛脱落,皮温降低;皮色苍白或紫红或色素沉着;趾甲因营养障碍而生长缓慢、变形、肥厚、脆裂,失去光泽;小腿和足部肌肉萎缩,肌张力差等;患足发凉、怕冷、麻木、疼痛,在寒冷季节或夜间加重,足背动脉减弱或不可触及,肢体抬高试验为阳性。

(2)肌肉萎缩、膝腱反射减弱或消失。无痛足是指袜套型感觉迟钝和麻木,震颤感觉和精密触觉减弱,容易被轻度的外伤或自伤而致组织破损感染。灼热足综合征典型症状是痛觉敏感,患处针刺样、刀割样、烧灼样疼痛,夜间或遇热时加重。

(3)肢端皮肤干裂,或形成水疱、血疱、糜烂、溃疡,可出现足部的坏疽和坏死。

(4)常见跖骨头下陷、跖趾关节弯曲、关节半脱位畸形,形成弓形足、锤状趾、鸡爪趾、夏科关节等。

(二)坏疽的局部表现及分型

按照临床表现可分为湿性坏疽、干性坏疽和混合坏疽。

1.干性坏疽

足部皮肤苍白、发凉,足趾部位有大小与形状不等的黑色区足趾疼痛,常发生于足及趾的背侧,有时整个足趾或足变黑、变干。此型占糖尿病足5.9%~7.5%。

2.湿性坏疽

皮肤外伤、烫伤、穿不合适鞋袜、感染等为诱因,早期病位多在足底胼胝区、跖骨头、足跟、足背等足部压力支撑点和易摩擦处。病变程度不一,由浅表溃疡至严重坏疽。局部皮肤充血、肿胀,严重时伴有全身症状,体温升高、食欲不振、恶心、腹胀、心悸、尿少等菌血症或毒血症表现。这是糖尿病足的主要类型,占72.5%~76.6%。

3.混合性坏疽

同一肢端的不同部位同时呈现干性坏疽和湿性坏疽。此型病情较重,占18%～20%。

三、辅助检查

（一）实验室检查

1.血糖测定

空腹和餐后 2 小时血糖、糖化血红蛋白,以了解糖尿病控制情况。

2.血常规检查

了解白细胞计数和分类。

3.血生化检查

血脂、肌酐、血浆白蛋白等。

4.血黏度检查

了解血液黏稠度。

5.细菌学检查

坏疽、溃疡处分泌物细菌培养、真菌培养及抗生素药敏试验,帮助选用合适的抗生素进行治疗,尤其注意厌氧菌、真菌感染。

（二）特殊检查

1.下肢血管彩色多普勒超声检查

了解下肢血管(尤其是动脉)内壁的粥样硬化斑块的大小和管腔狭窄或阻塞程度。

2.影像学检查

可发现肢端骨质疏松、脱钙、骨髓炎、骨质破坏、骨关节病及动脉硬化,也可发现气性坏疽感染后肢端软组织变化,可作为本病患者常规检查。

3.动脉造影

可显示动脉管壁内病变的部位、范围及侧支循环情况,常用于截肢或血管重建术前血管病变的定位。

4.神经电生理检查

作为诊断下肢有无周围神经病变和评估神经病变程度的方法之一。

5.微循环检测

检查包括微血流及微血管的变化。

6.经皮氧分压测定

通过测定局部组织的氧分压,可间接了解局部血流灌注情况,可以指导临床确定截肢平面,判断术口愈合趋向。

7.血管造影三维重建(CTA)

与超声相比,横切面解剖图在三维成像、显示动脉与周围组织相邻关系上有优势,与动脉造影相比有无创的优势。

8.足部放射性核素扫描

在糖尿病足部感染的早期诊断方面优势明显,敏感性较高。其缺点是假阳性率高,并且定位模糊。

四、诊断与鉴别诊断

（一）诊断标准

(1)糖尿病患者有肢端血管和(或)神经病变和(或)合并感染者。

(2)糖尿病患者肢端有湿性坏疽或干性坏疽的临床表现和体征,并符合 0～5 级坏疽标准者。

(3)踝/臂血压指数小于 0.9 以下者。

(4)超声彩色多普勒检查,提示肢端血管变细,血流量减少造成缺血或坏疽者。

(5)血管造影证实,CTA、MRA 提示血管腔狭窄或阻塞,并有临床表现者。

(6)电生理检查,可见周围神经传导速度减慢或肌电图、体感诱发电位异常改变者。

(7)X 线检查,可见骨质疏松脱钙、骨质破坏、骨髓炎或关节病变、手足畸形及夏科关节等改变者。

具备前 2 条,并结合后(3)～(7)条中任何 1 条即可确诊。

（二）临床分级

糖尿病足临床分级(李仕明分级)如下。

0 级:皮肤无开放性病灶。常表现肢端供血不足、皮肤凉、颜色发绀或苍白、麻木、感觉迟钝或丧失。肢端刺痛或灼痛,常兼有足趾或足的畸形等表现,此阶段又可称为高危足。

Ⅰ级:肢端皮肤有开放性病灶。水疱、血疱、鸡眼或胼胝、冻伤或烫伤及其他皮肤损伤所引起的浅表溃疡,但病灶尚未波及深部组织。

Ⅱ级:感染病灶已侵犯深部肌肉组织。常有轻度蜂窝织炎,多发性脓灶及窦道形成,或感染沿肌间隙扩大,造成足底、足背贯通性溃疡或坏疽,脓性分泌物较多。足或趾(指)皮肤灶性干性坏疽,但肌腱韧带尚无破坏。

Ⅲ级:肌腱韧带组织破坏。蜂窝织炎融合形成大脓腔,脓性分泌物及坏死组织增多,足或少数趾(指)干性坏疽,但骨质破坏尚不明显。

Ⅳ级:严重感染已造成骨质破坏,骨髓炎,骨关节破坏或已形成假关节,夏科关节,部分趾(指)或部分手足发生湿性或干性严重坏疽或坏死。

Ⅴ级:足的大部或足的全部感染或缺血,导致严重的湿性或干性坏疽,肢端变黑,尸干,常波及踝关节及小腿。

（三）鉴别诊断

中医应与痹证、痿证相鉴别。

五、治疗

（一）基础治疗

1.健康教育

指导糖尿病患者足护理和有关健康教育。多数糖尿病患者足部丧失感觉,特别注意避免外伤和热力伤,穿松紧合适的棉袜、大小适中的软底鞋等。由于 DF 致残率和截肢率较高,治疗过程长,因此要向患者解释病情,减轻患者恐惧心理,提高战胜疾病的勇气,以解除其思想负担,保持乐观豁达的人生态度,积极配合治疗。

2.饮食治疗

患者以低糖、高蛋白、高纤维素、适量脂肪为原则。忌食甜食,少食或不食高热量、高胆固醇、低维生素、低矿物质及煎炸食品。多食新鲜蔬菜和藻类食物,增加粗粮的摄入,提高膳食中纤维的含量。

3.运动治疗

患者应选择适合自身的运动方式进行锻炼,循序渐进,持之以恒。但要注意减轻足部病变部位的负重和压迫,不可长时间站立,行走时使用拐杖。必要时限制活动,减少体重负荷,抬高患肢,以利于下肢血液回流。此外,还要注意足部的保护,避免足部受伤。

（二）辨证论治

1.内治重在全身辨证

（1）湿热毒蕴

症状:足局部漫肿、灼热、皮色潮红或紫红,触之患足皮温高或有皮下积液、有波动感,切开可溢出大量污秽臭味脓液,周边呈实性漫肿,病变迅速,严重时可累及全足,甚至小腿,舌质红绛,苔黄腻,脉滑数,趺阳脉可触及或减弱。

治法:清热利湿,解毒化瘀。

方药:四妙勇安汤合茵栀莲汤加减。金银花 20g、玄参 20g、当归 10g、茵陈 20g、栀子 10g、半边莲 10g、连翘 20g、桔梗 10g。热甚加蒲公英 15g、虎杖 15g;肢痛加白芍 20g、木瓜 10g。

（2）热毒伤阴,瘀阻脉络

症状:足局部红、肿、热、痛,或伴溃烂,神疲乏力,烦躁易怒,口渴喜冷饮,舌质黯红或红绛,苔薄黄或灰黑,脉弦数或洪数,趺阳脉可触及或减弱。

治法:清热解毒,养阴活血。

方药:顾步汤加减。黄芪、石斛、当归、牛膝、紫花地丁、太子参、金银花、蒲公英、菊花。口干、便秘加玄参、生地黄。

（3）气血两虚,络脉瘀阻

症状:足创面腐肉已清,肉芽生长缓慢,久不收口,周围组织红肿已消或见疮口脓汁清稀较多,经久不愈,下肢麻木、疼痛,状如针刺,夜间尤甚,痛有定处,足部皮肤感觉迟钝或消失,皮色黯红或见紫斑,舌质淡红或紫黯或有瘀斑,苔薄白,脉细涩,趺阳脉弱或消失。

治法:补气养血,化瘀通络。

方药:生脉散合血府逐瘀汤加减。党参 10g、麦冬 15g、当归 10g、川牛膝 20g、桃仁 10g、红花 10g、川芎 10g、赤芍 15g、枳壳 10g、地龙 10g、熟地黄 15g。足部皮肤黯红,发凉,加制附片 15g、川断 15g;疼痛剧烈,加乳香 10g、没药 10g。

(4)肝肾阴虚,瘀阻脉络

症状:病变见足局部、骨和筋脉,溃口色黯,肉色黯红,久不收口,腰膝酸软,双目干涩,耳鸣耳聋,手足心热或五心烦热,肌肤甲错,口唇舌黯,或紫黯有瘀斑,舌瘦苔腻,脉沉弦。

治法:滋养肝肾,活血通络。

方药:六味地黄丸加减。熟地黄 15g、山萸肉 15g、山药 20g、牡丹皮 15g、茯苓 15g、三七 15g、鹿角霜 10g、地龙 10g、穿山甲 15g、枳壳 10g。口干、胁肋隐痛不适,加白芍 20g、沙参 20g;腰膝酸软,加女贞子 15g、旱莲草 15g。

(5)脾肾阳虚,痰瘀阻络

症状:足发凉,皮温低,皮肤苍白或紫黯,冷痛,沉而无力,间歇性跛行或剧痛,夜间更甚,严重者趾端干黑,逐渐扩大,腰酸,畏寒肢凉,肌瘦乏力,舌淡,苔白腻,脉沉迟无力或细涩,跌阳脉弱或消失。

治法:温补脾肾,化痰通脉。

方药:金匮肾气丸加减。制附子 15g、桂枝 10g、地黄 15g、山萸肉 15g、山药 15g、黄精 10g、枸杞子 15g、三七粉(冲)3g、水蛭粉(冲)3g、海藻 10g。肢端不温,冷痛明显,重用制附子 15g,加干姜 10g、木瓜 10g;气虚明显,加用黄芪 20g。

2.外治重在局部辨证

(1)清创术:主要分为一次性清法和蚕食清法两种。

①一次性清法:适用于:生命体征稳定,全身状况良好;湿性坏疽(筋疽)或以湿性坏疽为主,而且坏死达筋膜肌肉以下,局部肿胀明显、感染严重、血糖难以控制者。

②蚕食清法:适用于:生命体征不稳定,全身状况不良,预知一次性清创难以承受;干性坏疽(脱疽)分界清楚者或混合型坏疽,感染、血糖控制良好者。

(2)外敷药

①湿热毒盛:疮面糜烂,脓腔,秽臭难闻,肉腐筋烂,多为早期(炎症坏死期),宜祛腐为主,方选九一丹等。

②正邪分争:疮面分泌物少,异味轻,肉芽渐红,多为中期(肉芽增生期),宜祛腐生肌为主,方选红油膏等。

③毒去正胜:疮面干净,肉芽嫩红,多为后期(瘢痕长皮期),宜生肌长皮为主,方选生肌玉红膏等。

(三)中成药

1.灯盏花素片

主要成分:灯盏花素。功用:活血化瘀,通络止痛。一次 2 片,每天 3 次口服。用于中风后遗症、冠心病、心绞痛等。

2.毛冬青甲素片

主要成分:毛冬青。功用:活血化瘀,疏通脉络,清热解毒,消肿止痛。一次 2 片,每天 3 次口服。用于治疗缺血性脑血管病、冠心病、心绞痛、心肌梗死、周围血管病等。

3.龙血竭胶囊

主要成分:龙血竭。功用:活血散瘀,定痛止血,敛疮生肌。一次 4~6 粒,每天 3 次口服;或者取适量外敷患处。用于跌打损伤、瘀血作痛。

4.脉络宁注射液

主要成分:玄参、牛膝、金银花等。功用:养阴清热,活血化瘀。每次 10~30mL,加入生理盐水 250~500mL 静脉滴注,每日 1 次。用于血管闭塞性脉管炎、脑血栓及下肢深静脉血栓等。

5.金纳多注射液

主要成分:银杏叶提取物。每次 2~4 支,加入生理盐水 250~500mL 静脉滴注,每日 1~2 次。主要用于脑部、周围血流循环障碍。周围循环障碍包括各种周围动脉闭塞症、间歇性跛行症、手脚麻痹冰冷、四肢酸痛。

(四)推拿疗法

1.阴虚火盛血瘀型

推脊柱上段夹脊穴,揉压曲池、肾俞、足三里,双下肢向心性推法,按压气冲穴。

2.气虚血瘀型

推脊柱中段夹脊穴,揉压百会、中脘、关元、气海、脾俞、肾俞、足三里,双下肢向心性推法,按压气冲穴。

3.阳虚血瘀型

推脊柱中、下段夹脊穴,脾俞、肾俞、命门、天枢、关元、足三里,双下肢向心性推法,按压气冲穴。

(五)中药浸泡

中药浸泡熏洗时,应特别注意引流通畅和防止药液烫伤。

1.清化湿毒法

适用于脓水多而臭秽重、引流通畅者,药用土茯苓、马齿苋、苦参、明矾、黄连、蚤休等煎汤,待温浸泡患足。

2.温通经脉法

适用于阳虚络阻者,药用桂枝、细辛、红花、苍术、土茯苓、黄柏、百部、苦参、毛冬青、忍冬藤等煎汤,待温浸泡患足。

3.清热解毒、活血化瘀法

适用于局部红、肿、热、痛明显,热毒较甚者,药用大黄、毛冬青、枯矾、马勃、元明粉等煎汤,待温浸泡患足。

(六)针灸疗法

针灸治疗糖尿病足有良好的活血化瘀和止痛作用,对糖尿病足早期病证疗效较好,临证时多法综合治疗,可提高疗效。

1.体针治疗

常用穴位:上肢取曲池、外关、合谷、中渚;下肢取足三里、血海、解溪、三阴交、阳陵泉、复溜为主穴,昆仑、太溪、委中为配穴。方法:毫针刺用平补平泻法或泻法,强刺激。寒性者可配合温针灸或隔姜灸。

2.温针治疗

选主穴分两组:①关元、阳陵泉、阴陵泉、悬钟、太溪;②气海、足三里、丰隆、三阴交。配穴:随坏疽部位不同,在相近部位选择无创伤皮肤局部1～2个穴位作配穴。操作方法:患者仰卧,充分暴露穴位,用安尔碘及75%酒精常规消毒,操作者手指及针具亦常规消毒。选用28号2～3寸华佗牌针灸针,快速进针,刺入一定深度后,行捻转手法,使局部有较强的酸、麻、胀感后停止行针。在针柄上插入2cm清艾条,艾条与皮肤之间隔以阻燃物及隔热板,以防过热灼伤皮肤。艾炷由近皮端点燃,燃尽无火后换下1柱,每穴3柱。每日1次。

3.穴位注射

穴位注射常用药物有维生素B_1、维生素B_{12}、胎盘组织液等。具体操作方法:①器械准备:2～5mL注射器1～2支,6～7号注射针头2～4枚,碘酒、酒精及消毒棉签适量。②操作程序,每次穴位注入维生素B_1注射液100～200mg,维生素B_{12}注射液,250～500μg或胎盘组织液4～8mL。下肢取穴选足三里、三阴交、光明穴,上肢取穴选曲池、内关、外关穴。穴位选取后经碘酒、酒精常规消毒,消毒后,操作者左手拇、示二指固定穴位皮肤,右手将注射器垂直刺入皮肤,当患者有沉重得气感后,抽吸针畅无回血时再缓慢地注入药物后轻快拔出针头,揉压针孔片刻。穴位注射完毕,让患肢休息10～20分钟即可。隔1日注射一次,15次为一疗程,每个疗程结束后中间休息1～2周,再酌情应用。

4.水针

上肢取手三里、合谷、中渚;下肢取三阴交、太冲、解溪。药液选丹红注射液、丹参注射液等。方法:按水针操作常规,每穴注射1～2mL,每日或隔日1次。

5.耳针

取交感、皮质下、肾。方法:每次选用1～2对穴位,强刺激,亦可加用电针刺激,留针30～60分钟,每日1次。

(七)磁疗法

应用具有磁性的物体进行物理性的治疗方法称为"磁疗法"。可选用医用磁片或者磁贴。治疗方法:在创面及肿胀部位,采用循经取穴,创面较大者采用圈围法,将磁片或者磁贴贴于取穴部位即可。经络是传导电磁波的通路,穴位是生物电流的触点和电磁场的活动点,如果对一定的电磁场的活动点施加外磁场的刺激,即可通过经络电磁波的传导,使电磁波的动态平衡发生变化,达到调节机体内在变化的目的,从而促进了炎症的消退、渗出物的吸收以及坏死组织分离,起到了消炎、止痛、消肿的效果。

(八)远红外线治疗

溃疡、创面经常规消毒后,将患者放置远红外线50～80cm处进行照射,每次照射30分钟,每日1次,治疗后伤口用灭菌纱布包敷。远红外照射方法对脓性分泌物不多,肉芽组织较为新鲜的创面治疗效果较好。远红外线这种热能进入组织后,可以直接参与组织代谢,因而具有扩张血管、促进组织再生、促使伤口愈合的作用,肢体缺血性疾病照射远红外是有益的。

（九）空气压力治疗仪治疗

使用空气压力治疗仪进行治疗，适用于糖尿病足溃疡缓解期，急性期不建议使用。空气压力治疗仪可以改善肢体微循环，改善局部组织供氧，且从中医角度，可以刺激局部穴位，改善溃疡的供血供氧，促进组织的再生及修复，促进溃疡的愈合。

（十）自体血紫外线照射治疗

取患者静脉血 200mL，枸橼酸钠抗凝处理后置入特制的石英玻璃器内，放入血液辐射治疗仪内以紫外线照射，同时以 5～7L/分钟流量充氧 15 分钟后回输，隔日 1 次，5 次为一疗程。共三个疗程。疗程间休息 4～6 天，总疗程 40～50 天。自体血紫外线照射治疗具有抗炎消菌、提高机体免疫功能，增强组织供氧，降低血黏度，改善微循环的作用。

第七章 风湿性疾病

第一节 类风湿关节炎

类风湿关节炎（RA）是一种以关节和关节周围组织的非感染性炎症为主的全身性自身免疫性疾病，主要表现为对称性、慢性、进行性多关节炎。病理特点为大量炎性细胞浸润滑膜和滑液渗出、滑膜增生、血管翳形成及由此造成的软骨破坏。其病变关节的各种组织如滑膜、软骨、韧带、肌腱和相连的骨骼都受到侵蚀，晚期可导致关节强直、畸形。

据资料统计，我国人群患病率为 0.3%～0.6%，流行病学调查结果表明本病的发病高峰年龄为 20～40 岁，以女性居多，通常可为男性患者的 2～3 倍，一般年龄在 40～60 岁。

本病属中医学"痹病"范畴，最早见于《黄帝内经》，在《素问·痹论》中有"风寒湿三气杂至，合而为痹也"之说。

一、病因病机

早在《素问·痹论》中就有"风寒湿三气杂至，合而为痹"之说。《儒门事亲》则认为"痹病以湿热为源，风寒兼，三气合而为痹"。《素问·痹论》指出素体虚弱，正气不足，腠理不密，卫外不固，是引起痹证的内在因素，易受外邪侵袭，感受风、寒、湿之邪后，使肌肉、关节、经络痹阻而形成痹病。《中藏经》亦云："痹者，风寒暑湿之气，中于脏腑之为也。"

1.气血亏虚

正气虚衰，尤其是阳气虚是痹病发病的关键，导致脉络痹阻。痰瘀互结又可影响阳气的化生及运行，形成恶性循环，痹病逐渐加重，缠绵难愈。

2.肝肾阴虚

先天禀赋不足、素体阴血亏虚、久痹伤阴、邪郁化热及用药不当、失治误治等，肝肾阴虚是其基本病机。

3.脾胃不足

脾胃功能受损，气血营卫不足，脾虚湿盛，痰浊内生，兼瘀血阻滞经络关节，痹阻不通，发而为痹。

4.风湿痹阻

风湿充斥经络，气血运行不畅，邪斥日久，寒凝津为痰，湿聚为痰，热炼津为痰，同时邪斥日久,血运行不畅,瘀血内生,痰瘀既成,又阻滞经络,邪气受,痰瘀邪气相搏,经络气血闭阻。

二、中医治疗

（一）中医辨证分型治疗

1.风痹

症状:肢体关节特别是远端小关节呈游走性疼痛,关节不利,或伴恶寒、发热。舌质淡红,苔薄白,脉浮缓或弦缓。

治则:祛风通络,散寒除湿。

方药:防风汤加减(防风、麻黄、桂枝、葛根、当归、秦艽、茯苓、生姜、大枣、甘草)。

加减:上肢关节肿痛者,可加桑枝、羌活、威灵仙、姜黄;下肢关节病变者,可加独活、牛膝、木瓜、防己;腰背酸痛者,可加桑寄生、杜仲、续断、巴戟天等补肾壮骨;关节活动不利者加伸筋藤、络石藤以舒筋通络。

2.寒痹

症状:肢体关节剧痛发冷,遇寒痛甚,得温痛减,屈伸痛增,痛有定处,局部皮肤或有冷感。舌质淡,苔薄白或白滑,脉沉紧或弦紧。

治则:散寒通络,祛风除湿。

方药:乌头汤加减(川乌、麻黄、黄芪、白芍药、甘草、羌活、独活、当归、姜黄)。

加减:寒甚,疼痛剧烈、皮肤发冷者,可加附子、细辛、桂枝、干姜,以温经散寒止痛。

3.湿痹

症状:肢体关节重着、疼痛,痛有定处,肌肉酸楚,重者关节肿胀、关节活动不利、肌肤不仁,遇阴雨潮湿天气则症状加重。舌质淡,苔白腻,脉濡缓。

治则:除湿通络,祛风散寒。

方药:薏苡仁汤加减(薏苡仁、苍术、防风、羌活、独活、川乌、麻黄、桂枝、当归、川芎、生姜、甘草)。

加减:关节肿甚者,可加茯苓、萆薢、泽泻,以利水消肿;若小便不利,加车前子、茯苓皮,以利水祛湿;若痰甚者,加半夏、陈皮、南星,以祛痰化湿;若肌肤不仁,加豨莶草、海桐皮,以祛风通络。对于风、寒、湿偏盛不明显者,可以蠲痹汤为基础方,随证加减。该方能祛风散寒除湿,活血通络止痛。

4.风湿热痹证

症状:关节痛不可触,局部皮肤灼热红肿,得冷稍舒,或伴发热、汗出、口渴、烦躁。舌质红,苔黄腻,脉弦数或滑数。

治则:清热通络,祛风除湿。

方药:四妙丸加减(黄柏、苍术、牛膝、薏苡仁)。

加减:热甚,可加石膏、忍冬藤、桑枝等,以清热祛风通络;皮肤红斑者,加生地黄、牡丹皮、紫草、赤芍药等凉血药。

5.正虚邪恋证

症状:关节僵硬疼痛,病势缠绵,经久不愈,形体瘦弱,体倦乏力,面色萎黄,腰膝酸软,或畏寒肢冷,或骨蒸劳热。舌暗淡,苔薄白,脉弦细。

治则:滋补肝肾,蠲痹通络。

方药:虎潜丸加减(龟板、黄柏、知母、熟地黄、白芍药、狗骨、锁阳、陈皮、干姜)。

加减:气虚明显者,加黄芪、党参、狗脊、续断;肝肾亏损明显者,加鹿茸、菟丝子、枸杞子、牛膝、杜仲等;血瘀明显者,加三七、红花、桃仁、全蝎、蜈蚣等,以化瘀通络;阳虚,畏寒肢冷者,加附子、干姜、巴戟天等温阳之品;阴虚,腰膝酸痛,骨蒸劳热者,加熟地黄、女贞子滋阴药。

6.痰瘀阻络证

症状:痹痛反复,经久不愈,或肌肤关节刺痛、痛处固定不移,或肌肤紫暗、肿胀、有硬结,或关节僵硬变形、屈伸不利。舌质紫暗或有瘀斑,苔白腻,脉细涩。

病机:痹病日久,痰瘀互结,阻滞经络。

治则:化痰祛瘀,通络止痛。

方药:身痛逐瘀汤加减(羌活、秦艽、五灵脂、没药、香附、当归、川芎、桃仁、红花、地龙、牛膝)。

加减:关节肿甚者或有皮下硬结者,可加白芥子、制南星、天竺黄,以豁痰散结;痹痛甚者,可加伸筋草、三七、蜂房、全蝎、乌梢蛇等,通经活络以宣痹;关节严重变形者,可加寻骨风、透骨草、自然铜。

(二)中成药治疗

1.华佗风痛宝胶囊

祛风除湿、活血散瘀、通络止痛。适用于正气亏虚、复感外邪证。每次2粒,每天3次。

2.雷公藤多苷片

清热祛湿、解毒消肿。每次服10~20mg,每日3次。因该药毒性和副作用大,对胃肠、骨髓、生殖、肝肾功能有损害,故不宜久服,定期复查血常规、肝肾功能等。

3.正清风痛宁片

清热镇痛、祛风活血。每次2片,每日2次。

4.益肾蠲痹丸

温补肾阳、蠲痹通络。用于顽痹,正虚血瘀证为宜。每次8g,每天3次。

5.丹参注射液

适用于瘀血阻络型,每次16~20mL,每日1次,静脉滴注,14天为1疗程。

(三)古今效验方治疗

1.独活寄生汤(孙思邈)

组方:独活12g,桑寄生、杜仲、牛膝、细辛、秦艽、茯苓、防风、川芎、人参、甘草、当归、白芍药、干地黄各6g,肉桂4.5g。

服法:水煎服。

功效:祛风湿,止痹痛,益肝肾,补气血。

2.苍柏灵仙汤(廖晶莹)

组方:苍术 15g,黄柏 15g,威灵仙 15g,当归 10g,川芎 10g,生地黄 15g,白芍药 30g,紫花地丁 30g,蚕沙 10g,川牛膝 15g,车前子 10g,土鳖虫 6g,萆薢 6g,炒白术 15g,甘草 6g。

服法:水煎服。

功效:清热祛湿,祛风解毒化瘀。

3.补肾通络活血汤(任彬)

组方:桂枝 10g,白芍药 15g,熟地黄 10g,狗脊 20g,骨碎补 15g,白术 15g,砂仁 15g,川芎 15g,当归 15g,地龙 10g,乌梢蛇 5g,黄芪 20g,炙甘草 10g。

服法:水煎服。

功效:补肾活血,祛风通络止痛。

4.大秦艽汤(《保命集·卷中》)

组方:秦艽 90g,甘草 60g,川芎 60g,当归 60g,白芍药 60g,细辛 15g,羌活、防风、黄芩各 30g,石膏 60g,白芷 30g,白术 30g,生地黄 30g,熟地黄 30g,白茯苓 30g,独活 60g。

服法:水煎服。

功效:清热利湿,消肿止痛。

(四)外治

1.针法

针刺方法:平补平泻法,针刺得气后留针 30 分钟,每天 1～2 次,或适当加用低频脉冲电流 10 分钟。辨证取穴:风痹取风门、血海;寒痹取肾俞、关元;湿痹取脾俞、阴陵泉、商丘、三阴交;热痹取大椎、曲池、合谷、昆仑。局部取穴:肩部取肩髃、曲池、外关;肘部取曲池、尺泽、手三里;髋部取环跳、委中、阳陵泉;膝部取梁丘、膝眼、阳陵泉;踝部取悬钟、照海、昆仑、丘墟。

2.灸法

取阿是穴、大椎、曲池、肩髃、曲池、合谷、三阴交、腰阳关、肾俞、气海。每次选 4～6 穴,施艾卷温和灸,每次 10～20 分钟,每天 1～2 次。

第二节　骨关节炎

骨关节炎(OA)也称骨质增生、骨关节病、退行性关节病,是一种以进行性关节软骨的变性、破坏,关节软骨下骨反应性增生及骨赘形成为特征的慢性骨关节病。其主要临床表现为局部关节及其周围疼痛、僵硬以及病情进展后出现的关节骨性肥大、功能障碍等。

按是否有明确致病因素,骨关节炎分为原发性(特发性)和继发性骨关节炎两大类。原发性骨关节炎病因尚不明确。继发性骨关节炎主要见于关节的机械损伤或解剖异常、关节炎症性病患(如化脓性关节炎、类风湿关节炎)、代谢及内分泌异常(如痛风、糖尿病、肢端肥大症、骨质疏松症)、神经性异常等。

本病是一种临床常见的风湿性疾病,最主要见于中老年人,发病率随年龄增大而逐渐增加。国内的初步调查显示,40 岁人群的患病率为 10%～17%,60 岁以上则达 50%。而在 75 岁以上人群中,80% 患有骨关节炎。

本病属中医学"骨痹"范畴,与"腰腿痛"等密切相关。骨痹最早见于《内经》,《素问·痹论》:"风寒湿三气杂至,合而为痹也。……以冬遇此者为骨痹。"《素问·逆调论》:"……所以不冻栗者,肝一阳也,心二阳也,肾孤藏也,一水不能胜二火,故不能冻栗者,病名曰骨痹,是人当挛节也。"《素问·长刺节论》:"病在骨,骨重不可举,骨髓酸痛,寒气至,名曰骨痹。"

一、病因病机

中医认为,本病病位在骨,与肝、肾密切相关。本病病因主要是感受外邪、劳损过度、年老体虚、骨节外伤。

1.感受外邪

寒湿之邪侵袭人体,留于经络,滞于关节,致经络、筋骨痹阻不通,故而关节疼痛;感受湿热之邪或外感寒湿、郁而化热,湿热蕴结,壅滞经络,流注关节,故而关节红肿疼痛;而肥人骨节疼痛则多为风湿之邪与痰饮流注经络,致局部气血凝滞,络脉受阻,不通则痛。

2.劳损过度

过度负重,或关节过度活动,或长期行、立、坐姿势不良,劳损日久,导致气血不和,经脉涩滞,筋骨失养,发为本病。

3.年老体虚

人过中年,肝肾渐亏,肾虚不能主骨,肝虚无以养筋,筋骨关节失于濡养,不荣则痛,发为本病。

4.骨节外伤

腰部扭伤或膝、踝部挫伤,失治误治,筋骨受损,气血瘀滞,不通则痛,易发本病。

二、治疗

(一)中医辨证分型治疗

1.风寒湿痹

症状:肢体、关节酸楚疼痛,或关节疼痛剧烈、痛处固定,遇寒痛甚,得温痛减,活动时疼痛加剧。舌苔薄白,脉弦紧或濡缓。

治则:祛风散寒,除湿通络。

方药:薏苡仁汤加减(薏苡仁、苍术、羌活、独活、防风、麻黄、桂枝、制川乌、当归、川芎、甘草、生姜)。

加减:关节肿胀者,可加车前草、泽泻、萆薢;上肢痛甚者,加桑枝、姜黄;下肢痛甚者,加松节、钻地风。

2.风湿热痹

症状:病势较急,关节肿胀,伴灼热、疼痛,痛不可触,得凉稍舒,全身困乏无力,或伴发热、汗出、烦渴。舌红,苔黄,脉滑数。

治则:清热通络,祛风除湿。

方药:白虎加桂枝汤加减(石膏、知母、甘草、粳米、桂枝、葛根、忍冬藤)。

加减:热盛伤阴而见口渴烦躁、小便短赤者,加生地黄、麦门冬、玄参;皮肤有红斑者,加牡丹皮、白芍药、紫草,以凉血祛斑。

3.肝肾亏损

症状:久病不愈,反复发作,时轻时重,或呈酸楚重着,或游走疼痛,或拘急挛痛,或关节变形、屈伸不利,或伴神疲乏力、面色无华、气短自汗,或伴头晕耳鸣、烦热盗汗,或伴腰膝酸痛、形寒肢冷。舌淡,脉细或细弱。

治则:补益肝肾,舒筋止痛。

方药:独活寄生汤加减(独活、桑寄生、秦艽、防风、细辛、当归、芍药、川芎、熟地黄、杜仲、牛膝、人参、茯苓、鸡血藤、羌活、桂枝)。

加减:疼痛甚者,加威灵仙、乌梢蛇;腰酸、乏力明显者,加续断、杜仲、狗脊;关节拘急、畏寒流肢冷者,加附子、巴戟天;低热或午后潮热者,加女贞子、旱莲草、龟板。

4.痰瘀痹阻

症状:病变日久,关节刺痛、痛势剧烈,痛有定处,或关节僵硬、畸形、屈伸不利,或关节周围肌肤呈黯瘀色,或有皮下硬结。舌淡体胖或舌有瘀斑,苔白腻,脉细涩。

治则:化痰祛瘀,搜风通络。

方药:桃红饮加减(桃仁、红花、川芎、当归尾、威灵仙、羌活、秦艽、僵蚕、伸筋草)。

加减:关节肿大、强直、畸形者,加三七、地鳖虫、莪术;疼痛不已者,加乌梢蛇、地龙、蜈蚣;痰瘀有化热之象者,可加黄柏、牡丹皮。

(二)中成药治疗

1.独活寄生合剂

适用于肝肾亏虚证。每次15~20mL,每天3次,口服。

2.尪痹片

适用于肝肾亏虚证。每次7~8片,每天3次,口服。

3.四妙丸

适用于风湿热痹证。每次6~9g,每天2次,口服。

4.瘀血痹胶囊

适用于瘀血痹阻证。每次6粒,每天3次,口服。

5.如意珍宝丸

适用于风寒痹阻证。每次2.5g,每天2次,口服。

6.丹参注射液

每次10~20mL,每天1次,静脉滴注,14天为1疗程。

(三)古今效验方治疗

1.骨痹益肾汤(姚晓春)

组方:黄芪30g,当归10g,独活10g,威灵仙10g,杜仲15g,牛膝15g,骨碎补12g,防风12g,丹参15g,忍冬藤15g。

服法:水煎服。

功效:补气益肾、疏风通络活血。

2.身痛逐瘀汤(王清任)

组方:麻黄 10g,独活 10g,羌活 30g,桂枝 15g,秦艽 15g,威灵仙 15g,当归 15g,赤芍药 20g,乳香 10g,没药 10g,制川乌 6g,香附 15g,郁金 15g,五灵脂 10g,甘草 10g。

服法:水煎服。

功效:活血化瘀,祛风散寒,理气止痛。

3.加味独活寄生汤(施阳)

组方:独活 10g,桑寄生 12g,杜仲 10g,牛膝 12g,细辛 3g,秦艽 10g,茯苓 15g,防风 10g,川芎 10g,当归 15g,赤芍药 10g,熟地黄 15g,蜈蚣 2 条,生牡蛎 15g,甘草 3g。

服法:水煎服。

功效:疏通经络、行气活血。

4.补肾祛瘀汤(孟庆莉)

组成:熟地黄 15g,枸杞子 15g,杜仲 12g,菟丝子 12g,淫羊藿 12g,山药 12g,红花 9g,当归 10g,丹参 15g,川续断 12g,桑寄生 18g。

服法:水煎服。

功效:补益肝肾,活血祛瘀通络。

5.化痰软坚汤加味(刘定安)

组方:白芥子 5g,海蛤壳 3g,土鳖虫 5g,地龙 5g,鹿衔草 15g,骨碎补 12g,归尾 10g,茯苓 15g,鹿角霜 10g,菟丝子 15g,黄芪 20g,枸杞子 15g。

服法:水煎服。

功效:软坚散结,活血化瘀,补益通络。

(四)外治

1.针灸疗法

(1)选穴:髋关节痛取环跳、秩边、髀关;膝痛取膝眼、阳陵泉、伏兔;脊柱痛取大椎、肾俞、华佗夹脊穴。关节肿痛屈伸不利者可取支沟、悬钟、阳陵泉,结合局部取穴。

操作:一般风寒湿痹宜针灸并用;风湿热痹则宜针不宜灸;正虚久痹以灸为宜。

(2)针刺全身及局部穴位可起到疏通经脉、活血舒筋、通络止痛的作用。

选穴:①腰椎关节,肾俞、气海、大肠俞、关元俞、委中、昆仑。②腰骶关节,关元、小肠俞、膀胱俞、腰阳关、委中、昆仑。③髋关节,环跳、居髎、阳陵泉、绝骨。④膝关节,膝眼、足三里、阳陵泉、血海。

操作:针刺得气后用提插捻转补泻法,留针 15～30 分钟,可配合温针灸。隔日 1 次,10 次为一疗程。

2.推拿疗法

局部运用推拿按摩手法,达到活血通络、解除局部肌肉痉挛之效。

(1)推摩下肢:患者取仰卧位,术者用手推摩大腿、小腿各方肌群约 3 分钟。用手指捏拿大腿、小腿各方肌群,重点在髌腱和膝肌群,约2分钟。然后用拇指揉拨髌骨上下,膝关节内外侧及腘窝处肌腱韧带,重点在髌腱和侧韧带,约2分钟。

(2)推摩髌骨:患者取仰卧位,膝下垫枕,术者用手掌压住髌骨,上、下、左、右推摩髌骨各10次。

(3)屈伸旋膝:患者取仰卧位,术者一手握住踝部,一手扶住膝前,屈膝屈髋,内旋小腿,顺势伸直小腿,再屈膝屈髋,外旋小腿,顺势伸直,往复10遍。动作应轻柔协调,不用暴力。

(4)循经点穴:患者取仰卧位或俯卧位,术者用拇指指腹点按足阳明胃经之伏兔、犊鼻、足三里、足太阳膀胱经之委中、委阳、承山,循环往复,约3分钟,点按力量沉着滞重,力达经络腠理。

3.中药熏蒸法

红花20g,川乌头20g,草乌头15g,一枝蒿10g,威灵仙30g,透骨草20g,秦艽20g,艾叶20g,独活30g,防风15g,桂枝20g。用中药熏蒸自控治疗仪熏蒸30分钟,每日2次,5日为1个疗程,治疗2~4个疗程。

4.药物外敷法

(1)骨痛散外敷:生川乌15g,生草乌15g,川芎20g,威灵仙20g,淫羊藿10g,红花5g,血竭5g,冰片5g,以上诸药研末,调和蜂蜜与醋外敷膝关节,每日1次。

(2)止骨痛膏:补骨脂、川牛膝、白芍药、威灵仙、土茯苓、苍术、桃仁,粉碎加蛋清调成糊状,适量外敷,可加温,隔日1次,连续4周。

(3)外治法:急性期可用三黄膏外敷。

第三节　红斑狼疮

一、概说

红斑狼疮(LE)是临床较常见的结缔组织病,多见于15~40岁育龄期女性,男女比例约1：9。本病为一种病谱性疾病,主要分盘状红斑狼疮(DIE)和系统性红斑狼疮(SLE),其间有很多亚型,包括播散性盘状红斑狼疮(DdLE)、亚急性皮肤型红斑狼疮(SCLE)、新生儿红斑狼疮、狼疮性脂膜炎等。SLE是一种可累及皮肤及全身多脏器、多系统的疾病,近年来发病率有增加趋势,对本病流行病学及治疗的研究日益受到国内外重视。

中医文献对红斑狼疮无专篇论述,"鬼脸疮""红蝴蝶疮""日晒疮""马缨丹""蝶疮流注""痹证""水肿"等描述的皮损体征均与本病类似;而从病机症状着眼,本病近似于"温毒发斑"、"阴阳毒"等。

随着免疫学、遗传学等生物技术的进步,又大大提高了对本病的认识和早期诊断的水平,加之合理使用激素、免疫抑制剂,积极开展中西医结合临床研究,提高了SLE患者10年生存率,明显改善了预后。

二、并发症

本病可与其他结缔组织病如硬皮病、皮肌炎、干燥综合征并存,组成重叠综合征或混合结缔组织病。

三、中医证治框要

(一)着眼以虚为本,虚中有实

中医认为本病是由于先天禀赋不足,后天七情内伤,致使人体阴阳不调,气血失和,复因日光曝晒,毒邪侵袭而诱发。由于病情复杂,临床表现差异很大,如毒热炽盛,气血两燔的急证;气阴两伤及脾肾不足,气血瘀阻的虚证;脾虚肝郁,经络阻隔的郁证等。尽管病情表现各异,本病总是以虚证占主导地位,这就是本病的"本"。即使急性期病情突出表现为毒热的标象,从根本上看还是虚中夹实、标实本虚,而慢性患者更是久病必虚。因此在治疗本病时,应确立扶正重于祛邪的指导思想,即使在急性期本着"急则治其标"的原则,采用清热解毒凉血药,也不要忘记"护阴"。病情迁延,分型辨证则更要注重扶正固本。

近年来,有学者继续开展养阴益气解毒法治疗红斑狼疮的临床研究,结果表明:养阴益气解毒法治疗阴虚内热证、气阴两伤证患者,可以明显缓解患者诸多不适症状。疲乏、关节痛、心悸、脱发、失眠和口干的改善最为明显,特别是疲乏的严重程度改善突出;其次为发热、纳差、气短、面部红斑、口腔溃疡和潮热;再次为头痛和血管炎。中药可以保障糖皮质激素顺利递减,促使重要实验室指标向正常方向恢复。

(二)脾肾两虚,阴阳失调是病机核心

病程中尽管五脏六腑均可先后或同时受损,出现复杂证候,但脾肾两虚是基本病机。脾为后天之本、不仅化生水谷精微,而且有统血之能;肾藏精,能滋润养肝,肝肾二脏,乙癸同源,阴津血液同流,故肾虚必及于肝;阴虚亦可及于阳,阴阳不调,以致病势发展,病情恶化。因此,张志礼认为脾肾两虚,阴阳不调是本病的病机重心,"虚中之虚"。临床所见患者也以本型最多,占辨证患者的64%。所以,始终以健脾益肾、调和阴阳为扶正固本的治法核心,经过几十年医疗科研实践,摸索出以健脾益肾中药黄芪、太子参、白术、茯苓、女贞子、仙灵脾、菟丝子、丹参、鸡血藤、秦艽等组成的基本方,参照临证加减,取得了良好的疗效。

四、辨证施治

(一)毒热炽盛

1.症状

高热烦躁,面部红斑或出血斑,全身无力,关节肌肉疼痛,烦热不眠,精神恍惚,严重时神昏谵语、抽搐昏迷、呕血、便血、衄血,口渴思冷饮。舌红绛,苔黄或光面苔,脉数。实验室检查自

身抗体、血沉可明显异常。

2.治法

清营解毒,养血护阴。

3.处方

犀角地黄汤合四妙勇安汤化裁:生玳瑁 6～10g(或羚羊粉 0.6g 或水牛角粉 6g,冲服),生地炭 15～30g,银花炭 15～30g,板蓝根 30g,白茅根 30g,丹皮 15g,赤芍 15g,玄参 15g,天花粉 15g,石斛 15g,草河车 15g,白花蛇舌草 30g,生石膏 30g(先煎)。

4.阐述

此型多见于急性期或复发活动期,为毒热炽盛,深入营血所致。

方中玳瑁清热镇心平肝;银花炭、板蓝根、草河车、白花蛇舌草解毒清热;生地炭、生石膏、丹皮、赤芍、茅根清热凉血;玄参、花粉、石斛养阴清热。

高热不退加安宫牛黄丸;昏迷加局方至宝丹;热盛便秘加大黄、黄连、漏芦;毒热下注,小便淋漓,加海金沙、车前子;低热不退加地骨皮、银柴胡、青蒿、鳖甲;邪热盛加秦艽、乌蛇、鱼腥草;抽搐加钩藤、菖蒲;精神症状加马宝 0.6～1.5g;红斑重加鸡冠花、玫瑰花、凌霄花。

(二)气阴两伤

1.症状

高热退后不规则发热或持续低热,心烦乏力,手足心热,自汗盗汗,懒言声微,面色浮红,腹痛,关节痛,足跟痛,脱发,视物不清,月经量少或闭经。舌红,苔白或镜面舌,脉细数软或芤脉。实验室检查血常规低。

2.治法

养阴益气,清热解毒,活血通络。

3.处方

沙参麦冬汤合参芪汤加减:南北沙参各 30g,石斛 15g,党参 10～15g,黄芪 10～30g,黄精 10g,玉竹 10g,丹参 15g,鸡血藤 15～30g,秦艽 15～30g,乌蛇 10g,草河车 15g,白花蛇舌草 30g。

4.阐述

此型多见于亚急性期,因高热耗伤阴血,阴虚则内热,阴虚则阳亢,虚阳上越。血虚则瘀滞,上不能滋养目睛,下不能濡养四肢百骸,故见上述诸症。

本方以三参同用、二黄并投为特点,方中党参、黄芪、黄精补气养血;沙参、石斛、玉竹养阴清热;丹参、鸡血藤、秦艽、乌蛇活血通络;草河车、白花蛇舌草清热解毒。

脾虚加白术、茯苓;胸闷加石莲子、荷梗、苏梗、枳壳;心悸失眠加紫石英、首乌藤、莲子心;正气衰微,心气虚加西洋参、白人参;阳亢头昏加川芎、菊花、茺蔚子、钩藤;低热不退加银柴胡、青蒿、鳖甲。汤剂之外,还可配合服八珍丸、地黄丸。

(三)脾肾两虚

1.症状

疲乏无力,关节痛,腰腿痛、足跟痛尤甚,肢冷发白,浮肿腹胀,有时低热缠绵,五心烦热,肢冷面热,口舌生疮,胸膈痞满,甚而咳喘胸闷,尿少夜尿。舌质淡或黯红,舌体胖嫩或有齿痕,脉沉细尺脉尤甚。实验室检查尿常规异常、血白蛋白低、肾功能异常为明显。

2.治法

健脾益肾,调和阴阳,活血通络。

3.处方

参苓白术散合二至丸加减:黄芪 10～30g,太子参 10～15g,白术 10g,茯苓 10g,女贞子 15～30g,菟丝子 15g,仙灵脾 10g,车前子 15g(布包),丹参 15g,鸡血藤 15～30g,秦艽15～30g,桂枝 10g,草河车 15g,白花蛇舌草 30g。

4.阐述

此型占慢性患者多数,常伴有狼疮肾炎,由于阴损及阳,脾阳不足,水湿不运,脾土不能制水,肾阳不足,肾水泛滥,故以浮肿、腹水、尿少为特征。

方中黄芪、太子参、白术、茯苓健脾益气利湿;女贞子、菟丝子、桂枝、仙灵脾益肾助阳;车前子利水消肿;丹参、鸡血藤、秦艽活血通络,调和阴阳;草河车、白花蛇舌草解毒清热。

气虚下陷加白人参;浮肿加冬瓜皮、抽葫芦、仙人头;尿闭加肾精子 2～3 粒;腹水加大腹皮、汉防己;胸水加桑白皮、葶苈子;肾阳虚明显加附子、肉桂;腰痛加杜仲炭、川断、寄生;月经不调加益母草、泽兰;腹胀胁痛加厚朴、枳壳、香附;关节肿痛加豨莶草、老鹤草、透骨草。可配合服金匮肾气丸。

(四)脾虚肝郁

1.症状

除上述症状外有腹胀,纳差,胁痛,头昏头痛,月经不调或闭经,皮肤红斑或瘀斑。舌黯紫或有瘀斑,脉弦缓或沉缓。实验室检查多有肝功能异常。

2.治法

健脾疏肝,活血解毒通络。

3.处方

逍遥散加减:黄芪 10～30g,太子参 10～15g,白术 10g,茯苓 10g,柴胡 10～15g,枳壳 10～15g,丹参 15g,鸡血藤 15g,首乌藤 30g,钩藤 10g,益母草 10g,草河车 15g,白花蛇舌草 30g。

4.阐述

有的学者称此型为邪热伤肝,常见有肝损害。为肝气郁结,热盛伤阴,肝阴不足,虚阳上扰清窍,冲任失养所致。

方中黄芪、太子参、白术、茯苓健脾益气;柴胡、枳壳、益母草疏肝理气行血;首乌藤、鸡血藤、钩藤调和阴阳;草河车、白花蛇舌草解毒清热。

胸胁胀痛加陈皮、厚朴、香附;便秘加瓜蒌、熟军;尿黄加茵陈、六一散;呕恶加竹茹、乌梅。可配合服乌鸡白凤丸、八珍益母丸等。

(五)风湿痹阻

1.症状

关节疼痛,可伴肌肉疼痛,肌肤麻木,皮肤红斑、硬结、结节,可伴不规则低热。舌红,苔黄,脉滑数。

2.治法

祛风除湿宣痹，温经活血通络。

3.处方

秦艽丸加减：黄芪 10~30g，桂枝 10g，秦艽 15~30g，乌蛇 10g，丹参 15g，鸡血藤 15~30g，天仙藤 10g，首乌藤 30g，寄生 15g，女贞子 15g，草河车 15g，白花蛇舌草 30g。

4.阐述

此型以皮肤红斑、结节及关节症状为主，系毒热凝滞，阻于经络，阴阳失调，气血失畅所为。

方中黄芪、桂枝温经益气；秦艽、乌蛇、天仙藤、丹参、鸡血藤活血通络；女贞子、首乌藤、桑寄生养血益肾；草河车、白花蛇舌草解毒清热除湿。

关节痛重加制川乌、草乌；结节红斑加紫草根、茅根；血沉快加鬼箭羽、石见穿。可配合服秦艽丸、养血荣筋丸、雷公藤等。

第四节　骨质疏松症

一、概说

骨质疏松症（OP）是由各种原因引起的一种以低骨量和骨组织微结构破坏为特征，以骨强度受损、骨折危险增加为表现的骨骼代谢性疾病。其主要特点为单位体积内骨组织量减少，骨皮质变薄，海绵骨骨小梁数目及大小减少，髓腔增宽，骨骼荷载能力减弱，从而产生腰背、四肢疼痛，脊柱畸形甚至骨折。据统计，20 世纪 90 年代全世界约有 2 亿人受到骨质疏松症的威胁，大约有 7500 万人患骨质疏松症。据推测，我国 60 岁以上骨质疏松症患者大约为 2900 万，低骨量患者为 1700 万。随着我国人口老龄化加快，骨质疏松的发生率还会大幅度增加，由此引起的医疗和经济负担已引起社会的广泛重视。骨质疏松症分为原发性、继发性和特发性 3 类。原发性又可分为绝经后骨质疏松症和老年性骨质疏松症，本节主要介绍原发性骨质疏松症。

中医学中无"骨质疏松症"这一病名，但根据其病因病机和临床表现，它与中医文献中记载的"骨枯""骨痿""骨痹"和"骨蚀"等极为相似。肾藏精，主骨生髓，精化髓，骨赖髓以充养，肾精充足则髓充而骨坚韧；肾精不足，骨髓空虚，骨失其养而脆弱无力，不耐久立和劳作。《素问·痿论》曰："肾主身之骨髓，肾气热，则腰脊不举，肾枯而髓减，发为骨痿。"目前多数医家将其归属于"骨痿""骨痹"范畴。

二、中医证治框要

（一）辨病位

本病以虚证为主，病位有在肾、在肝、在脾之异，临床需辨病位。腰膝酸软，肌肉、筋骨、关节疼痛或痿弱无力,伴畏寒肢冷,夜尿较多,阳痿,遗精,病位在肾;肌肉关节疼痛或痿软,伴急躁易怒,头晕目眩,耳鸣,口苦,病位在肝;肌肉关节疼痛或痿弱无力,伴有食少,便溏,腹胀,病位在脾。本病以肾虚为主,但多伴有血瘀等标实因素,临床上既要补肾治其本,又要化瘀治其标。

(二)治疗原则

本病以肾精亏虚为主,依据"肾主骨生髓"理论、采用补肾填精,滋阴充髓,以壮筋骨为大法,临床上常根据肾阴虚、肾阳虚、肾阴阳两虚等,分别采用滋阴补肾、温补肾阳、阴阳双补等治则。素体虚弱,先天禀赋不足,后天失于调养,情志失调,年老体衰,外邪侵袭等多种原因导致肾虚精亏,精血亏虚,髓少骨枯骨痿。由于肝肾同源,脾肾相关,久病及肾,久病多瘀,本病临床多见肾精亏虚、肝肾阴虚、脾肾阳虚、气虚血瘀等证,治疗多采用补肾填精、滋补肝肾、温补脾肾、益气活血等治则。

(三)综合治疗

本病在中医辨证论治、处方用药的基础上,配合药浴、敷药、针灸、食疗、补钙等综合治疗,则可明显提高临床疗效。

三、辨证施治

(一)辨证论治

1.肾精亏虚

(1)症状:腰膝酸软,腰背部疼痛或驼背,或足跟痛,日轻夜重,或有骨折,下肢酸软无力,不能久立,畏寒喜暖,男子遗精或不育,女子月经不调或不孕,健忘恍惚,耳鸣耳聋,精神萎靡,下肢酸软无力,头发稀疏,或齿摇发落等。舌质红少苔,脉细或略数。

(2)治法:补肾填精,滋阴充髓。

(3)处方:右归丸或左归丸加减。熟地 12g,山药 15g,枸杞 10g,山茱萸 10g,川牛膝 15g,鹿角胶 10g,龟甲胶 10g,菟丝子 12g,杜仲 15g。

(4)阐述:方中熟地、山药、枸杞、山茱萸补肾填精;龟鹿二胶,为血肉有情之品,峻补精髓,龟甲胶偏于补阴,鹿角胶偏于补阳,在补阴之中配伍补阳药,取"阳中求阴"之义;川牛膝、杜仲益肝肾,强腰膝,健筋骨。若畏寒喜暖,加肉桂、制附子,温补肾阳。若腰膝酸软,形体瘦弱,足痿无力,可酌加狗脊、川断、补骨脂、巴戟天,补肾填精,强腰健骨。

现代药理研究表明,本方中补肾中药对人体骨的形成有明显刺激作用。补肾药可抑制男性骨质疏松患者的骨吸收,增强骨的形成,改善临床症状。另外,中药中含有微量元素,微量元素对骨代谢有很大影响。如适量氟元素有利于钙磷的利用。铜元素缺乏可出现弥漫性骨质疏松,易发骨折。锌、锰元素缺乏,骨骼易发生代谢障碍,骨的脆性增加。方中山茱肉、熟地、山药等,含有铜、锰、锌等微量元素,可促进肾代谢的正常进行,使骨生长坚实而有力。

2.肝肾阴虚

(1)症状:起病缓慢,腰背部疼痛或驼背,或骨折,骨痛,肢体麻木,筋脉拘急,头晕目眩,耳鸣健忘,失眠多梦,口干口苦,五心烦热,颧红盗汗。舌红少苔,脉细数。

(2)治法:滋补肝肾,养阴清热。

(3)处方:知柏地黄丸合二至丸加减。熟地12g,山药15g,山茱萸10g,泽泻10g,茯苓10g,牡丹皮10g,女贞子15g,枸杞15g,知母10g,黄柏10g。

(4)阐述:方中熟地滋肾填精,为主药;辅以山药补脾固精,山萸肉养肝涩精;泽泻清泻肾火,并防熟地黄之滋腻;茯苓淡渗脾湿,以助山药之健运,丹皮清泻肝火,并制山萸肉之温;女贞子、枸杞滋补肝肾;知母、黄柏滋阴清热。诸药合用,补中有泻,寓泻于补,相辅相成,补大于泻,共奏滋补肝肾之效。腰背疼痛明显者,加桑寄生、狗脊;头晕耳鸣,面赤颧红,加龟甲、鳖甲以滋阴潜阳;午后潮热,五心烦热,加生龙骨、生牡蛎;口干咽燥,舌红少苔,加麦冬、玄参以养阴清热;少寐,加阿胶、炒枣仁;头晕目眩,加天麻、钩藤、山萸肉。

现代药理研究认为,黄柏小檗碱能够增加去卵巢大鼠子宫重量、股骨干骺端的骨密度和血清无机磷含量;降低碱性磷酸酶活性和甲状旁腺素浓度,增加血清雌二醇、骨钙素、降钙素浓度。因此认为黄柏小檗碱对去卵巢大鼠骨质疏松症具有防治作用,其机制可能是抑制骨吸收,促进骨形成,促进雌二醇和降钙素形成。知母皂苷元能保护卵巢,促进激素分泌,可以促进骨形成,抑制骨吸收,调节骨代谢使之趋向于正态平衡。这些药物的相关药理研究为知柏地黄丸治疗骨质疏松症提供了更好的科学依据。

3.脾肾阳虚

(1)症状:腰膝酸软,腰背部疼痛,或足跟痛,肢体关节冷痛,畏寒喜暖,遇寒痛甚,纳少便溏,形神衰惫,小便不利。舌质淡胖有齿痕,苔白滑,脉细弱无力。

(2)治法:温补脾肾,助阳散寒。

(3)处方:附子理中汤合金匮肾气丸加减。人参10g,白术12g,甘草6g,干姜10g,附子10g,山药15g,山茱萸10g,熟地黄10g,桂枝10g。

(4)阐述:人参、白术、甘草益气健脾,燥湿和中;干姜、附子温中散寒;山药、山茱萸、干地黄补脾益肾;附子、桂枝温阳化气。腰背部疼痛,加牛膝、狗脊、桑寄生,补益肝肾,强筋骨;下肢浮肿,小便短少,加济生肾气丸,以补肾利水;五更泄泻,合用四神丸,以温补脾肾,固肠止泻。

4.气虚血瘀

(1)症状:腰背酸痛,神疲乏力,甚至弯腰驼背,活动受限,或骨折,骨痛、痛有定处,关节变形、刺痛,头晕目眩,面色㿠白。舌黯或有瘀斑,苔白,脉细涩。

(2)治法:补气活血,通络止痛。

(3)处方:补阳还五汤合独活寄生汤加减。黄芪30g,当归12g,赤芍15g,川芎15g,独活10g,细辛3g,桂心10g,秦艽10g,防风10g,熟地12g,杜仲15g,牛膝15g,桑寄生15g,白芍15g,人参6g,茯苓10g,甘草6g。

(4)阐述:方中黄芪、人参、茯苓、甘草益气健脾利湿;当归、赤芍、白芍、川芎补血和血,通络止痛;独活、细辛、桂心祛风散寒,通络止痛;秦艽、防风祛风胜湿;熟地、杜仲、牛膝、桑寄生补益肝肾,强筋骨。诸药合用,补气活血,通络止痛,标本兼治。上肢疼痛者,加威灵仙、桂枝、姜黄;下肢疼痛者,加牛膝、狗脊、木瓜;腰背部疼痛者,加杜仲、续断;关节强直,畸形较著,痰瘀互结甚者,痰甚者,加白芥子、胆南星涤痰通络,瘀甚者,加桃仁、红花、地龙、全蝎、蜈蚣化瘀通络;气虚者,重用黄芪,加白术,益气扶正;阴虚者,加五味子、麦冬、生地滋阴通络;阳虚者,合用阳和汤加减;血虚者,合用四物汤加减;寒甚者,加附子、细辛、川乌散。

（二）其他治疗

1.中成药

肝肾亏虚型可选用尪痹冲剂、益肾蠲痹丸、桂附地黄丸、大活络丸等。

2.针灸

根据病变部位选穴,根据病邪的性质采用对应的针法。上肢可选合谷、内关、手三里、曲池、肩贞等;下肢可选足三里、三阴交、阳陵泉、阴陵泉、伏兔、太冲等;腰背可选肾俞、委中等。亦可采取耳针治疗。

3.推拿

根据病变性质和部位,采用相应的推拿手法治疗。手法要求柔和、均匀、游离,由轻渐重,交替使用按、揉、推、散、挤、打、叩等手法。

4.穴位注射

选择红花注射液、当归注射液 2～4mL,根据针灸穴位或阿是穴注射,每日1次,适用于气滞血瘀证。

5.熏洗法

(1)脾肾阳虚:取川乌、草乌各 15g,伸筋草、透骨草、络石藤、路路通、羌活、独活、细辛、桂枝、红花各 30g,水煎外用熏洗,每日 1 次,7 天为 1 个疗程。

(2)瘀血痹阻:取狗脊、牛膝、木瓜、川乌、草乌各 15g,伸筋草、透骨草、络石藤、路路通、丹参、红花、桃仁、赤芍各 30g,蜈蚣 2 条,水煎外用熏洗,每日 1 次,7 天为 1 个疗程。

(3)风湿痹阻:取海桐皮、桂枝、海风藤、路路通、防风各 30g,水煎外用熏洗,每日 1 次,7 天为 1 个疗程。

参考文献

1.罗仁,曹文富.中医内科学(第2版).北京:科学出版社,2019.

2.薛博瑜,吴伟.中医内科学临床研究(第2版).北京:人民卫生出版社,2017.

3.张克敏.中医内科学.北京:科学出版社,2019.

4.冯先波.中医内科鉴别诊断要点.北京:中国中医药出版社,2018.

5.倪青,王祥生.实用现代中医内科学.北京:中国科学技术出版社,2019.

6.陈朝俊,杨沛群.实用中医内科临床方证.广州:广东科技出版社,2017.

7.李吉彦,沈会.中医脾胃病临证思辨录.北京:人民卫生出版社,2019.

8.王有奎.中医肺系病证治心得.北京:人民卫生出版社,2018.

9.王蕾.肝胆病辨证.北京:中国中医药出版社,2019.

10.尹国有.中医名家心脑病辨治实录.北京:学苑出版社,2016.

11.刘学兰.中医内分泌代谢病学.北京:科学出版社,2017.

12.李顺民.现代肾脏病学.北京:中国中医药出版社,2019.

13.许向阳.田玉美教授治疗脾胃疾病学术思想及临床经验研究.湖北中医药大学,2016.

14.赵永祥.吕华诊治肺系疾病学术思想和临床经验整理与研究.成都中医药大学,2015.

15.刘卫红,周明学,李思耐,等.脑心同治理论对临床的指导意义.世界中医药,2017,12(2):241-242+246.

16.李光明.邵铭教授治疗肝胆疾病对药应用经验.河北中医,2015,37(6):805-808.

17.滕玉莲.内分泌疾病中医辨治3则.四川中医,2015,33(8):87.

18.巨晓绒,马永琦.基于治未病思想探讨痰瘀与心脑疾病的防治.上海中医药杂志,2015,49(11):31-33.

19.路金华.肾活检病理类型、临床指标与中医证型的相关性研究.广州中医药大学,2017.